死別と悲嘆の
精神医学

Psychiatry of bereavement and grief

編集

明智龍男 名古屋市立大学大学院医学研究科精神・認知・行動医学分野 教授
浅井真理子 帝京大学薬学部薬学教育推進センター 教授
坂口幸弘 関西学院大学人間福祉学部人間科学科 教授
瀬藤乃理子 兵庫県こころのケアセンター研究部 研究主幹
松岡弘道 国立がん研究センター中央病院 精神腫瘍科科長

南山堂

執筆者 (執筆順)

明智　龍男　名古屋市立大学大学院医学研究科精神・認知・行動医学分野　教授

中島　聡美　武蔵野大学人間科学部人間科学科　教授

山本　力　岡山大学　名誉教授／就実大学　名誉教授

浅井　真理子　帝京大学薬学部薬学教育推進センター　教授

内富　庸介　東京慈恵会医科大学がんサバイバーシップ・デジタル医療学講座　教授

瀬藤　乃理子　兵庫県こころのケアセンター研究部　研究主幹

川島　大輔　中京大学心理学部心理学科　教授

建部　智美　中京大学大学院心理学研究科臨床・発達心理学専攻　博士後期課程

坂口　幸弘　関西学院大学人間福祉学部人間科学科　教授

垣添　忠生　日本対がん協会　会長／国立がんセンター　名誉総長

永田　和宏　JT生命誌研究館　館長／京都大学　名誉教授／京都産業大学　名誉教授

岡村　優子　国立がん研究センターがん対策研究所サバイバーシップ研究部　研究員

清水　加奈子　一般社団法人日本うつ病センター　六番町メンタルクリニック　精神科医

松岡　弘道　国立がん研究センター中央病院　精神腫瘍科科長

宮下　光令　東北大学大学院医学系研究科保健学専攻緩和ケア看護学分野　教授

青山　真帆　山形県立保健医療大学大学院保健医療研究科　教授

眞島　喜幸　NPO法人パンキャンジャパン　理事長

松井　豊　筑波大学　人間系　名誉教授

蓮尾　英明　関西医科大学心療内科学講座　教授

阪本　亮　堺市立総合医療センター心療内科　部長

小川　祐子　国立がん研究センター中央病院精神腫瘍科　心理療法士

竹内　恵美　国立がん研究センターがん対策研究所がん医療支援部　研究員

倉田　明子　広島大学病院精神科／緩和ケアセンター　講師

平山　貴敏　こころサポートクリニック　院長

藤森　麻衣子　国立がん研究センターがん対策研究所サバイバーシップ研究部　室長

鈴木　伸一　早稲田大学人間科学学術院　教授

利重　裕子　名古屋市立大学大学院医学研究科精神・認知・行動医学分野　助教

釆野　優　京都大学医学部附属病院緩和医療科　特定講師

谷　晴加　大阪大学大学院人間科学研究科　博士後期過程

小寺	康博	University of Nottingham, Faculty of Medicine and Health Sciences, Associate Professor／大阪大学　感染症総合教育研究拠点　連携研究員
幸田	るみ子	立正大学心理学部臨床心理学科　教授
片柳	章子	東洋大学社会学部心理学科　教授
伊藤	正哉	国立精神・神経医療研究センター認知行動療法センター研究開発部　部長
近藤	めぐみ	大阪歯科大学大学院看護学研究科（仮称）開設準備室　助教
尾角	光美	一般社団法人リヴオン　代表理事／バース大学大学院死と社会センター　博士候補生
吉池	卓也	国立精神・神経医療研究センター精神保健研究所睡眠・覚醒障害研究部　室長
藤澤	大介	慶應義塾大学医学部医療安全管理部　准教授
須賀	楓介	舞多聞こころのクリニック　院長
小森	康永	愛知県がんセンター精神腫瘍科部　部長
伊藤	嘉規	名古屋市立大学病院臨床心理室　副室長
広瀬	寛子	TMG 本部人事部ウェルビーイング推進課　緩和＆グリーフケア・カウンセラー
津村	明美	NPO 法人横浜こどもホスピスプロジェクト　がん看護専門看護師
井上	実穂	四国がんセンター心理支援室　心理療法士
滑川	明男	せんだい G ＆ A クリニック　院長／仙台グリーフケア研究会代表
桑田	美代子	青梅慶友病院看護部長
岡島	美朗	自治医科大学附属さいたま医療センター　メンタルヘルス科　教授
宮本	せら紀	東京大学医学部附属病院心療内科／赤坂心療内科クリニック　院長
吉内	一浩	東京大学医学部附属病院心療内科　病院教授
海津	未希子	生活支援ステーションじょんのび　がん看護専門看護師
小山	達也	聖路加国際大学大学院看護学研究科　博士後期課程
大岡	友子	がん研究会有明病院　腫瘍精神科　臨床心理士・公認心理師
蛭田	明子	湘南鎌倉医療大学大学院看護学研究科リプロダクティブヘルス看護学研究室／看護学部看護学科　教授／聖路加国際大学　客員研究員
黒川	雅代子	龍谷大学短期大学部社会福祉学科　教授
新城	拓也	しんじょう医院　院長
谷山	洋三	東北大学大学院文学研究科宗教学専攻分野　教授
米虫	圭子	京都府スクールカウンセラー
吉田	三紀	市立吹田市民病院脳神経内科　臨床心理士／公認心理師
原島	沙季	東京大学医学部附属病院心療内科／東京大学保健・健康推進本部　助教
赤田	ちづる	関西学院大学悲嘆と死別の研究センター　客員研究員
村上	典子	神戸赤十字病院　心療内科部長
山岸	暁美	一般社団法人コミュニティヘルス研究機構　機構長・理事長／慶應義塾大学医学部衛生学公衆衛生学教室　講師
安藤	明夫	医療ジャーナリスト（元中日新聞記者／ Forbes JAPAN オフィシャルコラムニスト）

発刊によせて

　死別は多くの人が経験する人生最大の苦悩である．医療の世界においては，病で亡くなっていかれる人に焦点を当てられることが多いが，死別を経験するということは遺族にとって死別の苦しみの中で生きてゆくことの始まりを意味する．その道は険しく，ある人は年余にわたる時間を経過してようやく患者の死を受け容れ，行きつ戻りつしながら新しい生活に適応していく．ある人は専門家の治療やケアが望まれる状態を経験する．

　近親者の死を代表とする喪失によってもたらされる様々な反応を包含した概念をグリーフというが，一般的には深い悲しみや苦悩などのこころの状態に焦点をあてられることが多い．一方で，死別は遺族の考え方や価値観のみならず身体的な健康にも影響を及ぼし，時として自死という悲痛な結末に関連する．

　私自身は精神科医であるが，例えばなかなか改善がみられないうつ状態の患者さんを拝見するなかで，死別という観点から患者さんを診る視点が乏しかったことを反省する日々が続いている．死別の苦しみを患者さん自らが語らないことも多いからであるが，ヒトのこころを最も大切にすべき医学の領域にいながら，それをできていないと感じた際には，自身の医師としての底の浅さを垣間見たような気持ちになり，やりきれなくもなった．ヒトが死別について語らないのは，それだけ傷ついていることを意味しているようにも思うが，その苦しみや悲しみを掬い取れていないとき，患者さんの苦痛はより深いものになってしまうのかもしれない．そういう経験を重ねる中で，死別や悲嘆を精神医学という学問の観点からきちんと俯瞰し，現時点でできること，できないこと，すべきでないこと，今後の課題などを整理する必要を感じた．

　おそらく医学の領域の中で死別を真正面から扱うのは精神医学およびその関連領域のみではないだろうか．一方，精神医学の世界においても死別後の精神状態に関して，歴史的にみてもその診断概念すら右往左往しているのが現状である．どこまでが正常でどういった状態になると医療が必要になるのか．明確な線引きはできないかもしれないが，その概念や現時点での治療やケアに関するエビデンスそして問題点について自覚的でありたいと思う．

　超高齢社会を迎えた現在のわが国は多死社会とも言われており，その多くが疾病罹患による死である．わが国は先進国の中ではとびぬけて自死も多く，そのほとんどの背景にはこころの病が関連することもよく知られた事実である．文化に影響を受けることも多い悲嘆を過度に医療化することは厳に慎みたいと思うが，一方，もっと医療が関与すべき死別に関連する諸問題もあるのかもしれない．

　様々なことを一臨床医として考える中，厚労省科学研究費補助金の研究班で，家族・遺族ケアの現状を明らかにする研究班の主任研究者をつとめることになり，その結果として，日本サイコオンコロジー学会で遺族ケアガイドラインを策定する機会を得た．そのプロセ

スで，死別にまつわる医学的な知見はまだまだ乏しく，未整理の領域も大変多いこと，そしてそれゆえ医療の周辺にある諸問題に気づくことができておらず，ひいてはきちんとケアや治療が提供できていないことを知った．

本書を編む一つの契機になったのが，2023年に開催された日本精神神経学会総会での「死別の精神医学」というシンポジウムであり，その際に南山堂の方に声をかけていただいたことに端を発する．また同学会で精神腫瘍学のシンポジウムが行われた際に，ご家族をがんで失われた患者会の代表の方が，グリーフケアの大切さを強くお話され，学会としてもぜひその必要性を広く伝えてほしいと発言されていた．これらも後押しすることになった．

自身のことで恐縮であるが，自分自身にとっての未消化の経験として，本書の中にも紹介されている「記者からみた死別 ─続「未完の論文」」に登場されている故・H先生のことがある．H先生は，前立腺がんの患者さんであり，私が勤めている大学の文系学部の教員でもあったことから，私も診療チームに参加させていただいた．こころを病んだ奥様がお子さんを殺害し，その後，奥様ご本人も自死を遂げられた．H先生は筆舌に尽くしがたい悲しみと苦しみの中でご自身のがんの進行を経験しながらも，大学教員としての仕事を懸命にこなしておられ，最後にがんで亡くなられた．H先生に自分が十分な援助ができていたのかを振り返ると今でも胸が痛くなる．そして，この経験は，今でも私自身の頭から離れず，ことあるごとに思い出されるが，これ自体が私自身の今でも続く悲嘆なのではないかと思う．

人は生きている中で，好むと好まざるとにかかわらず，つらい死別や悲嘆を経験する．災害で家族を失ったり，犯罪被害で大切な人を失う方もいる．死産で苦しむ方もいる．人は時としてそんな中でも生きていかなくてはならない．精神医学をはじめとする学問はそういった方々にとってきちんと意味ある役割を果たせているのだろうか．医療の本質が医学の社会的な適応であるとしたら，精神医学は死別や悲嘆にまつわるヒトの苦しみを過度に医療化することなく，しかし，関与すべき点についてはもっと積極的であってもよいのかもしれないと感じる．

本書は，そういったことに悩んでいる医療者の助けになることを願い，死別や悲嘆に関する精神医学を中心とする諸領域に関して第一線で活躍されている先生方に筆をとっていただいた．

2025年4月

名古屋市立大学大学院医学研究科 精神・認知・行動医学分野

明智 龍男

目 次

I 悲嘆の理論と概念

1 悲嘆の精神医学の歴史 ･････････････････････････････････ 中島聡美 2
2 悲嘆心理学の歴史的展開 ･････････････････････････････････ 山本 力 12
3 悲嘆の概念と実態 ･･･････････････････ 浅井真理子, 明智龍男, 内富庸介 19
4 悲嘆の概念と関連要因 ････････････････････････････････ 瀬藤乃理子 25
5 悲嘆への対応 ･･･････････････････････････････ 川島大輔, 建部智美 31
6 悲嘆について学ぶ ･････････････････････････････････････ 坂口幸弘 36
　Column 遺族ケアへの期待 ･･･････････････････････････ 垣添忠生 41
　Column 哀しみの個別性のなかにこそ ･･････････････････ 永田和宏 43

II 悲嘆の診断とアセスメント

1 精神医学と悲嘆の歴史 ･･･････････････････････････････ 岡村優子 48
2 遺族が示すさまざまな症状 ･････････････････････････ 清水加奈子 55
3 心療内科と悲嘆 ･････････････････････････････････････ 松岡弘道 61
4 生前の家族のリスクアセスメント ･････････････････････ 宮下光令 66
5 治療が必要な遺族に対するアセスメント・ツール ･･････････ 青山真帆 74
　Column 膵臓がん遺族の悲しみと遺族ケアの重要性 ･････････ 眞島喜幸 79
　Column 死別や悲嘆を調査するときに ････････････････ 松井 豊 81

III 悲嘆の治療とケア

1 遺族ケアガイドライン ･･･････････････････････････････ 松岡弘道 86
2 薬物療法のエビデンス ･･････････････････････････ 蓮尾英明, 阪本 亮 94
3 心理療法のエビデンス ･････････････････････････ 小川祐子, 浅井真理子 99
4 海外の遺族ケアガイドライン ･･･････････････････ 竹内恵美, 倉田明子 105
5 行動活性化療法 ･･･････ 平山貴敏, 浅井真理子, 小川祐子, 藤森麻衣子, 鈴木伸一 110
6 対人関係療法 ･･････････････････････････････････････ 利重裕子 113
7 セルフコンパッション ･･･････････････････ 采野 優, 谷 晴加, 小寺康博 117
8 生きる意味に焦点を当てた精神療法 ･･････････････････ 幸田るみ子 122
9 遷延性悲嘆治療 ･･･････････････････････････ 片柳章子, 伊藤正哉 127
10 遺族の心的外傷後成長 ･･･････････････････････････ 近藤めぐみ 131
　Column グリーフから希望を ･････････････････････････ 尾角光美 136
　Column 脳科学と悲嘆 ･･････････････････････････････ 吉池卓也 138

Ⅳ 遺族支援の実践

A 実践編

1 悲嘆支援のエッセンス ―すべきこと・すべきでないこと― ……………… 藤澤大介 144
2 トラウマと悲嘆 …………………………………………………………………… 須賀楓介 149
3 患者を亡くしたスタッフへのグリーフケア ………………………………… 明智龍男 153
4 悲嘆とナラティヴ ………………………………………………………………… 小森康永 159
5 主治医・看護師等の非精神・心理専門職が行う
　グリーフケア ……………………………………………………… 釆野　優，瀬藤乃理子 163
6 医師と心理職の連携 …………………………………………………………… 竹内恵美 168
7 遺族外来の試み ………………………………………………………………… 伊藤嘉規 170
8 看護職が行うグリーフケア …………………………………………………… 広瀬寛子 174
9 子どもを亡くした親へのグリーフケア ……………………………………… 津村明美 178
10 親（大切な人）を亡くした子どもへのグリーフケア ……………………… 井上実穂 184
　Column　アルコール依存症とグリーフ …………………………………… 滑川明男 190
　Column　認知症と悲嘆 ………………………………………………………… 桑田美代子 194
　Column　精神障害者の死別・悲嘆 …………………………………………… 岡島美朗 198

B さまざまな立場から

1 精神科医・緩和ケア医の立場から …………………………………………… 倉田明子 202
2 心療内科医の立場から ……………………………………… 宮本せら紀，吉内一浩 207
3 がん看護師の立場から ………………………………………………………… 海津未希子 212
4 精神科看護師の立場から ……………………………………………………… 小山達也 218
5 心理士の立場から ……………………………………………………………… 大岡友子 222
6 助産師の立場から ……………………………………………………………… 蛭田明子 228
7 遺族会運営の立場から ………………………………………………………… 黒川雅代子 234
　Column　COVID-19 と悲嘆 …………………………………………………… 新城拓也 239
　Column　宗教者との連携 ……………………………………………………… 谷山洋三 243
　Column　グリーフケアにおける心理職の倫理を考える ………………… 米虫圭子 247

C 特別な配慮

1 救急における配慮 ……………………………………………………………… 吉田三紀 250
2 自死遺族支援における配慮 ………………………………… 原島沙季，藤森麻衣子 256
3 事故における配慮 ……………………………………………………………… 赤田ちづる 260
4 災害における配慮 ……………………………………………………………… 村上典子 264
　Column　コミュニティベースの遺族ケア・グリーフケア ……………… 山岸暁美 269
　Column　彼が生きた意味―続・未完の論文 ……………………………… 安藤明夫 273

巻末資料 ………………………………………………………………………………………… 277

索　引 …………………………………………………………………………………………… 281

I

悲嘆の理論と概念

Ⅰ　悲嘆の理論と概念

1 悲嘆の精神医学の歴史

A はじめに

　悲嘆（grief）の定義で，現在最も研究者らに用いられていると思われるのは，Stroebe らの以下の定義であろう[1]．

　"Grief is the term applied to the primarily emotional (affective) reaction to the loss of a loved one through death. It is a normal, natural reaction to loss…Although grief is understood to be primarily a negative affective reaction, it also incorporates diverse psychological (cognitive, social-behavioral) and physical (physiological-somatic) manifestations."「悲嘆とは，死によって愛する人を亡くしたことに対する主に情緒的（感情的）な反応に用いられる言葉である．悲嘆は，喪失に対する正常で自然な反応である．…悲嘆は主に否定的な感情反応であると理解されているが，多様な心理的（認知的，社会-行動的），および身体的（生理的-身体的）な表出も含んでいる．」（文献 1）p.4 より筆者訳）．

　ここに表現されているように悲嘆は死別への正常な反応として認知されてきたため，悲嘆そのものが，精神科の治療の対象とはされてこなかった．遺族が精神科医療機関を受診した場合には，病的な症状は，うつ病や心的外傷後ストレス症（posttraumatic stress disorder：PTSD）として治療されることがむしろ多かったと思われる．

　2019 年に世界保健機関（World Health Organization：WHO）が ICD-11（International Statistical Classification of Diseases 11th Revision）[2] を公表した際に，ストレス関連疾患（disorders specifically associated with stress）の中に遷延性悲嘆症（prolonged grief disorder：PGD）が含まれたことは，精神医学においては革命的なことであり，悲嘆の研究者には大きな感慨をもって受け止められる出来事であった．また，2022 年に米国精神医学会（American Psychiatric Association：APA）が精神疾患の診断・統計マニュアル第 5 版（Diagnostic and Statistical Manual of Mental Disorders, 5th Edition, Text Revision：DSM-5-TR）[3] において PGD の診断基準を採択したことは記憶に新しい．

　本書が出版される 2025 年においては，まだ精神科医療の関係者の中には，疾患としての悲嘆にとまどいを感じ，医療としてどのように扱うべきか困難を感じる人もいるかと思われる．本項では，精神疾患としての病的な悲嘆の歴史的背景と PGD の概念の成立を概括し，臨床家の理解を深めることを目的とする．

B Freud ―悲嘆（喪）は病的な状態とみなすべきではない―

　悲嘆は社会学，心理学，哲学などさまざまな領域から取り上げられてきたテーマであるが，精神医学の領域においては，Freud が最初に取り上げたとされている．Freud[4] は，喪（Freud は Trauer〔独〕の用語を用い，日本語では喪あるいは悲哀と訳されている）は，愛する対象に向けられていたリビードが喪失した対象にしがみつき，固執する状態であって，喪の作業によりそのそが別の対象に向かうことでその固執から解放されるとし，さらに，「喪には，正常な生活態度からのはなはだしい逸脱が伴うにもかかわらず，わたしたちは喪を病的な状態とみなして医師の治療に委ねようなどとは少しも思わない．」（文献 4），p.274 より引用）と述べており，喪は時間の経過により克服されるものであるとした．Freud は，喪の場合の喪失対象は，実際の外的対象の喪失であることから，現実吟味を繰り返す（喪の作業）によって，その対象がもういないことを受け入れられれば，リビードはそこから離れて，別の対象に向かうという比較的シンプルな過程を取ると考えていた．一方，対象喪失における病的な状態であるメランコリーは，外的な対象が自我に取り込まれ同一化した内的な対象（ナルシス的な対象）の喪失であるため，自我の傷つきが優勢であり，自尊感情の低下や自己非難，罪悪感，罪業妄想など多彩な反応を生じるものであり，喪とメランコリーは異なる状態と述べている．このことは，現在の悲嘆とうつ病は異なる病態であるという概念につながる要素をもっている．Freud が著作[4] の中で述べた，「喪の場合には世界が貧しく空虚になっていたのだが，メランコリーの場合には自我自身が空虚になる」（文献 4），p.277 より引用）は，しばしば問題となる死別後の悲嘆とうつ病の鑑別における本質を突いた言葉であった．実際，死別後のうつ病は，悲嘆との鑑別が困難であるとされ，DSM-IV-TR[5] では，死別反応と見分けるためには，死別から 2 ヵ月を超えてうつ症状が続く場合にうつ病と診断する（2 ヵ月以内でも症状によっては診断される）とされている．Freud は，病気としての悲嘆は存在しないという近年までの精神医学に大きな影響を与えたと考えられるが，うつと悲嘆の鑑別の初期の慧眼は残念ながら見過ごされてきたかもしれない．

C 病的な悲嘆の存在 ―Lindemann，Bowlby と Parkes―

① Lindemann ―観察研究に基づいた "病的な悲嘆（morbid grief）"―

　Freud の悲嘆についての理論は，自身の体験や事例に基づくものであり，多分に

I 悲嘆の理論と概念

理論的なものであった．それに対して，観察研究を通して悲嘆の状態を分析したのが Lindemann[6] である．Lindemann[6] は，近親者を亡くした精神科の患者や，クラブ火災事故の遺族など 101 名を対象に面接を行い，縦断的な調査を実施した．Lindemann は，この結果から，遺族においては，"正常な悲嘆反応（normal grief reaction）" と "病的な悲嘆（morbid grief）" がみられたと報告している[6]．正常な悲嘆では，急性期悲嘆（身体的苦痛，現実感の喪失と故人のイメージへのとらわれ，罪悪感，焦燥感とまとまりのない行動）がみられるが，病死の遺族では多くの場合死別から 4 ～ 6 週間が経過すると落ち着いてきたとしている．一方，病的な悲嘆は，初期には悲嘆反応がほとんどみられないか欠如しており，数週間後，ときには数年後に顕著な反応を生じる "遅延した反応（delay of reaction）" と，通常の悲嘆反応とはやや異なる病理性のある反応を呈する "歪んだ反応（distorted reaction）" の 2 つのタイプを提唱した．歪んだ反応には，過剰活動や，身体疾患の併発，他者との関係の変化や特定の人への怒り，社会的な交流の喪失などがあり，最終的には激越型のうつ病を引き起こし，自殺のリスクもあると述べている．Lindemann[6] は，病的な悲嘆の状態は正常な悲嘆が歪んだものであり，治療により正常な悲嘆反応に変化させることで回復し得るものと考えており，精神疾患であるとはみなしていなかった．残念ながら，Lindemann[6] の病的な悲嘆には，遷延化した悲嘆が含まれていない．クラブ火災被害者の遺族では，病死による遺族と異なり，4 ～ 6 週間に症状がおさまったのは 13 名中 1 名に過ぎないと論文には記されているが，Lindemann[6] の研究は急性悲嘆にとどまり長期の経過観察が行われなかったため，悲嘆の遷延化については触れられなかったと考えられる．

　Lindemann[6] 自身は，歪んだ悲嘆反応は悲嘆に特徴的なものと述べているが，実際にはうつや心身症，あるいはトラウマ反応に関連すると思われる症状も多く，病的な死別反応として考えるほうが適切かもしれない．これは，Lindemann[6] の悲嘆反応が，Bowlby[7] の愛着理論に基づくものではなかったためであろうと考えられる．

② Bowlby と Parkes ―愛着理論に基づいた "通常ではない悲嘆（uncomplicated grief）"―

　現在の悲嘆理論は Bowlby[7] によって提唱された**愛着理論**に基づいており，悲嘆反応は愛着対象からの分離の反応であると考えられている．Bowlby[7] は，乳幼児が主たる養育者―愛着対象― を喪失した場合の反応が，配偶者を喪失した成人と類似していることから，悲嘆は愛着対象の喪失であると理論づけた．愛着は，危機的な状況に際して，あるいは潜在的な危機に備えて，特定の対象との近接を求め，またこれを維持しようとする個体（人間やその他の動物）の傾性であり，恐れや不安などのネガティブな情動状態の制御や安全感の確保などの心理学的機能，この安定した情動状態に基づく外界への探索活動や学習活動の促進や円滑な対人関係の構築を行う心理社会的機能，生存を脅かすような危機的状態によって覚醒した神経生理学的ホメオスタシスを定常的に戻す生物・生理学的機能を有している[8]．したがって，愛着対象の喪失は生物にとって生存を脅かす脅威であるため，喪失を受け入れられず，喪失対象を思慕・切望し固執す

4

るという悲嘆反応の特徴をよく説明するものである．また，愛着は人間以外の動物でもみられることから，動物にも人間に類似する悲嘆反応がみられることも合致している[9]．Bowlby[7] は，自身の愛着理論に，Parkes[10] や Glick[11] らの遺族の縦断的観察研究を重ねることで，成人の悲嘆には，①無感覚の段階，②思慕と探索の段階，③混乱と絶望の段階，④再建の段階の4つの段階があり，悲嘆の最終段階は，"再組織化（reorganization）"であるとした．そしてこの段階は，愛着対象の死を受け入れ，日常生活に復帰し，新しい愛着の絆を形成することと，故人との何らかの象徴的愛着を維持し，失われた関係を新しい現実の中に統合することが行われている段階であるとした．Bowlby[7] によって悲嘆の中核的な症状と悲嘆の回復した状態が明らかにされたことから，正常の悲嘆とそうでない（通常ではない，あるいは病的な）悲嘆を区別することはより容易になったのではないだろうか．悲嘆の時間経過の行き着く先が明示されなければ，遷延化や慢性化といった用語を適応することが困難であるからである．Bowlby[7] は，病的な悲哀（distorted mourning）には2種類があるとした．1つは，悲嘆反応が激しく，かつ長期に持続する状態（慢性の悲嘆：chronic mourning）であり，もう1つは悲嘆反応が顕在化していないが，さまざまな心理的，身体的な症状を有し，突然激しい抑うつ状態を呈するものの当事者は悲嘆反応と結びつけていない状態（意識的な悲嘆の長期的欠如：prolonged absence of conscious grieving）であると述べている．

　Parkes[10] は Bowlby[7] に師事したが，Bowlby[7] が精神分析の影響からやや理念的な側面があったことに比べ，多くの実証的研究と遺族の治療から観察に基づいた悲嘆の症候学を発展させたことで知られている．Parkes[12] は，病的な悲嘆の存在について，"病的ではありえないという主張は妥当ではない"と述べている．Parkes[12] は，悲嘆とは死別による精神的外傷としてとらえるのが適切であり，身体外傷が化膿して治療を必要とするように，悲嘆においても深刻化し，ときに致死的な病態まで至るとしている．また，悲嘆反応の苦痛は，仕事や日常生活の支障をきたすようなレベルであり，これは「病気」の特徴であるとしている．

　Parkes は遺族における医療が必要な問題は，特定と非特定の2つがあり，特定の問題が病的悲嘆に該当するとしている[12]．初期の論文では，病的な悲嘆に対して atypical あるいは complicated grief の用語をあてており，代表的な状態が"慢性化した悲嘆（chronic grief）"であるとしている[13]．Parkes は慢性化の時期を特定はしていないが，ベスレム病院で行った調査では，故人へのとらわれや思慕など悲嘆反応が強いまま持続しているなどの遺族が21名中15名もおり，この反応は死別から数週間後であるならば正常であるが，死別から平均72週経過した時点においてはあまりにも遷延化しているとしている[13]．Parkes の慢性悲嘆の概念は，後述する**複雑性悲嘆（complicated grief）**の概念化に大きな影響を与えた[14]．

I 悲嘆の理論と概念

D 精神疾患としての悲嘆 ―Complicated grief そして Prolonged grief disorder―

　前述したように，悲嘆には，典型的ではないあるいは病的な悲嘆が存在し，いくつかの類型に分かれるものの，通常予期されるより長期化した悲嘆が存在することは多くの研究者から支持されてきた．しかし，その症状や，慢性化の基準が実証的研究に基づいて定められておらず，精神疾患としての診断概念が提示されない状況が続いていた．

　この状況に大きな変化が生じたのは，1990 年代に入ってからである．Prigerson らを代表とするピッツバーグ大学らの研究チームは配偶者を亡くした女性を対象とした縦断的観察研究を実施し，うつ病と区別される 7 つの症状（故人の探索，切望，故人へのとらわれ，泣くこと，死に対する不信感，死に対する呆然とした感覚，死を受容困難）からなる悲嘆関連の症候群を明らかにした [15]．Prigerson らは，この症候群が，生活機能障害などの不良な予後に関連しており，精神障害に該当する状態であるとして複雑性悲嘆（complicated grief: CG）を提唱した [15]．さらに，この概念に基づいた症状評価尺度（複雑性悲嘆質問票〈Inventory of Complicated Grief: ICG〉）を開発したことで，病的な悲嘆を量的に評価ができるようになり，遷延化した悲嘆に対する研究が飛躍的に進むことになった [16]．Prigerson らの提唱した CG [15] は，上述した 7 つの症状が示すように，愛着理論に基づいた概念であり，症状自体は急性期の正常な悲嘆反応であるが，それが遷延化し機能障害を引き起こした状態であり，現在の PGD 概念に引き継がれるものとなった．その後，Horowitz ら [17] が，悲嘆の侵入的想起や回避症状に着目して，ストレス理論に基づいた複雑性悲嘆障害（complicated grief disorder）を提唱したことを踏まえて，悲嘆の研究者らからなるパネルによって分離の不安と，外傷性の苦痛の 2 つのカテゴリーからなる consensus criteria が検証され，外傷性悲嘆（traumatic grief）の用語が用いられるようになった [18]．この呼称は，死そのものがトラウマとなるストレスであるという意味に基づくものであるが，外傷性悲嘆がトラウマティックな死別（犯罪，事故，自死など）による悲嘆反応と誤解されることなどから，Prigerson らは，2008 年から PGD の呼称を用いており，これまでの研究の蓄積から，PGD は，精神障害とみなすべき病態であるとして，DSM-5 に向けて操作的な診断基準（A：重要な他者の死別，B：分離の苦痛，3 項目，C：認知，情動，行動における症状，9 項目，D：6 ヵ月以上の症状の持続，E：機能障害）を提案した [19]．

　PGD を精神障害として位置づける上で，PGD 以前の概念である CG の疫学的研究や治療の研究が進んだことが大きい．CG に対して，大規模な疫学研究が実施され，その有病率が約 10% であること [20] やさまざまな身体疾患，不良な QOL や自殺行動のリスクと結びついていること [21~23] が明らかになった．また，O'Connor ら [24] が，fMRI を用いた研究で CG の遺族が通常の悲嘆の遺族に比べて死別関連語に対する側坐核の有意な活性を報告したことなどから，生物学的なレベルにおける病理の存在が示唆された．さらに，

6

Shear ら[25] が，曝露療法や対人関係療法などの要素を組み合わせて CG に焦点化した治療（complicated grief treatment：CGT）を開発し，ランダム化比較試験による有効性を示したことで，精神障害としての治療の必要性も強調されるようになった[25]．

E ICD と DSM における精神症（精神障害）としての位置づけ

現在世界的に用いられている精神科の診断基準は，WHO による ICD と米国精神医学会による DSM である．PGD が精神症として認められるためには，この2つのいずれかあるいは両方に採択される必要があった．DSM-Ⅳ において初めて死別体験が「臨床的関与の対象となることのある他の状態」として取り上げられ，死別反応の精神的影響が認識されることとなった．しかし，DSM-Ⅳ および DSM-Ⅳ-TR では，うつ病エピソードの診断基準において，死別から2ヵ月以内のうつ病を診断から除外するといういわゆる **bereavement exclusion（死別の除外）** が含まれた．このことは，悲嘆反応がうつ病とは異なる症状群としてみなされていないことを示している．しかし，1990 年代から 2000 年代の研究の進展により，DSM-5 では悲嘆に関する3つの変化が示された[26]．1つは，「他の特定される心的外傷およびストレス因関連障害」（309.89）に，"重度で持続する悲嘆および喪の反応"として **持続性複雑死別障害（persistent complex bereavement disorder）** が位置づけられたことである．しかし，診断基準自体はここでは示されず「今後の研究のための病態」とされたため，宙ぶらりんな位置づけとなってしまった．2つめはほかの精神障害との関連の変化である．通常の悲嘆は，DSM-Ⅳ から，複雑ではない死別反応（uncomplicated bereavement）（V62.82）として臨床的関与の対象となることのあるほかの状態に分類された．また，適応障害では従来，死別反応が除外されていたが，"死別が文化的・宗教的・年齢から期待される通常の反応と異なる場合には診断される場合がある"とされ，持続性複雑死別障害以外の，通常ではない悲嘆は適応障害として診断が可能であることが示された．さらにうつ病エピソードの項目で，死別から2ヵ月以内でもうつ病の診断は可能とする bereavement exclusion の撤廃が行われた．DSM-5 のこの変化は大きな反響を呼んだ．例えば，うつ病における bereavement exclusion の撤廃は，悲嘆を病理化し不必要な薬物療法を遺族が受けるのではという意見や[27]，反対に遺族がうつ病の治療を受けられないリスクを軽減する[28] など賛否両論が報告された．また，病的な悲嘆を精神障害として扱うことを推進してきた研究者らからは，従来の CG の概念や疫学研究が反映されておらず，そもそも悲嘆という用語が用いられていないことや，2つの診断概念（PGD，CG）の症状が混在しており，症状の数が多すぎ診断の異質性を生じるだけでなく，これらの症状が予後に結びついているかについて実証的なデータを欠いていることなどが指摘された[29]．特に持続性複雑死別障害が 12 ヵ月以上という症状の持続期間を定めたことについては，根拠となる研究がなく，むしろ6ヵ月時点での症状が予後を予測するとい

I　悲嘆の理論と概念

う実証データ[30, 31]にも矛盾するなどの批判があり，悲嘆の研究者にとって納得のいく診断基準ではなかったと思われる[29]．

WHO は ICD-11 への改訂にあたり，ついに，病的な悲嘆反応を PGD として精神障害に位置づけた[2]．ICD-11 において PGD は，PTSD と同じ「ストレスに関連した特定の障害」に含まれ，強い情動的苦痛を伴う故人への嘆き求めと持続的な故人へのとらわれが，遺族の所属する社会や文化，宗教的背景に照らして過剰なレベルで死別から 6 ヵ月以上持続していることとされた[2]．ICD-11 における PGD の特徴は，“死別 (bereavement)” ではなく，“悲嘆（grief）” を呼称に取り入れたことであろう．DSM-5 では，持続性複雑死別障害という名前が示すように，愛着理論による悲嘆概念だけでないさまざまな死別反応の症状が含まれることとなり，1990 年代から研究されてきた長期慢性化した悲嘆（CG など）を正確に概念化するものではなかった．実際，ICD-11 の診断ガイドラインには，PGD の症状は以下の 10（悲しみ，罪悪感，怒り，否認，非難，死を受け入れることの困難，自分の一部が失われたような感覚，肯定的感情の体験ができない，情動麻痺，社会やその他の活動に参加することの困難）が記載されており，これらは，愛着障害としての悲嘆を指し示す分離不安・分離の苦痛の症状によって構成されている．また，DSM-5 で批判された症状の持続期間について，実証研究[30]に基づいて死別から 6 ヵ月の持続に短縮された．

DSM-5-TR の心的外傷およびストレス因関連障害群ワーキンググループは，DSM-5 の改訂[3]にあたって，病的な悲嘆研究の代表的研究者らとのミーティングやパブリックコメントを通して，DSM-5 で提案された持続性複雑死別障害とは呼称も異なる PGD の診断基準を採択した（この経緯は，Maciejewski らの著作[14]に詳細に書かれている）．

DSM-5-TR と ICD-11 の PGD の診断基準の比較を p.278 の表に示した．DSM-5-TR の PGD の概念は，従来の慢性化した悲嘆や CG を踏襲したものであり，“急性期の悲嘆反応が遷延化し，機能障害をきたした病態” である．特に B 基準において長引く悲嘆反応として思慕・切望と故人へのとらわれの 2 つを取り上げたことで，愛着理論における悲嘆の障害として位置づけたことが特徴的であろう．ICD-11 と DSM-5-TR においてようやく「病的な悲嘆は病気か？」[32]という歴史的な議論に一つの決着がついたといえよう．

しかし，DSM-5 と ICD-11 において問題となった診断基準の違いは，DSM-5-TR においても完全には解決されなかった．最も大きな違いであった診断時期は統一されなかったのである．DSM-5-TR では，診断時期を死別から 12 ヵ月経過時点とし，症状は過去 1 ヵ月の持続で評価するとした．これは，持続性複雑死別障害（DSM-5）において診断が死別から 12 ヵ月の症状持続とされたことについて，実証的なデータがないことが批判されていた．DSM-5 以降も 12 ヵ月を支持する研究は報告されていないものの，悲嘆の病理化に対する多くの懸念（パブリックコメント）を反映して，診断時期が死別後 12 ヵ月以降とされた[14]．また，DSM-5-TR の C 基準における分離の苦痛に関連する症状にもかなり違いがみられる．ICD-11 の診断基準には “回避” の症状がなく，逆に DSM-5-TR の診断基準には含まれない “罪悪感”“非難”“否認”“肯定的感情の困難” が含まれている（表参照）．この違いは実際にこれらの診断基準を用いた PGD の有病率の違いに現れる可能性がある．Rosner ら[33]は，ドイツの一般住民集団を対象とした調査で，遺族における PGD の

有病率は ICD-11 基準では 4.2% であり，DSM-5-TR 基準の 3.3% より有意に高いことを報告している．この約 1% の違いは，大規模災害における PGD 患者の実態や治療介入において大きな違いになりうる可能性がある．また，Eisma ら[34] は，ICD-11 と DSM-5-TR の PGD 診断の一致は中等度のレベル（Jaccard 係数 0.47）にとどまっていると指摘している．そしてこれは，ICD-11 の診断アルゴリズムの不明確さ（診断における症状数の規定がないこと），症状（非難，罪悪感，怒り，否認）の用語の曖昧さに起因しており，研究用診断ガイドラインの提示などによってある程度解決する可能性があると述べている．しかし，診断時期の不一致は重要な課題であると考えられる．有病率や基準の不一致から来る研究結果の信頼性への疑念だけでなく，臨床における治療介入時期の判断や，犯罪被害や事故における補償の問題など司法的な影響も存在するため，実証的な研究の積み重ねによってどの時点における診断が最も病理性を明らかにしうるかを検証していく必要がある．

F おわりに ―今後の展望―

本項では，"悲嘆の精神医学の歴史" として精神医学領域における悲嘆概念の変遷，特に病的な悲嘆が精神疾患に位置づけられるまでの歴史を概括した．悲嘆の概念においては，精神力動学的な悲哀[4] に対して，愛着理論[6] が優位に立つことになった．また，通常の悲嘆に対して，通常ではない，あるいは病的な悲嘆の存在が明らか[5,9] となり，近年においては PGD として，すなわち精神障害として扱われるようになったのである[2,3]．しかし，PGD の成立にあたっては，本来正常である悲嘆を病理化すること[1] や過剰診断（偽陽性）のリスク[35,36]，遺族のスティグマ化への懸念[35,36] が報告されてきた．Maciejewski ら[14] や Shear ら[37] は，これらの懸念に対して，PGD の診断は遺族のごく一部に限定されること[33]，実際には偽陽性の有病率は低いこと[38]，遺族の約 90% は，むしろ認知された病気であることから安心感をもっているなどの報告[19] から，病気としての悲嘆は徐々に研究者，臨床家に受け入れられていくものと思われる．

しかし，PGD の概念が確立したことは，病的な悲嘆がようやく研究の地平に立ったことを意味しているに過ぎない．今まで統一した基準がなかったため，主に CG を対象に行われてきた疫学，生物生理学的病態研究，治療研究の結果には確証性が乏しかった．しかし，PGD の診断基準（もちろん前述したように ICD-11 と DSM-5-TR の診断基準は異なっており，今後も変更される可能性はあるわけだが）が確立され，それに基づく症状評価（PG-13-R[39]）や診断のための構造化面接（structured clinical interview for PGD : SCIP）[14] が開発されたことから，共通の概念に基づく研究の進展が期待される．特に近年は，悲嘆と病的な悲嘆の脳機能画像などを用いた生物学的な研究[40] が進められており，悲嘆の病理において故人への切望だけなく，他者への共感性の低下の問題も指摘されている[41]．また，このような病態の解明は，遷延性悲嘆をはじめとする悲嘆の不適応過程における新しいモデルの提示（micro-social voids[42]）や予防も含めた治療の開発に大きく寄与すると考えられる．

〔中島聡美〕

Ⅰ　悲嘆の理論と概念

文　献

1) Stroebe MS, Hanssan RO, Schut H, et al.: Bereavement research: Contemporary perspectives. In: Stroebe MS, Hanssan RO, Schut H et al., eds: Handbook of bereavement research and practice: Advances in theory and Intervention. pp3-25, American Psychological Assosiation, 2008.

2) World Health Organization: ICD-11 for Mortality and Morbidity Statistics（Version: 01/2024）〈https://icd.who.int/browse/2024-01/mms/en〉［2025 年 1 月閲覧］

3) American Psychiatric Association: Diagnostic and Statistical Manual of Mental Disorders, 5th Edition, Text Revision: DSM-5-TR™. pp.322-327, American Psychiatric Association Publishing 2022.（日本精神神経学会（日本語版用語監修），髙橋三郎・大野裕（監訳），DSM-5-TR 精神疾患の診断・統計マニュアル．pp.312-317，医学書院，2023.）

4) Freud S: Trauer und melancholie. Internationale Zeitschrift für Ärztliche. Psychoanalyse, Bd. 4, 288-301, 1917.（伊藤正博（訳）：喪とメランコリー．新宮一成ほか（編），フロイト全集 14．pp273-294，岩波書店，2010.）

5) American Psychiatric Association: Diagnostic and Statistical Manual of Mental Disorders, 4th edition, Text Revision: DSM-Ⅳ-TR™. American Psychiatric Association, 2000.（髙橋三郎・大野裕・染矢俊幸（訳）．DSM-Ⅳ-TR 精神疾患の診断・統計マニュアル．新訂版，医学書院，2004.

6) Lindemann E: Symptomatology and management of acute grief. Am J Psychiatry, 151: 155-160, 1994.

7) Bowlby J: Attachment and Loss, Vol.3 Loss Sadness and Depression. London: Tavistock Institute of Human Relations, 1980.（J・ボウルビィ，黒田実郎，吉田恒子ほか：母子関係の理論　Ⅲ　対象喪失．新装版，岩崎学術出版社，1991.）

8) 遠藤利彦：アタッチメント理論の基本的枠組み．数井みゆき，遠藤利彦（編著），アタッチメント　生涯にわたる絆．pp.1-31，ミネルヴァ書房，2005.

9) King BJ: How Animals Grieve. The University of Chicago Press, 2013.（バーバラ・J・キング著，秋山勝訳：死を悼む動物たち．草思社，2014.）

10) Parkes CM: The first year of bereavement. A longitudinal study of the reaction of London widows to the death of their husbands. Psychiatry, 33: 444-467, 1970.

11) Glick ID, Weiss RS, Parkes CM: The first year of bereavement. John Wiley & Sons, 1974.

12) Parkes CM: Bereavement -Studies of Grief in Adult life. Routledge, 1996.（C・M・パークス著，桑原治雄，三野善央（訳）：死別―遺された人たちを支えるために―．改訂版，p.9. メディカ出版，2002.）

13) Parkes CM: Bereavement and Mental Illness. 1. A Clinical Study of the Grief of Bereaved Psychiatric Patients. Br J Med Psychol, 38: 1-12, 1965.

14) Maciejewski PK, et al.: Defining and Diagnosing Prolonged Grief Disorder; In: Reynolds 3rd CF, Cozza SJ, Maciejewski PK, et al, eds, Grief and Prolonged Grief Disorder. American psychiatric Association Publishing, 2024.

15) Prigerson HG, Frank E, Kasl SV, et al.: Complicated grief and bereavement-related depression as distinct disorders: preliminary empirical validation in elderly bereaved spouses. Am J Psychiatry, 152: 22-30, 1995.

16) Prigerson HG, Maciejewski PK, Reynolds 3rd CF, et al.: Inventory of Complicated Grief: a scale to measure maladaptive symptoms of loss. Psychiatry Res, 59: 65-79, 1995.

17) Horowitz MJ, Siegel B, Holen A, et al.: Diagnostic criteria for complicated grief disorder. Am J Psychiatry, 154: 904-910, 1997.

18) Prigerson HG, Jacobs SC: Traumatic grief as a distinct disorder: A rationale, consensus criteria, and preliminary empirical test. American Psychological Association, 2001.

19) Prigerson HG, Vanderwerker LC, Maciejewski PK: A case for inclusion of prolonged grief disorder in DSM-V. In: Stroebe M, et al. eds, Handbook of bereavement research and practice: Advances in theory and intervention. pp165-186, American Psychological Association, 2008.

20) Lundorff M, Holmgren H, Zachariae R, et al.: Prevalence of prolonged grief disorder in adult bereavement: A systematic review and meta-analysis. J Affect Disond, 212: 138-149, 2017.

21) Prigerson HG, Eierhals AJ, Kasl SV, et al.: Traumatic grief as a risk factor for mental and physical morbidity. Am J Psychiatry, 154: 616-623, 1997.

22) Boelen PA, Prigerson HG: The influence of symptoms of prolonged grief disorder, depression, and anxiety on quality of life among bereaved adults: a prospective study. Eur Arch Psychiatry Clin Neurosci, 257: 444-452, 2007.

23) Ott CH: The impact of complicated grief on mental and physical health at various points in the bereavement process. Death Stud, 27: 249-272, 2003.
24) O'Connor MF, Wellisch DK, Stanton AL, et al.: Craving love? Enduring grief activates brain's reward center. NeuroImage, 42: 969-972, 2008.
25) Shear K, Frank E, Houck PR, et al.: Treatment of complicated grief: a randomized controlled trial. JAMA, 293: 2601-2608, 2005.
26) American Psychiatric Association: Diagnostic and Statistical Manual of Mental Disorders, 5th Edition. American Pscyhiatric Association Publishing, 2022.
27) Bandini J: The Medicalization of Bereavement: (Ab) normal Grief in the DSM-5. Death Stud, 39: 347-352, 2015.
28) Pies RW: The Bereavement Exclusion and DSM-5: An Update and Commentary. Innov Clin Neurosci, 11: 19-22, 2014.
29) Boelen PA, Prigerson HG: Commentary on the inclusion of persistent complex bereavement-related disorder in DSM-5. Death Stud, 36: 771-794, 2012.
30) Prigerson HG, Horowitz MJ, Jacobs SC, et al.: Prolonged grief disorder: Psychometric validation of criteria proposed for DSM-V and ICD-11. PLoS Med, 6: e1000121, 2009.
31) Wakefield JC: Should prolonged grief be reclassified as a mental disorder in DSM-5?: reconsidering the empirical and conceptual arguments for complicated grief disorder. J Nerv Ment Dis, 200: 499-511, 2012.
32) Engel GL: Is grief a disease? A challenge for medical research. Psychosom Med, 23: 18-22, 1961.
33) Rosner R, Comtesse H, Vogel A, et al.: Prevalence of prolonged grief disorder. J Affect Disord, 287: 301-307, 2021.
34) Eisma MC, Janshen A, Lenferink LI: Content overlap analyses of ICD-11 and DSM-5 prolonged grief disorder and prior criteria-sets. Eur J Psychotraumatol, 13: 2011691, 2022.
35) Eisma MC, Rosner R, Comtesse H: ICD-11 Prolonged Grief Disorder Criteria: Turning Challenges Into Opportunities With Multiverse Analyses. Front Psychiatry, 11: 752, 2020.
36) Gonschor J, Eisma MC, Barke A, et al.: Public stigma towards prolonged grief disorder: Does diagnostic labeling matter?. PloS One, 15: e0237021, 2020.
37) Shear MK, Simon N, Wall M, et al.: Complicated grief and related bereavement issues for DSM-5. Depress Anxiety, 28: 103-117, 2011.
38) Maciejewski PK, Maercker A, Boelen PA, et al.: "Prolonged grief disorder" and "persistent complex bereavement disorder", but not "complicated grief", are one and the same diagnostic entity: an analysis of data from the Yale Bereavement Study. World Psychiatry, 15: 266-275, 2016.
39) Prigerson HG, Boelen PA, Xu J, et al.: Validation of the new DSM-5-TR criteria for prolonged grief disorder and the PG-13-Revised (PG-13-R) scale. World Psychiatry, 20: 96-106, 2021.
40) Kakarala SE, Roberts KE, Rogers M, et al.: The neurobiological reward system in Prolonged Grief Disorder (PGD): A systematic review. Psychiatry Res Neuroimaging, 303: 111135, 2020.
41) Yoshiike T, Benedetti F, Moriguchi Y, et al.: Exploring the role of empathy in prolonged grief reactions to bereavement. Sci Rep, 13: 7596, 2023.
42) Maciejewski PK, Falzarano FB, She WJ, et al.: A micro-sociological theory of adjustment to loss. Curr Opin Psychol, 43: 96-101, 2022.

I　悲嘆の理論と概念

2 悲嘆心理学の歴史的展開

A　はじめに

　人の死とそれに伴う死別は，すべての人たちが例外なく遭遇する「普遍的な」出来事である．わが国では，毎日 4,000 人余り，年間で 157 万人もの人たちが亡くなっている[1]．しかし，個々人の死別経験という視野からみると，大切な人の死に遭遇する機会は多くはないし，耐えがたい悲嘆に陥る死別となると，生涯で 1 回あるかないかの「特殊な」出来事となろう．たった 1 回の出来事でも，もし遭遇してしまうと人生を変え，生涯にわたってさまざまの影響を及ぼす事態になる．

　問題は，統計的な三人称の死ではなく，自分にとっての**二人称の死**である．最愛の人との死別や離別はなぜこんなにも悲しくつらいのか，悲嘆とはいかなる心理社会的事態であり，遺された人はどのように乗り越え，ライフサイクルの移行を成し遂げていくのであろうか．

　この根源的な問いを探求しようと，精神科医や心理学者，宗教家たちが，幾多の検討を重ねてきた．心理学的な視座から展望すると，精神分析医 Freud が種を蒔き，1960 年代の欧米での「**死のアウェアネス運動**」を経て，Bowlby，Kübler-Ross，Parks らの開拓者がその種を育て，1990 年代になって後述する研究者たちによって死別・悲嘆に関するオルターナティブな理論が同時期に一斉開花した（**表Ⅰ-2-1**）．本項では**悲嘆心理学**（grief psychology）の主要な歴史的展開を振り返りながら基本概念を整理することを目的としたい．

B　対象喪失論と脱力セクシス仮説という源流

　悲嘆心理学の歴史における源流は，第一次世界大戦下，オーストリアの精神分析医 Freud が著した『悲哀とメランコリー』[2]（1917 年）に求められる．彼は，父ヤコプとの死別，息子たちの出征，そして盟友ユングとの決別などのつらい別れと悔恨に強く触発されて，**対象喪失**，それに伴う**モーニングワーク**などの鍵概念を提起した．なお，原著のドイツ語 "Trauerarbeit" は，mourning work と grief work という二通りに英訳された．和訳も，悲哀の仕事，喪の仕事，そして悲嘆の作業など複数の訳語が生まれた．

　Freud のモーニングワークには，3 つの要点がある．一つ目が，大切な人の死という事実を現実検討（reality testing）して認識する心理的な働きであり，二つ目に，失われた

12

表 I-2-1　欧米における喪失・悲嘆に関する代表的な研究者一覧

	研究者名	性　別	活躍した国	鍵概念・理論モデル
1	Sigmund Freud	男	オーストリア	対象喪失と mourning work の概念化
2	Erich Lindemann	男	USA	被災遺族調査と急性悲嘆反応の明確化
3	John Bowlby	男	イギリス	愛着理論から「分離と喪失」の体系化
4	Collin M. Parkes	男	イギリス	慢性悲嘆など死別研究の開拓者
5	E. Kübler-Ross	女	USA	1960 年代に死の臨床の実践と開拓
6	William Worden	男	USA	scientist-practitioner として実践的援助論
7	Simon Rubin	男	イスラエル	two-track model（両軸モデル）
8	Thomas Attig	男	USA	悲嘆の営み＝世界を学び直すこと
9	Stroebe M, et al.	女	オランダ	死別に関する Dual Process Model
10	Klass D, et al.	男	USA	編著『Continuing Bonds』を刊行
11	Robert Neimeyer	男	USA	構成主義：死別の意味の再確認や生成
12	Pauline Boss	女	USA	多様な別れと「曖昧な喪失」概念の提起
13	George Bonanno	男	USA	resilience などポジティブな側面に着目

対象を探して思慕し，過去の悔恨や思い出を整理し，言葉を与える心の働きがある．三つ目は，断ち切りがたい故人への未練と固執を遂には断念し，最終的に故人への執着から解放されることである．この三つ目の要点は，後の研究者によって**脱カセクシス仮説**（de-cathexis hypothesis）と呼称されるようになった．

　Freud にとってモーニングワークの目的とは何だったのか．フロイト研究の第一人者であった精神分析医・小此木[3]は，以下のようにまとめた．

　　「モーニングワークの課題とは，現実にはすでに亡くなってしまって，自分の愛着を受け止めてもらうことができなくなってしまっているにもかかわらず，なおもその対象に愛着を向けることによって生ずる心の苦痛を解決することである．そのためには，心の中に存在し続けている失った対象に対するリビドー，つまり愛着を軽減して穏やかな形にするか，あるいはこの対象から離脱して，他の対象に愛着の情を向けかえる必要がある．」

　1950 ～ 80 年代，モーニングワークと脱カセクシス仮説は死別のプロセスを理解する上での支配的な概念であり続けた．もしも喪失対象に長期間にわたって固執し続けるなら，いわば慢性悲嘆の状態に陥ってしまうリスクがある．だから，執着しすぎないこと，諦めること，代わりの愛着対象を見つけることが，悲嘆からの回復のゴールとして含意された．死別ケアの専門家の多くが，おおむねこのモデルに沿った考えをもち，心理的援助を行った．

　1960 年代の「死のアウェアネス運動」に続いて，1990 ～ 2000 年代，死別と悲嘆に関

I　悲嘆の理論と概念

する実証研究や臨床研究が急増した．その社会的背景として，Diagnostic and Statistical Manual of Mental Disorders（DSM）で死別関連の臨床単位をどう扱うかの議論とエビデンス生成の努力，そして約6,000名が亡くなった阪神淡路大震災（1995年），9月11日のアメリカ同時多発テロ（2001年）などの痛ましい出来事も悲嘆研究を促進させる「時代精神」を生み出した．この時期の実証的，臨床的な諸研究を通じて，Freud のモーニングワークや脱カセクシス仮説は批判的に再検討され，オルターナティブな理論モデルが欧米で一斉に提示されていった．Neimeyer が「悲嘆理論のニューウェイブ」と名づけたように，これらの新しい波に乗って，伝統的悲嘆理論は修正され，補完され，精緻化されて，研究者や臨床家の間に浸透していっている．

C ┃ 愛着の絆は放棄されるのか継続するのか

　伝統的悲嘆理論に対するニューウェイブの一つは，脱カセクシス仮説への異論であった．その先頭に立ったのが Klass らで，彼らが編集した "Continuing Bonds–New Understandings of Grief" [4] によって，「継続する絆」理論は研究者たちに急速に知られるようになった．大切な人が物理的に不在になっても，心理的には存在し続け，故人とのつながりを長く保ち続ける．このような理解の仕方は，「私の周りに常にいるように感じます」「あの人は心の中で生き続けています」など，弔辞でよく耳にする言葉の延長線上にある．残された者も，そう感じ，考えることができると，どこか癒される気がする．

　死別直後につながりを感じ，故人の遍在を知覚することは珍しくないが，死別から年月を経ても故人とのつながりを実感できる機会はどんなときであろうか．Worden は『悲嘆カウンセリング』[5] で喪の課題（tasks of mourning）を明確化したが，第4の喪の課題が「故人を"思い出す方法"を見出し，残りの人生の旅路に踏み出す」と定式化した．"思い出す方法"とは，具体的には何を指すであろうか．故人との思い出は記憶の貯蔵庫に保存されているので，きっかけがあれば思い出せる．例えば，私たち日本人ならお墓参りのとき，思い出の場所に立ち寄ったとき，故人を知っている人と偲ぶときなど，多様な場面がある．また人によっては，悲嘆夢（grief dream）を繰り返し見て，故人と夢で再会を果たし，目覚めた後も悲しみを交えた深い思いに浸ることがある．あるいは連結対象（linking object）とも呼ばれる形見や装飾品を身に着けて，守り手としての故人とのつながりを感じる人もいる．

　そうはいっても生前の結びつき方と死別後の結びつき方は違っている．精神分析の潮流では，Klein が提示した内的対象（inner object）と呼ばれる心の中の対象関係として解釈する．内的対象は故人の表象として内面に存在し続ける．したがって，絆が継続すると表現するより，絆の再構築の意味を含ませて「絆を結び直す」と表現したほうが妥当かもしれない [6]．『悲嘆カウンセリング』の旧版において，Worden はこのつながりの移行を再配置（relocation）と名づけた．外的な対人関係から内的な対象関係へと置き直すのである．

　しかし唯一のモデルですべての死別の心理が解釈できるわけでもない．つまり「継続す

る絆」モデルが正しく，伝統的な悲嘆理論は誤りであると決めつけるべきではない．悲嘆経験は実に多様で，個々人にとってユニークな経験である．例えば，もし生前の関係性が悪い場合は，どう経験されるであろうか．早く忘れたい，解放されたいと願い，脱カセクシス仮説がフィットするかもしれない．脱カセクシスの考え方とはニュアンスが違う言い回しではあるが，「去る者は日々に疎し（Out of sight, out of mind）」という古くからの諺も一面の真実を表しているのではなかろうか．

D 死別対処に関する二重過程モデル

　ニューウェイブの第二波は「**死別対処に関する二重過程モデル**」の提起である．先述したようにモーニングワーク概念に対して，問題点や疑念が1990年代いろいろと指摘された．例えば，定義が曖昧であること，喪失後の変化した環境への適応に伴うストレスが看過されていること，文化やジェンダーの違いを考慮に入れていないことなどに批判が向けられた．オランダの Stroebe らも，建設的に批判し，死別に伴うストレッサーを喪失関連と適応関連の2つに区分した[7]．それらのストレスに対処するために，喪失志向コーピングと回復志向コーピングが必要であると提案した．伝統的なグリーフワークは**喪失志向コーピング**（loss-oriented coping）という概念で再定義された．また死別の二次的結果として生起する諸々の変化に適応するために，関係のあり方や役割，アイデンティティなどの修正を余儀なくされる．その営みに対して，**回復志向コーピング**（restoration-oriented coping）と命名した．この新しい考え方が**二重過程モデル**（Dual Process Model）である．彼らのモデルはグリーフワークの否定ではなく，その概念を拡張した改訂版である．

　伝統的なグリーフワーク概念では，死別の経験と向き合うことが求められる．死の事実から眼を背けて逃げてしまうと，回復のプロセスを遅らせるとみなされた．つまり直面化することはつらいが，薬の副作用に似ていて回復するためには避けられない．しかし，ストレス研究の進歩とともに直面化のネガティブな側面に注目されるようになった．例えば，阪神淡路大震災の際に，震災当時のことを被災者に語ってもらう技法，ディブリーフィングが導入されたが，その後の臨床研究で被災者にとってむしろ有害であるという報告がなされた．その結果，東日本大震災では被災者にはディブリーフィングは用いてはならないとされた．**直面化**ではなく，必要に応じて**距離をとる**こと，例えば気晴らし行動やリラクセーションが有効である可能性があるという報告が増えた．

　死別対処に関する二重過程モデルの要点は，2つのコーピングを必要に応じて使い分け，両者を行きつ戻りつ「**往還**（oscillation）」するという点にある．「仕事があったから凌げた」「（災害の後）ようやく温泉に入れて，つかの間の休息を取れた」などの語りに表れているように，悲しむばかりでは身がもたない．もちろん死を否認して悲嘆経験から常時目を逸らそうとするのは，喪のプロセスの進展を妨げる．要は，涙を流すにも妥当な量があり，悲嘆に向き合う時間にも**適量**（dosage of grief）があるという認識が大事である．

　わが国では，山本も似通ったアイディアを提起し，**統合的モーニングワーク仮説**（=

Ⅰ　悲嘆の理論と概念

grief work と reality work の両輪説）と命名している[6]．深い悲嘆に暮れる人は奈落の底に落とされる．奈落でのもがきの日々において，人は確かな「**手応えのある現実と希望**」を必死に探し求める．今，眼前にある現実という取っ手を掴まねば浮き上がれない．その心の傾性と営みを**リアリティワーク**（現実の作業）と呼称し，**グリーフワーク**（悲嘆の作業）と併存する対概念とした．リアリティワークは，変貌した現実に主体的に一歩を踏み出す行動であり，無力感を低減し，自己統制感を取り戻しうる可能性がある．それは微かな希望の感覚を生み出す．だから喪失を乗り越えるために２つのワークをともに遂行する必要がある．

　Stroebe らの二重過程モデルの考え方では，1つに対処しているときには，他方の対処はできないと定式化している．しかしながら，山本の臨床経験では，統合した形で一緒に遂行できる行動もあるという．例えば，犯罪被害の当事者たちが起こした行政に支援を求めるソーシャルアクションは，社会という「現実」への働きかけであると同時に，そのアクションを行うことが，悲嘆に向き合う，いわば弔い合戦でもある．また悲嘆の芸術活動も両輪が一緒に機能している証である．

　２つのワークの両輪説も二重過程モデルと同様に往還するとみなすが，喪のプロセスの前半はグリーフワークの割合が相対的に多く，後半になるとリアリティワークが増大していく傾向がみられる．

E　言語的・関係論的アプローチ —Neimeyer らの意味生成の視点

　不条理な喪失に襲われると，「なぜ，どうして……」という怒りを含んだ問いが生まれる．「何も悪いことをしていないのに，なぜ，殺されなければならなかったのか」「もしあのとき，○○していれば，こんな事態に遭わなかったのに．どうしてそうしなかったのか」．それは，いわば意味を必死に求める**スピリチュアルな問い**といえる．

　その問いの答えを求めて，自問自答を繰り返す．そして，残された人なりの意味づけや解釈を生み出す．人間は腑に落ちる意味を探し，辻褄の合う「物語」を創ろうとする．心理臨床家の河合隼雄は「人生は物語らないと分からない」とよく述べていた．確かに，人間は自ら描いた物語を生き，他方で生きる過程を通して自己物語を生成していく．

　以上述べたような，**意味生成という枠組み**（meaning-making framework）を軸にした諸研究を整理し，1つの枠組みとして束ねたのは，米国にあるメンフィス大学の臨床心理学者 Neimeyer であった[8]．彼が主導して導入した概念は，この四半世紀にわたって，悲嘆療法において重要な位置を占めてきた．Neimeyer は「悲しむという営み（grieving）における中心的なプロセスは，死別に関する**"意味"**を再確認したり，**再構成したりすること**である」と主張した．意味の再構成という着眼点は，悲嘆の諸感情というより，解釈や想定世界といった認知過程に重点がある．ただし，悲嘆カウンセリングの技法としては，

16

認知行動療法のようなプログラムや介入方法を用いるわけではなく，むしろ悲嘆者自身の自生的で適応的な「語り」を促進し，悲嘆者にとって腑に落ちる解釈（account）や意味の生成を助ける支援を行うのが原則である．以上のような Neimeyer の構成主義は**言語的，関係論的アプローチ**といわれる．

米国の社会心理学者である Harvey も Neimeyer と軌を一にする考えを提起している[9]．Harvey の著書のタイトル『**悲しみに言葉を（Give sorrow words）**』はシェイクスピアの「マクベス」の台詞から取られた言葉であるが，言語的・関係論的なアプローチの一端をよく表している．彼は「悲嘆の対処に際して，悲しみを言葉にして物語ること，そして気持ちを信頼できる人に打ち明けることが，大きな力を持つ」と述べている．

カリフォルニア州立大学の Hedtke と Winslade（2017）も，また悲嘆の言語的・関係論的アプローチ，および継続する絆の考え方の2つの潮流に位置づけられる．彼らのユニークな考え方は『**手作りの悲嘆（the Crafting of Grief）**』に多くの事例とともに示されている．悲嘆経験は，新しい自分へと主体的に becoming していく過程だととらえ，その過程を促進するために「re-menbering」（思い出して，メンバーに再加入するという両義を持つ造語）の会話での質問技法を重視している．例えば「あなたの大切な人の目を通して，あなた自身を見る時，あなたはどんな人になる（becoming）可能性があるのでしょうか」という趣旨の仮定法の質問である．このように Cl-Th の関係性を介して，故人を織り込んだ自己物語を生み出していく[10]．

このような前提に立つと，新たな問題点も見えてくる．さまざまな理由で，他者に「**語ることのできない悲嘆（unspeakable grief）**」，あるいは Doka が概念化した「**非公認の悲嘆（disenfranchised grief）**」に陥った場合は，悲しみを一人で抱え込んでしまうので，往々にして乗り越えることが困難になったり，長期化したりすることが予測されうる．

F ┃ おわりに —レジリエンス

異常心理学や精神病理学が，複雑性悲嘆，遷延性悲嘆など悲嘆の**脆弱性**（vulnerability）に取り組んできたのに対して，悲嘆からの**復元力**（resilience）に注目したのが，Bonanno である[11]．彼は「**レジリエンスとは極度の不利な状況に直面しても，正常な平衡状態を回復し，維持することができる能力**」と定義し，悲嘆やトラウマに陥った人をレジリエンスというポジティブな側面から検討した．Bonanno によるレジリエンスへの視点は，2010年前後から展開され始めた**ポジティブ心理学**のムーブメントの中で着想され，検討されてきた．彼の著書のタイトルである "The Other Side of Sadness" は，そのとらえ方をよく反映したタイトルである．悲嘆の否定的な側面ばかりに着目するのでなく，肯定的な感情や復元力という「もう一つの側面」を発見し，評価し，増幅させていくことが求められる．心理臨床の実践において，肯定的感情やレジリエンス，人格的な強みや社会的サポートにも着目し，それらを手がかりに支援を行っていくことは，今日では一つの定石になろうとしている．

Ⅰ　悲嘆の理論と概念

　本項を終えるにあたって，読者とともに確認したいことがある．死別や離別とは，ストレスフルなライフイベントであると同時に，ライフサイクルにおける重大な転換期，つまり「**心理社会的な移行**（psychosocial transition）」[12]を遂行していく営みであるという大局観である．深刻な喪失を生き抜く「**悲しみの旅**（grief journey）」は終わらない．その悲しみの旅の経験との連続性を保ちながら，やがて遺された人は新たに更新された人生行路へと，また旅立っていく．故人の遺志を抱きながら，残された人間関係も大切にし，その上で新たな出会いに心を向け，自己アイデンティティを更新する心の旅路を歩み続けていくことになろう．

〔山本　力〕

文　献

1) 厚生労働省：令和4年（2022）人口動態統計（確定数）の概況.〈https://www.mhlw.go.jp/toukei/saikin/hw/jinkou/kakutei22/〉［2025年1月アクセス］
2) Freud S: Mourning and Melancholy.（井村恒郎，小此木啓吾ほか（訳），悲哀とメランコリー，フロイト著作集6. 人文書院，1970.）
3) 小此木啓吾：フロイト思想のキーワード. 講談社，2002.
4) Klass D, Silverman PR, Nickman SL: Continuing Bonds: New Understandings of Grief. Tayler & Francis, 1996.
5) Worden JW: Grief Counseling and Grief Therapy. Spring Publishing Company, 2018.（山本力（監訳），悲嘆カウンセリング ─グリーフケアの標準ハンドブック. 改訂版，誠信書房，2022.）
6) 山本力：喪失と悲嘆の心理臨床学 ─様態モデルとモーニングワーク，誠信書房，2014.
7) Stroebe M, Schut H: The dual process model of coping with bereavement: rationale and description. Death Stud, 23: 197-224, 1999.
8) Neimeyer RA: Meaning Reconstruction & the Experience of Loss. American Psychological Association, 2001.（富田拓郎・菊池安希子（監訳），喪失と悲嘆の心理療法 ─構成主義からみた意味の探究. 金剛出版，2007.）
9) Harvey JH: Give Sorrow Words: Perspectives on Loss and Trauma. Tayler & Francis, 2000.（安藤清志（監訳），悲しみに言葉を ─喪失とトラウマの心理学. 誠信書房，2002.）
10) Hedtke L, Winslade J: The Crafting of Grief. Taylor & Francis, 2017.（小森康永，奥野光，ヘミ和香（訳），手作りの悲嘆 ─死別について語るとき私たちが語ること. 北大路書房，2019.）
11) Bonanno GA: The Other Side of Sadness. Basic Books, 2010.（高橋祥友（監訳），リジリエンス ─喪失と悲嘆についての新たな視点. 金剛出版，2013.）
12) Parkes CM: Bereavement as a Psychosocial Transition: Processes of Adaptation to Change. Journal of Social Issues. 44: 53-65, 1988.

3 悲嘆の概念と実態

A 悲嘆の過程モデルと構成要素

　遺族がたどる悲嘆の心理過程として，Stroebeらが提唱した二重過程モデル（Dual Process Model）は，現在まで広く支持されている（図Ⅰ-3-1）[1]．このモデルでは，遺族は故人の思い出に浸り悲しむといった喪失志向と，故人がいたときとは異なる新たな生活に対応するといった回復志向を行ったり来たりしながら，やがてその振幅が小さくなり回復志向に重心が移行するとされる．どちらか一方にとどまることなく，十分に悲しむことと，新たな生活に目を向けることの双方の大切さが示されている．故人がいない現実的な世界と故人がいる心理的な世界の二次元を行き来することは遺族が誰しも体験している．

　また，悲嘆をこのような動的な過程ではなく，構成要素として質的に分類すると，認知，情動，行動，身体という4つの側面でとらえられる（図Ⅰ-3-2）[2]．悲嘆に特徴的な要素としては，認知の「故人への没頭や反芻」，情動の「罪悪感や思慕」，行動の「故人を探し求める」といった要素があるが，これらは遺族にとってはほぼ同時に体験するものであり，4側面として弁別することは難しく，「思い出すとつらい」という一言に集約されることが多い．

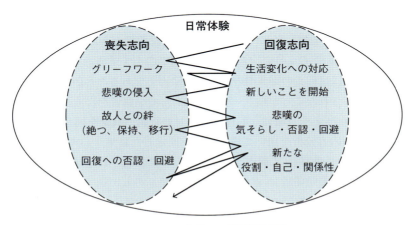

図Ⅰ-3-1　悲嘆の二重過程モデル

(Stroebe M, Schut H: The dual process model of coping with bereavement: rationale and description. Death Stud, 23: 197-224, 1999 より作成)

I　悲嘆の理論と概念

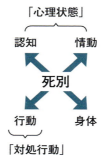

図Ⅰ-3-2　悲嘆の4側面

(Stroebe M, Schut H, Stroebe W: Health outcomes of bereavement. Lancet, 370: 1960-1973, 2007 より作成)

　筆者らはこのように遺族の「つらさ」を支援する方針を検討するにあたり，認知と情動を心理状態として，行動を対処行動として定義し，この2つの概念を同定した上で，日本の遺族が抱える悲嘆の実態を把握することを目的とした研究を国立がん研究センター東病院で実施したので以下に報告する．

B　日本人の悲嘆の概念

　日本では，1981年以降現在まで40年以上もの間，がんが死因の第1位であり，年間約38万人ががんで亡くなっている．また研究開始の2007年時点では，がんで死亡する患者は男女とも60歳代から増加し高齢になるほど多く，配偶者をがんで亡くした遺族は年間約20万人であった[3]．このように，配偶者をがんで亡くす遺族の多くは高齢者であり，また配偶者との死別は高齢者の抑うつの最大の危険因子であることがシステマティックレビューでも明らかにされたことから[4]，筆者らはがんで配偶者を亡くした遺族を研究対象とした．最初に遺族24名を対象に，心理状態と対処行動の概念を同定する目的で半構造化面接を実施した．内容分析を用いて構成要素を同定した結果，心理状態は「不安」「思慕」「怒り」「抑うつ」「受容」「未来志向」の6テーマに集約され，対処行動は「回避」「気晴らし」「感情表出」「援助要請」「絆の保持」「再構築」の6テーマに集約された[5]．次に得られた構成要素を用いた質問紙調査をがんで配偶者を亡くした遺族821名を対象に実施し，探索的因子分析の結果，心理状態は"不安・抑うつ・怒り""思慕""受容・未来志向"（図Ⅰ-3-3），対処行動は"気そらし""絆の保持""社会共有・再構築"（図Ⅰ-3-4）のいずれも3因子が得られた[6,7]．

3 悲嘆の概念と実態

不安・抑うつ・怒り	思慕	受容・未来志向
（17項目，α=0.95） 感情がマヒした感じがする 神経が敏感になっている気がする 自分はこれからどう気持ちを整理しようかと心配になる 何かと疲れやすいと感じる 周りのことに関心がもてない さまざまなことがわずらわしく負担に感じられる 死別後は以前より何かとイライラしやすい 何かを始める気になれない 気持ちに余裕がない 気分が不安定だ 死を身近に感じて心配になる 外に出たり人に会ったりしたくない 周囲からの言葉や態度を不快に感じる 自分だけこんなことになったのは不公平だ 孤独だと感じる むなしさを感じる 故人がいないこれからの人生が心配になる	（18項目，α=0.89） 故人に感謝している いつも故人のことを考えてしまう 故人が望むように生きたい 故人を思い出すとふいに涙ぐんでしまう 故人の遺品をそのままにしておきたい ふとしたときに故人がそばにいるような感じがする 故人を供養したい 故人の死を信じられない気がする 療養中に故人にしてあげられなかったことを後悔する 故人を思い出すのがつらい 故人の助けが欲しい 悲しいと感じる 夫婦連れをみるとうらやましいと感じる 自分の気持ちが回復するのは故人に対して申し訳ないと感じる 故人の代わりになる人はいない 周囲からの援助に感謝している 故人に似た人に故人の面影を感じる 故人の生前の行いを許したい	（9項目，α=0.79） 将来のことを考えられるようになってきそうだ これからはどんな困難にも立ち向かえそうだ 自分の生きがいを見つけられそうだ 自分の気持ちが回復してきたと感じる 死別体験を他の人の役に立てたいと願っている これまで自分がしてきたことに満足している 故人の死を受け入れられる気がする 介護から解放されてほっとしている 子供や孫を立派に育てて故人を安心させたいと願っている

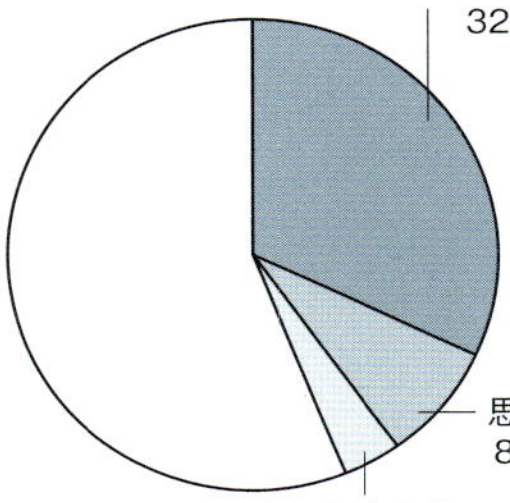

n=821

図 I-3-3　死別後の心理状態

（Asai M, Akizuki N, Fujimori M, et al.: Psychological states and coping strategies after bereavement among spouses of cancer patients: a quantitative study in Japan. Support Care Cancer, 20: 3189-3203, 2012 より作成）

C 日本人の悲嘆の実態と今後の遺族支援

　これらの構成要素からなる尺度を用いて心理状態に関連する要因を解析した結果，遺族の対処行動は患者や遺族の個人属性と比較した場合に心理状態に最も強く関連したことから，対処行動が心理状態を改善するための介入標的になりうることが示唆された（図 I-3-5）.

　また対処行動のパターン（3因子の組み合わせ）をクラスター分析で同定し3つのクラスターを得た（図 I-3-6）. それらは，"気そらし"は行うものの"絆の保持"や"社会共有・再構築"が少ない"気そらし焦点型"，"絆の保持"は行うものの"気そらし"や"社会共有・再構築"が少ない"絆の保持焦点型",いずれの対処行動も積極的に行う"全般対処型"であった.

　一方，精神健康調査票（General Health Questionnaire-28: GHQ28）のカットオフ値（28点中6点）以上を精神医学的障害とした場合に，遺族全体の約半数（44%：360/821名）がこれに相当し[8]，不健康的な対処行動パターンは"絆の保持焦点型"のみであり，遺族の約1/3が属した（図 I-3-7）.

I 悲嘆の理論と概念

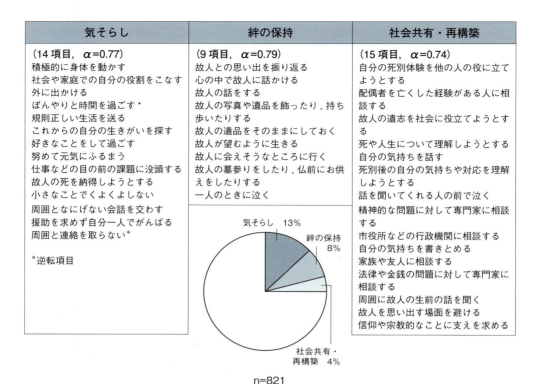

図 I-3-4 死別後の対処行動

(Asai M, Akizuki N, Fujimori M, et al.: Psychological states and coping strategies after bereavement among spouses of cancer patients: a quantitative study in Japan. Support Care Cancer, 20: 3189-3203, 2012 より作成)

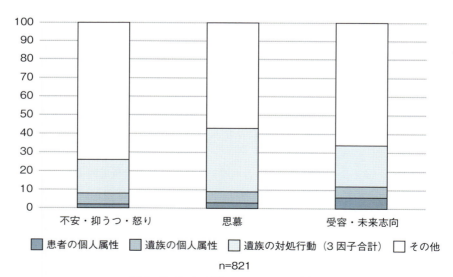

図 I-3-5 死別後の心理状態の関連要因

(Asai M, Akizuki N, Fujimori M, et al.: Psychological states and coping strategies after bereavement among spouses of cancer patients: a quantitative study in Japan. Support Care Cancer, 20: 3189-3203, 2012 より作成)

3 悲嘆の概念と実態

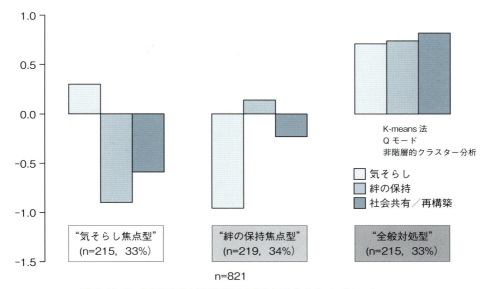

図 I-3-6　死別後の対処行動3因子の組み合わせパターン

（浅井真理子，松井豊，内富庸介：配偶者をがんで亡くした遺族の対処行動パターン．心理学研究，84: 498-507, 2013 より改変）

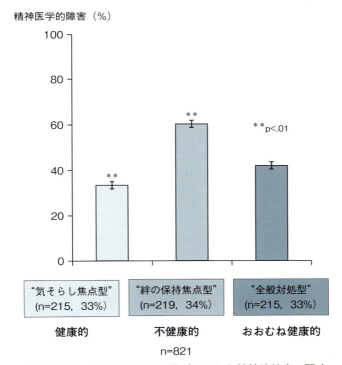

図 I-3-7　死別後の対処行動パターンと精神的健康の関連

（浅井真理子，松井豊，内富庸介：配偶者をがんで亡くした遺族の対処行動パターン．心理学研究，84: 498-507, 2013 より作成）

I 悲嘆の理論と概念

　以上の結果から，おおむね健康的な "全般対処型" を目標として，"気そらし" とあわせて "社会共有・再構築" を増やすという介入方針のもと，がん患者に対して抑うつ軽減効果が実証された行動活性化療法を用いたプログラム[9]を遺族向けに修正した上で検討した．その結果，このプログラムは参加した遺族の脱落者が少なく実施可能であり，抑うつ軽減の効果も十分であることが示された[10]．

〔浅井真理子，明智龍男，内富庸介〕

文　献

1) Stroebe M, Schut H: The dual process model of coping with bereavement: rationale and description. Death Stud, 23: 197-224, 1999.
2) Stroebe M, Schut H, Stroebe W: Health outcomes of bereavement. Lancet, 370: 1960-1973, 2007.
3) 厚生労働省：平成 19 年（2007）人口動態統計（確定数）の概況. 〈https://www.mhlw.go.jp/toukei/saikin/hw/jinkou/kakutei17/〉[2025 年 1 月閲覧]
4) Cole MG, Dendukuri N: Risk factors for depression among elderly community subjects: a systematic review and metaanalysis. Am J Psychiatry, 160: 1147-1156, 2003.
5) Asai M, Fujimori M, Akizuki N, et al.: Psychological states and coping strategies after bereavement among the spouses of cancer patients: a qualitative study. Psychooncology, 19: 38-45, 2010.
6) Asai M, Akizuki N, Fujimori M, et al.: Psychological states and coping strategies after bereavement among spouses of cancer patients: a quantitative study in Japan. Support Care Cancer, 20: 3189-3203, 2012.
7) 浅井真理子，松井豊，内富庸介：配偶者をがんで亡くした遺族の対処行動パターン. 心理学研究，84: 498-507, 2013. [DOI: https://doi.org/10.4992/jjpsy.84.898]
8) Asai M, Akizuki N, Fujimori M, et al.: Impaired mental health among the bereaved spouses of cancer patients. Psychooncology, 22: 995-1001, 2013.
9) Hirayama T, Ogawa Y, Yanai Y, et al.: Feasibility and Preliminary Effectiveness of Behavioral Activation for Patients with Cancer and Depression in Japan. Palliat Med Rep, 4: 150-160, 2023.
10) Asai M, Ogawa Y, Hirayama T, et al.: Behavioral activation program for reducing depressive symptoms among the bereaved of cancer patients: A feasibility and preliminary effectiveness study in Japan. Palliative & Supportive Care, 23: e8, 2025.

4 悲嘆の概念と関連要因

A 「愛着」と「悲嘆」

　私たちは，通常，この世は平和で，いつもそばにいる家族や友人はずっと身近におり，明日も変わらぬ穏やかな日がやってくると信じている．そのような感覚は，「安全な世界観」と呼ばれるが，実はそれが私たちの日常の心の安定に深く寄与している．

　病気であれ災害や事故であれ，愛する人との**死別（bereavement）**はその世界観を根底から覆す出来事となる場合がある．死別は古くから人生にとって最もストレスフルな喪失体験であるとされ[1]，死別のあとには**悲嘆（grief）**のときが訪れる．

　死別の悲しみの理論として，最もよく使われているものが「**愛着理論（attachment theory）**」である．この理論は，愛着行動の観察研究を行った Bowlby[2] や愛着行動のパターンを分類した Ainsworth によって発展したもので，「特定の対象」との接近を維持しようとする行動を「愛着」と呼んでいる．乳幼児期に発達する愛着システムは，愛着の対象が「安全基地」となり，ストレスがあるときの対処能力を高め，情動調節に重要な役割を果たすとされている[3]．そして Bowlby は，死別体験を「人間がこうむる最も強い心の痛みを伴う経験の一つ」と考え，故人との愛着が強ければ強いほど，悲嘆は深刻で苦痛なものとなると述べた[2]．基本的信頼感で結ばれた母親と引き離された乳児が激しく泣き叫ぶように，愛する対象が死によって不在になると，そのストレスによって「そばにいたい」という愛着システムがいつも以上に活性化し，強い分離不安を引き起こし，急性の悲嘆症状が生じると考えられている．それが遺された人に深刻なダメージを引き起こすのである．

　また，「悲嘆」と類似する言葉として，**喪（mourning）**がある．両者は共に「大切な人を喪失した悲しみ」を意味するが，悲嘆が「心の内面にある深い悲しみ」を表すのに対し，喪は「死者を思い，哀悼する意味で外に表出される悲しみ」という意味合いがある．Parkes らは，喪を「観察可能な悲嘆の表し方」と述べている[4]．家族の誰かが亡くなったとき，激しく泣いている人とまったく泣いていない人がいる場合，泣いていない人の悲しみが少ないわけではない．喪の形が異なるのである．男性や子どもは悲しみを表出することが難しい場合があり，喪はそのような社会的・文化的状況や立場に影響を受けやすい．また，喪という言葉には「社会の慣習や，葬儀や法要などの宗教的儀式を通して公に表出される悲しみ」という宗教的な意味合いも含まれる．

Ⅰ　悲嘆の理論と概念

B ‖ 喪の過程と4つの課題

　愛する人を失ったとき，その人がどのように嘆き悲しみ，死別後にどのような喪の過程をたどるかは，それぞれの人で大きく異なる固有の体験であることが知られている．人によっては強烈な悲嘆反応が出現し，思い出されることすべてが苦痛で，湧き出る感情をまったくコントロールできなかったり，反対に現実感がなく，涙も出ない場合もある．それでも通常の悲嘆であれば，行きつ戻りつしながら少しずつ死の現実と折り合いをつけていく．

　亡き人への哀悼の気持ちを，その人なりの方法で表出することを「**喪の作業（mourning work）**」と呼ぶ．喪の作業を行うことは，喪の過程を促進し，悲嘆反応を和らげる作用があるといわれている．ある人は亡き人との思い出を語ることで，またある人はお墓参りに行ったり，仏壇に花を供えたり，遺品を整理することで，自分なりの喪の作業を行いながら，気持ちや心に少しずつ整理をつけていく．

　遺族の支援においては，このような遺族の喪の過程や，悲嘆反応が時間の経過とともにどのように推移していくかをみていくことが重要となる．また，Worden は，このような喪の過程の中で，遺族が取り組むべき4つの課題があると述べており（**表Ⅰ-4-1**）[5]，遺族の悲嘆が和らいでいかない場合には，どの課題でつまづいているかをアセスメントすることが重要となる[6]．

表Ⅰ-4-1　喪の過程における4つの課題

第1の課題	喪失の現実を受け入れる	→喪失を認める
第2の課題	喪失の苦痛に向き合う	→悲嘆を経験し，少しずつ感情を解放していく
第3の課題	故人のいない世界に適応する	→新しい生活に適応するための力を身につける
第4の課題	新たな人生を前に進めるのに役立つ形で，故人とのつながりを見いだす	→新しいことにエネルギーを投入し，故人とのつながりを再構築する

（→は，筆者が補足追記）

（Worden JW: Grief Counseling and Grief Therapy: A Handbook for the Mental Health Practitioner. 5th Edition Springer Publishing. 2018〔山本力監訳：悲嘆カウンセリング．改訂版，グリーフケアの標準ハンドブック．誠信書房，2022〕より作成）

C ‖ 悲嘆や喪の過程に関連する要因

　悲嘆反応や喪の過程は，遺族の個人的特性や心理・社会的なさまざまな要因から影響を受けるが，例えば，下記のような要因がある[7~10]．

① 故人との関係性や愛着の性質

　愛着の深さや関係性の強さは，悲嘆の強さを決定する重要な因子となる．一方，死者との関係に大きな葛藤や軋轢があった場合も喪の過程に影響する．

② 死の原因や状況

どこでどのように亡くなったのか，予期していた死だったのか，暴力的な死（自死，事故，犯罪被害など）であったのか，防ぐことが可能な死であったのか，など．

③ 対処行動や対処様式

多くの対処行動は，極端なものでなければ，適応を促進する．否認，薬やアルコールなどへの依存傾向などの回避的なコーピングがある場合は注意する．

④ 過去の喪失体験や精神疾患の既往歴

過去の未解決な喪失，喪失の累積，あるいは精神疾患の既往歴がある場合は注意する．過去の重大な喪失体験は，肯定的にも否定的にも影響する．

⑤ 知性や認知スタイル

死の状況を理解し，意味を見いだすプロセスには，知性や成熟度が関係する．また楽観的・悲観的といった認知のスタイルや，反芻の傾向，物事を統制しようとする傾向，あるいは感情を抑制する傾向が強い人は，それが喪の過程に影響を及ぼす場合がある．

⑥ 個人変数

遺族の性や年齢，幼少期からの愛着スタイル（安定／不安定／アンビバレント／回避など），経済的階層，信念や宗教など．

⑦ 社会的支援

家族や友人などの情緒的・社会的支援，いわゆるソーシャルサポートの大きさは，プラスの影響を及ぼす．逆に二次被害や孤立が生じている場合はマイナスの影響が生じる．

⑧ 家族システムや文化的要因

個人が経験する悲嘆は，家族システムや国や地域の文化的・社会的な慣習から影響を受ける．

このような要因がさまざまに影響し，強い悲嘆反応が長く続き，ときには**複雑性悲嘆**（complicated grief：CG）や**遷延性悲嘆症**（prolonged grief disorder：PGD）と呼ばれるような状態になる場合がある．これまでの先行研究から現在のところ，複雑性悲嘆の危険因子として，①（愛着関係の深い）配偶者や子どもを失うこと，② ソーシャルサポートの不足，③ 不安定な愛着スタイル，④ 暴力的な死の死亡確認に関する問題（遺体の発見，目撃，確認など），⑤ 生前の故人への依存度の高さ，が確認されている[11]．

D 悲嘆と「トラウマ」

　しばしば悲嘆と混同される概念として,「トラウマ (trauma)」があるが, 両者には共通点が多い. 例えば, 両者とも苦痛を伴う出来事のあとにストレス性の反応が生じる. そしてその反応は, 気分の落ち込み, 後悔や罪責感, 悲しみや怒り, 絶望感など共通する症状が多い. また, 出来事の直後は強烈な反応が出現しても, 多くは時間の経過とともに減弱していく正常反応である点も類似している [12].

　しかし, 悲嘆の背景は亡くした「人」への"愛着", トラウマの背景は, 起こった「出来事」への"恐怖"であるという点で, 両者は本質的にまったく異なるものである（表Ⅰ-4-2）. また, トラウマ記憶はその人にとって受け入れがたく, 忘れたいものであるが, 亡き人との記憶や思い出は, その人にとってかけがえのないもので, むしろ忘れることに対して, 拒否や恐れ, 罪責感などが生じる [6]. 一方, 臨床上は, 自死や事故, 犯罪被害などの暴力的・外傷的な死別では, 悲嘆とトラウマが「同時に」混在する場合もある点に留意しなくてはならない. 両者は, 初期は見分けがつかなくても問題の本質が異なるため, 中・長期的には支援や治療の焦点がまったく異なるためである.

表Ⅰ-4-2　悲嘆とトラウマの相違点

	悲嘆（グリーフ = grief）	トラウマ （trauma）
焦　点	亡くした人	受け入れがたい出来事・光景
背　景	愛着と分離不安	恐怖・脅威
中核症状	悲哀・思慕	再体験, 回避・麻痺, 過覚醒
相互関係	必ずしもトラウマを伴わない	必ず喪失を伴う
日常生活への支障	強い症状が長期に継続した場合, CG（複雑性悲嘆）を考慮する	1か月以上の症状の継続は PTSD を考慮する
介入の焦点	・故人との内的関係性の再構築	・トラウマ記憶の処理 ・自己コントロール感の再構築

（瀬藤乃理子, 広瀬寛子：グリーフケアとグリーフカウンセリング. p.36, 日本評論社, 2023 より一部改変）

E 「公認されない悲嘆」と「あいまいな喪失」

　「喪失と悲嘆（loss and grief）」の領域の重要な概念の一つに Doka が提唱した「公認されない悲嘆（disenfranchised grief）」がある [13]. "disenfranchised" は「権利を奪われた」という意味で, 悲嘆の中には, 周囲から悲しむ存在として理解されず, 悲しむ権利が社会的に奪われたような状態があることを示している.

　Doka は当初, 権利がはく奪される3つの場合があると提案した. 1つは, 故人との「関係性」において, 悲しむ人として相応と認められない場合. 例えば, 離婚した相手, 元恋人,

同性のパートナー，友人や同僚を失ったときなどを指す．2つ目は，「喪失」そのものが周囲に認識されない場合．流産や死産，中絶，ペットの死などがそれにあたる．3つ目は，「悲しむ人」として認識されない場合．例えば，幼い子どもや高齢者，精神障がい者は，それほど悲しんでいないだろうと周囲から一方的に認識される傾向がある．その後，Doka はそれ以外にも，自死やエイズ，薬物中毒による死といった「死の状況」や，「文化的に許容されない悲しみ方」なども，これにあたるとして概念を拡大化した[14]．公認されない悲嘆では，その人にサポートが必要であると周囲から認識されないために，孤立しやすい傾向がある．この概念が提唱されたことによって，悲しみが社会から認められることや，悲しみを公に嘆く機会が重要であることが広く認識されるようになった[15]．

また，もう1つ重要な概念として「**あいまいな喪失 (ambiguous loss)**」がある．喪失は，必ずしも確定している喪失ばかりとは限らず，例えば，行方不明など，生きているのかいないのかがはっきりしないような不確実な喪失もある．Boss は，このような不確実なまま継続する喪失をあいまいな喪失と呼び，独自の理論と介入方法を提唱している[16]．

Boss は，あいまいな喪失には**図Ⅰ-4-1**のような2つのタイプがあると述べ，どちらのタイプも，喪失の「曖昧さ」が原因となり，それをかかえる人たちに深刻な心理的影響を与えると主張している[17]．例えば，生きているのかいないのかがわからないといったように，喪失の状況が曖昧であると，悲しむこと自体が難しくなり，悲嘆が凍結（frozen grief）しやすい．また，どのように対処すればよいかがわからず，心理的にまったく前に進めなくなる危険性がある．家族一人一人の喪失に対する認識も異なるため，家族機能にも大きな影響が生じやすい．公認されない悲嘆と同様，あいまいな喪失も，周囲の人た

あいまいな喪失の2つのタイプ

Type Ⅰ　Leaving without Goodbye	Type Ⅱ　Goodbye without Leaving
さよならのない別れ	**別れのないさよなら**
物理的には不在だが， 心理的には存在している状態 ＝ 喪失の確証がなく， あいまいに喪失している状態	物理的には存在しているが， 心理的には不在な状態 ＝ 確実に喪失しているが， 状況があいまいで受け入れがたい状態
【例】＊家族が行方不明の状況 　　　＊誘拐 　　　＊故郷を離れ違う土地に移り住むこと 　　　　（移民，災害・戦争後の避難など）	【例】＊認知症や精神障害の患者家族の状況 　　　＊周産期の死別 　　　＊コロナの死別など 　　　＊災害や戦争後に，故郷の町が 　　　　以前とは全く姿を変えること

図Ⅰ-4-1　あいまいな喪失の2つのタイプ

（Boss P: Losing a Way of Life: How to Find HOPE in AMBIGUOUS LOSS. 2012. In 日本グリーフサポート（JDGS）プロジェクト「あいまいな喪失ウェブサイト」．https://al.jdgs.jp/ より改変）

（瀬藤乃理子，広瀬寛子：グリーフケアとグリーフカウンセリング．p.33，日本評論社，2023 より転載）

Ⅰ　悲嘆の理論と概念

ちからのサポートが得にくく，孤立しやすいことも指摘されている．そのため，Boss は，あいまいな喪失に対しては，遺族と同じアプローチやうつ病や心的外傷後ストレス症（post traumatic stress disorder：PTSD）の治療だけでは不十分で，その特徴的な問題にフォーカスした介入が重要であると述べている [18]．

〔瀬藤乃理子〕

文　献

1) Paykel ES, Prusoff BA, Uhlenhuth EH: Scaling of life events. Arch Gen Psychiatry, 25: 340-347, 1971.

2) Bowlby J: Attachment and Loss. Vol.1〜3．Basic Books. 1961.（黒田実郎，吉田恒子，横浜恵三子（訳）：母子関係の理論，岩崎学術出版社，1983.）

3) Maccallum F, Bryant RA: A Cognitive Attachment Model of prolonged grief: integrating attachments, memory, and identity. Clin Psychol Rev, 33: 713-727, 2013.

4) Parkes CM, Weiss RS: Recovery from bereavement. Basic Books, 1983.

5) Worden JW: Grief Counseling and Grief Therapy: A Handbook for the Mental Health Practitioner. 5th Edition Springer Publishing. 2018.（山本力（監訳）：悲嘆カウンセリング．改訂版，グリーフケアの標準ハンドブック．誠信書房，2022.）

6) 瀬藤乃理子，広瀬寛子：グリーフケアとグリーフカウンセリング．日本評論社，2023.

7) Burnell GM, Burnell AL: Clinical Management of Bereavement: A Handbook for Healthcare Professionals. Human Sciences Press, 1989.（長谷川浩・川野雅資（監訳），死別の悲しみの臨床．医学書院，1994.）

8) Rando TA: Treatment of Complicated Mourning. Research Press, 1993.

9) Parks CM: Bereavement. Studies of grief in adult life. 3rd ed. International Universities Press, 1998.（桑原治雄，三野善央（訳）：改訂　死別 ─遺された人たちを支えるために．メディカ出版，2002.）

10) Stroebe MS, Hansson RO, Schut H, et al.: Handbook Of Bereavement Research And Practice: Advances in Theory and Intervention. American Psycholgical Association, 2008.（森茂起，森年恵（訳）：死別体験 ─研究と介入の最前線．誠信書房，2014.）

11) Burke LA, Neimeyer RA: Prospective risk factors for complicated grief. In Stroebe M, Schut H, van den Bout J（eds）: Complicated grief. Routledge, p.149, 2013.

12) 瀬藤乃理子：遺族のトラウマケア．こころの科学，208: 53-57, 2019.

13) Doka KJ: Disenfranchised Grief. Recognizing Hidden Sorrow. Jossey-Bass, 1989.

14) Doka KJ: Disenfranchised Grief: New Directions, Challenges, and Strategies for Practice. Research Press, 2002.

15) Corr CA: Revisiting the concept of disenfranchised grief. In: Doka KJ: Disenfranchised Grief. New Directions, Challenges, and Strategies for Practice. pp.39-60. Research Press, 2002.

16) Boss P: Loss, Trauma, And Resilience: Therapeutic Work With Ambiguous Loss. W W Norton & Co Inc, 2006.（中島聡美，石井千賀子（監訳），あいまいな喪失とトラウマからの回復：家族とコミュニティのレジリエンス．誠信書房，2015.）

17) Boss P: Losing a Way of Life: How to Find HOPE in AMBIGUOUS LOSS. 2012. In 日本災害グリーフサポート（JDGS）プロジェクト「あいまいな喪失ウェブサイト」．〈https://al.jdgs.jp/〉［2025 年 1 月閲覧］

18) Boss P: The Myth of Closure: Ambiguous Loss in a Time of Pandemic and Change. W W Norton & Company, 2021.（瀬藤乃理子，小笠原知子，石井千賀子（訳），パンデミック，災害，そして人生におけるあいまいな喪失：終結という神話．誠信書房，2024.）

5 悲嘆への対応

A 悲嘆[*1]への対応の前提：グリーフ・リテラシー

　身近な人との死別を経験したとき，私たちの多くは，たとえ専門的な支援を得なくとも少しずつ自分なりの納得や慰めを見いだし，その人のいない世界での生き方を見つけ出していく．しかしながら，故人との関係性や亡くなり方，あるいは偏見や差別といった二次的傷つきの経験などによって，悲嘆が複雑化，遷延化することもある．遺族がそうした状況にある場合，専門家による支援は非常に大きな意味をもつため，特に精神医療の専門家は，悲嘆への対応に関する知識やスキル，すなわちグリーフ・リテラシー（grief literacy）[1]を十分に有していることが求められる．

　グリーフ・リテラシーとは，喪失に関する知識にアクセスし，それを理解し，活用する能力である[1]．この能力は多次元的であり，理解と省察を促進する知識，行動を可能にするスキル，そして他者への思いやりとケアを促す価値観から構成される．知識の次元では，グリーフについて理解し，必要な情報を見つけるための手段を知ることが含まれる．また悲嘆が複雑化する兆候など，問題のサインに気づくこともここに含まれる．スキルの次元では，専門家や周囲の人の場合，悲しみに暮れる人の思いを傾聴し，慎重に質問ができること，そして必要とする人が支援のリソースを見つけられるよう手助けできることが含まれる．そして価値観の次元は，ケアの倫理を含む．つまり私たちは自律して独立した存在などではなく，互いに責任ある関係性やつながりの中で生きている．また誰もが，その人生のどこかで自分の弱さに直面するだろう．こうした価値観をもつことが，他者への思いやりやケアを促すのである．

　なおグリーフ・リテラシーは，本来，特定の専門家に限らず，喪失を経験した当事者や周囲の人々，そして地域コミュニティの成員など，実に幅広い人たちが身につけるべきものである．また個人が一人で得るものではなく，むしろ地域コミュニティや社会文化との関わりの中で構築されるものでもある．このため悲嘆に暮れるすべての人が，喪失とグリーフについての情報や，家族，友人，地域コミュニティからの思いやりに満ちた，そして偏見のない社会的支援を十分に受けるために何ができるかを考えることが大切である[2]．精

[*1] Grief という言葉が示す範囲は非常に広く，本来死別に限定されない．また旧来の悲嘆という表現が情動的な側面に過度に焦点化しすぎていた反省から，認知や行動などの側面にも迫るためにグリーフという表現が用いられることが多くなっている．本項で取り上げる意味再構成理論の前提に立てば，グリーフという表現がより適切であるが，本書全体の趣旨に鑑みて，一部悲嘆という表現も用いることとする．

I　悲嘆の理論と概念

神医療の専門家には，複雑化，遷延化した悲嘆への治療介入が求められるが，グリーフは医療機関や相談機関だけの問題ではない．むしろ家庭や地域に戻ったときに，遺族が安心して自分らしくグリーフを経験できることが何より大切である．それゆえ専門家には，遺族やその家族，あるいは地域コミュニティに対して，心理教育や普及啓発などを通して，グリーフ・リテラシー向上のための足場を積極的に提供していくことが求められる．

　さてグリーフ・リテラシーを構成する要素の一つである「知識」に関して，これまでさまざまな理論が提唱されてきた．次節では，そうした理論の中でも近年重要視されるようになってきている，喪失に対する「意味」を中心に据えた意味再構成理論について取り上げる．

B ▎ 意味再構成理論とは何か

　意味再構成理論は，人間は「意味の創造者」であり，どんな体験にも意味を探り出す存在である[3]という構成主義の立場に基づくグリーフの理論的枠組みであり，「グリーフプロセスにおける中心的な課題は，喪失に見舞われた意味システムの再確認あるいは再構築である」という考えを核とする[4]．

　この理論における「意味」は大きく2つに区別される[5]．すなわち構成された意味と，プロセスとしての意味である．構成された意味は，人間が自己や世界を理解するための構成，すなわち意味システム（meaning system）を指す．われわれはその意味システムを保持し，それに頼って行動を起こし，将来を予測し，また人生のさまざまな出来事を解釈する．ただしこの意味システムは，常に安定しているというものではなく，何らかの危機に直面すると，揺らいだり崩壊したりする．その際，意味システムに同化（再確認）することもあるが，それが困難で苦痛が増加した場合には，調節（再構成）が必要となる（図I-5-1）．

　プロセスとしての意味は，上記の再構成の過程，すなわち意味を探求し何らかの意味を了解するプロセスとして前景化する．中でも重要視されるのは，意味了解，有益性発見，アイデンティティの変化という3つの活動である[5, 6]．**意味了解**（sense making）は，喪失の原因を理解することで，揺らいだ意味システムの秩序や一貫性を修復しようとする活動である．この意味了解は3つの活動の中でも特に重要なものとして位置づけられる．**有益性発見**（benefit finding）は，死別をはじめとしたつらい経験でも，そこにポジティブな含みや明るい面を見いだそうとする活動であり，例えば死別経験を通じて「家族の絆が強まった」などの，新たな価値や意義を見いだす活動である．そして**アイデンティティの変化**（identity change）は，死別経験を通して「以前よりも強くなった」「自分に対して自信をもてるようになった」など，一変してしまった世界での生きる目的を再発見すること，あるいは新しい役割を試みることを指す．

5 悲嘆への対応

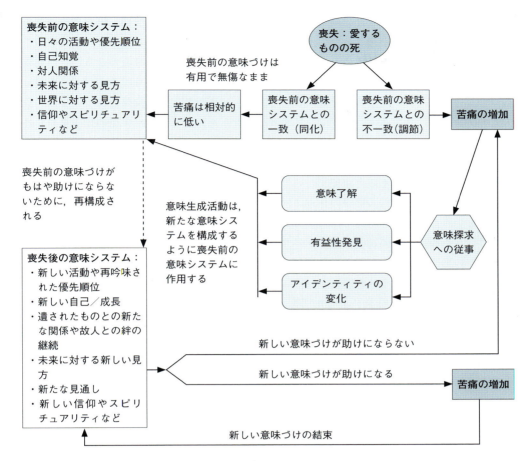

図Ⅰ-5-1　愛するものの喪失を受けた意味再構成プロセスのモデル図
(Gillies J, Neimeyer R: Loss, grief, and the search for significance: Toward a model of meaning reconstruction in bereavement. Journal of Constructivist Psychology, 19: 31-65, 2006 より作成，一部改変)

C ナラティヴ・アプローチ

　先の節で概観した意味再構成理論は，ナラティヴ・アプローチと非常に親和性が高い．なぜならば，意味システムはある種のストーリーとして構成されているからである[3]．またナラティヴという観点に立てば，意味再構成プロセスとは，喪失の物語を語り直し，意味づけていく行為にほかならない[5]．私たちの人生を物語に喩えると，死別という重大な喪失を経験したとき，その喪失前後では大きな話の矛盾が生じてしまうため，物語の辻褄を合わせる必要がある．物語の途中で中心人物を失った小説のように，死別以降の筋書きを大きく変更すること，それが意味再構成のプロセスなのである[3]．
　また，このナラティヴという観点から悲嘆への対応を考えれば，死別経験という出来事をどう理解するかという語りを超えて，遺されたものと故人との関係性に迫り，さらにそ

33

Ⅰ　悲嘆の理論と概念

れらを一貫性のある自己物語に統合することが重要である[4].　具体的に，出来事の語りを促す際には，実際に何が起こったのか，どのような感情や思いをもったのか，またそのことにどんな解釈や理解をしているのかといった複数の物語の糸を捻り合わせることが重要になる．そのため支援者に求められるのは，遺族を支え励まし，取り組みのペースを按分しつつ，その人らしい向き合いを促すことである．一方，故人との関係性については，故人との絆を適切に保てるよう，安全なアタッチメントを確認したり，未完の仕事をやり終えられるよう支えることが求められる[7].

　これまで意味再構成理論に基づくさまざまな実践方法が提案されているため[3,8]，それらを有効に活用していくことが望ましい[*2]．ただし注意しなければならないのは，出来事の意味づけや故人との絆の継続の仕方には個人差があり，社会や文化的文脈による違いも大きいという点である[9].　例えば家族内でも死別の受け止め方や悲嘆のプロセスが異なることは珍しくなく，そのことが悲しみの共有を難しくさせることもある．また，死の状況や故人との関係性が社会やその文化において受け入れられにくい場合には，スティグマにより意味再構成のプロセスが阻害されることもある．例えば，自死や HIV 感染による死，近年では COVID-19 の感染による死別も，偏見や差別的印象をもたれやすく，周囲に打ち明けたりすることを困難にし，**公認されない悲嘆**（disenfranchised grief）[10] をもたらす可能性もある．さらに意味再構成のプロセスとは，さまざまな喪失経験のたびに危機に陥り，また新たな意味が求められるという一生涯をかけた循環的なプロセスである[9].　こうした点についても正しく理解しておく必要があるだろう．

D ┃┃ 支援に向けた留意点

　最後に，実際の対応時に注意しておきたい観点[5] をいくつか確認しておきたい．

　まず死別経験の意味づけは必ずしも一つの物語に統合されるわけではないということである．むしろそこには複数の物語があり，また多様な意味づけの間を逡巡したり，葛藤や揺らぎを常に含んでいる可能性があるということを，支援に際しては常に念頭に置いておくことが肝要である．

　またすでに述べたように，死別を経験した際，意味システムの再構成がすべての人において求められるわけではないことにも注意が必要である．死別経験が喪失前からわれわれがもっている意味システムに同化できる場合には苦痛はそれほど感じないため，意味が求められることはない．また身近な人を死別により失った遺族が，その人の死自体を悼むこ

---

*2　この理論に基づく心理評価尺度や，コーディングマニュアルも開発されている[7] が，社会や文化による違いも大きく，日本人にそのまま適用することは難しい．このほか，p.122 で詳しく解説されている「意味に焦点を当てた精神療法」は Frankl のロゴセラピーに基づき Breitbart らによって開発された心理療法であるが，これを元に意味再構成理論の枠組みを取り込んだ心理療法も提案され，効果検証が進められている[11]．今後，わが国でも意味再構成理論に基づく評価尺度や介入方法が広まることを期待したい．

とよりも，これからの生活をどうするかに最も心を痛めていることもあるだろう[*3]．

さらに意味づけることへの抵抗や拒否，不可能さといった側面にも十分留意すべきである．ナラティヴ・アプローチは「語ること・語られたこと」を確かに重視するが，容易に意味として立ち現れない不可能な喪，つまり「非－意味」という語り得ない経験もあるということを忘れてはならない．

〔川島大輔，建部智美〕

文　献

1) Breen LJ, Kawashima D, Joy K, et al.: Grief literacy: A call to action for compassionate communities. Death Stud, 46: 425-433, 2022.

2) 川島大輔：多様な喪失とグリーフ・リテラシー：思いやりに満ちたコミュニティの実現に向けて．心と社会，51: 57-62, 2020.

3) Neimeyer RA: Lessons of Loss: A guide to coping. McGrawHill, 2002.（鈴木剛子（訳），〈大切なもの〉を失ったあなたに ―喪失をのりこえるガイド．春秋社，2006.）

4) Neimeyer RA: Meaning reconstruction in the wake of loss: Evolution of a research program. Behav Change, 33: 65-79, 2016.

5) 川島大輔：「死別における意味」の意味：意味再構成理論の観点と今後の展望．質的心理学フォーラム，10: 16-23, 2018.

6) Gillies J, Neimeyer R: Loss, grief, and the search for significance: Toward a model of meaning reconstruction in bereavement. J Constr Psychol, 19: 31-65, 2006.

7) Neimeyer RA: Meaning reconstruction in bereavement: Development of a research program. Death Stud, 43: 79-91, 2019.

8) 川島大輔：自死で大切な人を失ったあなたへのナラティヴ・ワークブック，新曜社，2014.

9) 川島大輔：意味再構成理論の現状と課題：死別による悲嘆における意味の探究．心理学評論，51: 485-499, 2008.

10) Doka KJ: Disenfranchised Grief: New Directions, Challenges, and Strategies for Practice. Research Press, 2002.

11) Lichtenthal WG, Catarozoli C, Masterson M, et al.: An open trial of meaning-centered grief therapy: Rationale and preliminary evaluation. Palliat Support Care, 17: 2-12, 2019.

12) Stroebe M, Schut H: The dual process model of coping with bereavement: Rationale and description. Death Stud, 23: 197-224, 1999.

13) Neimeyer RA: Searching for the meaning of meaning: Grief therapy and the process of reconstruction. Death Stud, 24: 541-558, 2000.

[*3] こうした遺族は Stroebe らによる二重過程モデル[12]における，回復志向のプロセスにより重きを置いているのかもしれない[13]（二重過程モデルの詳しい説明はⅠ-3「悲嘆の概念と実態」（p.19）を参照されたい）．

Ⅰ　悲嘆の理論と概念

6 悲嘆について学ぶ

A 悲嘆を学ぶ意義

　悲嘆は自然で正常な反応であるが，ときに遷延化し，精神疾患や身体疾患への罹患，自殺，死亡につながる危険性をはらんでいる[1]．近年，こうした悲嘆を抱える遺族へのケアに対する社会的関心が高まりつつあるように思われる．その背景として，わが国では年間死亡者数が増大し，多死社会を迎えていることに加え，単独世帯の増加や地域共同体の崩壊による，死別後の家族内や地域での支え合いの力の脆弱化が考えられる．近年では，医療分野のみならず，宗教界や葬儀業界，自治体，学校，警察，そして民間団体や当事者組織など，さまざまな領域での遺族ケアの取り組みが広がっている．

　わが国における遺族ケアは，萌芽期を過ぎ，成長期・発展期を迎えており，活動の広がりだけでなく，ケアの質が問われる段階に入りつつあるといえよう．遺族ケアの普及や質の向上のためには，悲嘆に関する知識の獲得やケア技術の習得など，支援者に対する教育や研修が望まれる．しかしながら，そのような機会は少なく，教育・研修のプログラムも確立されているとはいえない．今後の課題として，関係する専門職の卒前・卒後の教育や研修等で，悲嘆とケアを系統的に学ぶ機会を提供していく必要がある．また，パブリックヘルスの観点から，一般の人々，支援者，専門家などすべての人々に，悲嘆に関する知識やスキルを含むグリーフ・リテラシー（grief literacy）が求められる[2]．

　なお，遺族ケアの研修においては，自分自身に対するケアを学ぶことも大切である．Espie は自己認知とセルフケアの重要性を指摘し，自分をケアできているかどうかが，相手をケアできる能力や力量に表れると述べている[3]．遺族ケアの質の保証や向上のためにも，支援者自身もケアを受ける必要がある．

B 求められる知識・スキル

　死別に伴う精神医学的なリスクや治療・ケアのニーズは多様であり，家族や友人以外の支援がなくとも対処できる人も多い一方で，第三者からの支援が必要な人や，遷延性悲嘆症（prolonged grief disorder：PGD）やほかの精神疾患の疑いがあり，治療的介入を必要とする人もいる[4]．それゆえ，遺族のリスクやニーズを適切にアセスメントし，それに応じた多層的なケアを提供する必要がある[5]．

　アイルランドのホスピス財団[6]は，成人を対象とした死別ケアの枠組み（図Ⅰ-6-1）

36

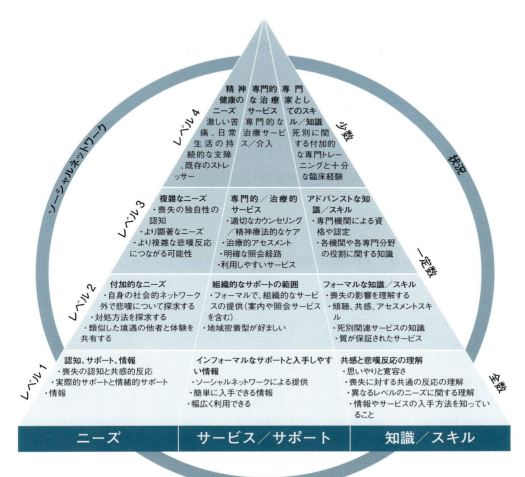

図Ⅰ-6-1 死別ケアの枠組み

(Irish Hospice Foundation, Adult Bereavement Care Pyramid, A National Framework. 2020. より筆者作成. 坂口幸弘：死別による悲嘆をケアすることの大切さ. 精神医学, 64: 1581-1586, 2022 より転載)

を提示している[1]．このモデルによると，死別に直面したすべての人に身近な人からのインフォーマルなサポート（レベル1）が望まれると同時に，ピアサポートのような組織的なサポート（レベル2）やカウンセリング（レベル3）を要する人も一定数おり，治療的介入が必要な人も少数ながら存在する．こうした想定のもと，各レベルでの支援者に求められる知識とスキルが推奨されている．

レベル1では，種々の悲嘆反応を理解することに加え，共感や思いやり，寛容さを示すスキルが求められる．高度な支援が必要な人を見極めることや，各種サービスの利用方法を知っておくことも望ましい．レベル2では，個々のニーズに応じた幅広いサービスを提供するために，悲嘆に関する一連の知識や，傾聴やアセスメントのスキルが必要とされる．レベル3では，支援者は専門機関による認定資格を有し，定期的なスーパービジョンを含

Ⅰ　悲嘆の理論と概念

め，継続的な研修の機会をもつことが望まれる．PGD の兆候に気づき，対応可能な専門家に紹介することも大切である．そして，レベル 4 の専門家は，PGD に対する根拠に基づく治療法など，最新の知見や知識を参照すべきである．重篤な悲嘆を示す患者への治療・ケアの臨床経験も重要である．なお，レベル 2 以降では，遺族ケアに関わる各機関やほかの支援者が提供するサービスと役割について認識しておくとともに，提供するサービスに相応しい管理体制や質を保証する仕組みを構築することが期待される．

C 悲嘆の医学化に対する留意

　悲嘆を精神医学の領域で扱うにあたって，悲嘆が医学の対象となることへの期待と懸念に留意する必要がある[1]．ICD-11 と DSM-5-TR において PGD が精神障害と明確に位置づけられたことは，必要とする遺族に適切な治療の機会を提供することにつながるという意味で臨床的意義は大きいといえる．今後，精神医学の立場からの治療技法の開発や発生機序の解明が進み，標準化された治療プログラムが確立されていくことが大いに期待される．

　こうした期待の反面，診断 – 治療の論理のもとに，悲嘆（の一部）を病的なものとしてとらえること，いわゆる悲嘆の医学化（medicalization of grief）と呼ばれる懸念もあり，PGD の診断基準化の流れの中で指摘されてきた[7]．臨床上の懸案として，正常な悲嘆反応が精神病理の範疇に入れられ，多くの遺族が「陽性」と誤って診断されてしまう可能性に加え，非専門職による支援体制が脆弱化することや，診断基準を満たさない人が支援対象から取り残されることを憂慮する声も聞かれる[5]．Granek は社会学的見地から，悲嘆の医学化によって，悲嘆は専門的な援助を受けるべきものとなり，悲しむための時間や場所，周囲からの思いやりが，社会の中で得られにくくなりかねないと指摘している[7]．

　精神医学的な介入を必要とする遺族は，一定の割合で存在するが，多くの遺族はかならずしも専門的治療を要するわけではない．先述の死別ケアの枠組みで示されている通り，ピアサポートや非専門職による支援，身近な人の思いやりや共感の働きは非常に大きい．遺族へのケアは一部の専門家のみが担うものではなく，インフォーマルなサポートから治療的介入まで，それぞれの立場で果たすことのできる役割があり，互いに連携しながら，遺族の多様なニーズに応えていくことが大切である[1]．

D 悲嘆の文化的背景の理解

　悲嘆に関して，多くの研究者が文化的な差異の存在を指摘している[5]．ICD-11 や DSM-5-TR での遷延性悲嘆症の診断基準においても，文化的背景を考慮すべきことが明示されている．したがって，わが国における遺族への治療やケアを考える上で，日本人の悲嘆の文化的な背景や特徴を理解することは重要である．

　悲嘆の存在自体は人類に共通の特質であるとされる一方で，死生観や感情表現の様式の

違いによって，悲嘆の種類や表現に幅広い文化差があると考えられている[5]．例えば，日系二世の米国人精神科医ジョー・ヤマモトらによる夫が急死した日米の寡婦を対象とした比較文化の古典的研究では，米国人の寡婦が人前で激しく取り乱したのに対し，日本人の寡婦の場合，感情表現は穏やかで，人前では取り乱すまいとする努力がみられたと報告されている[8]．

悲嘆の文化的背景として，日本人特有の宗教性や死生観を洞察する必要がある．わが国では，仏教やキリスト教など特定の宗教には関心がなく，無宗教を自認する人が多数を占めるものの[9]，「死んでも霊魂はある」「あの世や来世はある」などと考える人は少なくない[10]．日本人にとって，人は死んでもその存在が無になるのではなく，あたかも死者として存在するかのように考えることで死別の苦痛に耐えることができるとの指摘もある[11]．現代人は伝統宗教の死生観を換骨奪胎しながら，自分の身の丈に合った死生観を作り出す試みを繰り返しているという[12]．このような特定の宗教に縛られない日本人の死生観の多様性を尊重した遺族ケアが期待される．

E 多様な視座からの学び

悲嘆というテーマは，精神医学のみならず，多様な学問的視座から探求することができ，学際的な研究や学びも期待される．精神医学やその関連領域にとどまらず，人文学や社会科学領域の専門家とも協働することで，独自の研究知見が生み出され，新たな学びの機会になるであろう．また，研究知見をどのように治療とケアの実践に結びつけるのかという社会実装に向けては，組織体制や制度，資金面の観点からの検討も必要である．さまざまな学術的，専門的背景をもつ者同士が，悲嘆に関する学際的研究を行い，学びを深めるためには，自分とは異なる視座を理解し，尊重しようとする姿勢や，相互の理解を深めるためのコミュニケーションが大切である[5]．

精神医学や心理学では，基本的に悲嘆は個人もしくは家族の問題として扱われ，ともすれば自己責任論につながりやすいが，周囲の人の心ない言動や社会的スティグマなどの社会的環境によって，遺族が孤立し，悲嘆が遷延化することもある[1]．それゆえ社会の問題として悲嘆を考える，いわゆる悲嘆の社会モデルという視座も重要であり[5]，悲嘆をめぐる社会的な認識や，異なる地域や世代による差異なども検討する必要がある．共感的で互助的なコミュニティの構築を目指す社会モデルでは，人々に求められるグリーフ・リテラシーとして，悲嘆に関する知識やスキルだけでなく，深い悲しみを抱えた人への思いやりや配慮を喚起させる価値観（values）も重視されている[2]．

そして，悲嘆を学び，治療やケアを考えるにあたって大切にすべきは，当事者遺族の視座である．遺族の背景はさまざまであるが，一人ひとりの声に真摯に耳を傾ける姿勢が研究者や臨床家には求められる．今後の遺族ケアのあり方を考える上で，多様な視座を大事にしながら，悲嘆についての多面的な理解を深めていくことが望まれる．

〔坂口幸弘〕

Ⅰ　悲嘆の理論と概念

文　献

1）坂口幸弘：死別による悲嘆をケアすることの大切さ．精神医学，64: 1581-1586, 2022.

2）Breen LJ, Kawashima D, Joy K, et al.: Grief literacy: A call to action for compassionate communities. Death Stud, 46: 425-433, 2022.

3）Espie L（著），下稲葉かおり（訳）：私たちの先生は子どもたち！ ―子どもの「悲嘆」をサポートする本―．青海社，2005.

4）Aoun SM, Breen LJ, Howting DA, et al.: Who needs bereavement support? A population based survey of bereavement risk and support need. PLoS One, 10: e0121101, 2015.

5）坂口幸弘：増補版悲嘆学入門 ―死別の悲しみを学ぶ．昭和堂，2022.

6）Irish Hospice Foundation: Adult Bereavement Care Pyramid: A National Framework.〈http://edepositireland. ie/handle/2262/97519〉［2025 年 1 月閲覧］

7）Granek L: Is Grief a Disease? The Medicalization of Grief by the Psy-Disciplines in the 21st Century. In Thompson N, Cox GR eds. Hand Book of the Sociology of Death, Grief, and Bereavement. pp.264-277, Routledge, 2017.

8）Yamamoto J, Okonogi K, Iwasak T, et al.: Mourning in Japan. Am J Psychiatry, 125: 1660-1665, 1996.

9）小林利行：日本人の宗教的意識や行動はどう変わったか 〜ISSP 国際比較調査「宗教」・日本の結果から〜．放送研究と調査，69: 52-72, 2019.

10）日本ホスピス緩和ケア研究振興財団：ホスピス・緩和ケアに関する意識調査．2018.〈https://www.hospat.org/ research1-4.html〉［2025 年 1 月閲覧］

11）波平恵美子：日本人の死のかたち ―伝統儀礼から靖国まで．朝日新聞出版，2004.

12）島薗進：現代人の死生観と伝統宗教．清水哲郎・島薗進（編），ケア従事者のための死生学．pp.230-242, ヌーヴェルヒロカワ，2010.

Column

遺族ケアへの期待

　私の妻は2007年12月31日，夕刻6時15分に自宅で亡くなった．わずか4ミリで発見した右下葉の小細胞肺がんが原因で，1年半の闘病の後，妻の強い希望で私が全神経を集中して自宅で看取った．

　妻の家事を一週間に一度ほど手伝ってくれていた，介護福祉士の資格をもつ近くの主婦に応援を頼んだ．病棟の看護師から指導されたように，固く絞ったタオルを10本ほど大きなビニール袋に入れて電子レンジにかけると，熱い蒸しタオルが瞬時に準備できた．

　手分けしてこれで清拭をし，私は中心静脈カテーテルを抜糸して抜去し，圧迫止血した．妻が死装束として選んだ衣服に着替えさせたが，まったく協力が得られない人の衣服の交換がこれほど大変だとは知らなかった．

　葬儀社の人とお棺や焼き場の予約など，打合せを済ますと，正月3日間，私は妻の顔を眺めてひたすら涙にくれた．溢れるほどの涙が次々と流れ落ちた．

　1月4日に火葬に付し，骨壺を抱いて帰った私は，以来3ヵ月，自宅にいるときはひたすら涙し，強い酒を浴びるほど飲んだ．しかし酔えない．

　妻の死は覚悟していたが，亡くなってしまうと一切の対話ができないことの辛さは想像をはるかに超えていた．最初の10日ほどは，最悪の精神肉体状況で，もう一人の自分が天から自分を見ていて，「この男は完全なウツだな」と思った．

　私はグリーフ・ケアの成書も論文にも目を通していたが，この苦しみ，悲しみは自分で立ち直ろうと耐えた．

　自死できないから生きている，そんな状況が続き，家にいるときはひたすら泣き，強い酒を飲み続けた．

　3ヵ月程経ち，仏教でいう百箇日法要の頃から，「いくら何でもこの生活は酷すぎる」と自分でも思い，少しずつ腕立て伏せや腹筋，スクワットなどを始めた．

　少しずつ体力が戻ってくると，酒も控えるようになり，少し前向きの気持ちが生じてきた．百箇日法要を親戚にも集まって行った頃から，ほぼ3ヵ月ごとに気力が徐々に戻ってきた．

　妻とともに毎年楽しんでいた5月の連休の奥日光のカヌーも，ハイキングも一人で出かけた．妻が居なくとも，奥日光の自然は変わることなく美しかったことを鮮烈に覚えている．

　11月には，まったく新しいことを始めて悲しみを癒そうと居合も稽古を始めた．

丸1年経った翌年の正月，散歩から帰ると私は妻の病歴や闘病生活などの執筆を始めた．そこで「書くことが私の心の底の深い悲しみや苦しみを表出する行為だ」と気づき，どんどん書いた．これが『妻を看取る日』（新潮社，2009年）という書物になって刊行された．

つまり，私は1年がかりでグリーフワークを自分で続けて，見かけ上普通の生活に戻ることができた．

今，がんで年間38万人の人が亡くなり，その内20万人が配偶者を亡くしているという．死が密室化された現在，通夜や葬儀など一通りの行事が終わると，遺族は深い悲しみの中に突然放り出される．

私は現在83歳．残る人生で実現したいことが4つある．①がん検診の受診率を上げること，②がんサバイバーを支援すること，③自宅で亡くなることを希望する人の願いを叶えること，そして④グリーフ・ケアを何とか医療の世界に取り込めないか？

わが国は国民皆保険制という素晴らしい制度をもっているが，これは病気となった本人を医療的に守る制度で，遺族が対象ではない．しかし，『妻を看取る日』という書物を刊行して，世の中には膨大な数の妻，夫を喪くして悲しみにくれている人がいることを知った．希望する人にグリーフ・ケアを提供できる体制を，わが国の医療の世界に実現すること，これが私の残る人生の最大の目標である．

〔垣添忠生〕

Column

哀しみの個別性のなかにこそ

　私は細胞生物学者として，基礎研究に従事してきたが，一方で，歌人として多くの人たちの歌を選ぶ立場にもある.

　最近の際立った傾向として，親や伴侶が認知症になり，そのケアや施設に預ける悲しみを詠った歌が急増していることがある．これは，社会の動きを反映した現象であり，当然のことと納得できるが，投稿される多くの作品のなかで，伴侶を亡くした哀しみ，寂しさを詠った歌が大きな割合を占めているのは，時代の移り変わりと関係なく，変わることなく続いている.

　　　亡き夫の財布に残る札五枚ときおり借りてまた返しおく

　　　　　　　　　　　　　　　　　　　　　　　　　　　　　野久尾　清子

　これは私が長く選者を務めている南日本新聞の歌壇（南日歌壇）で，何年も前に私が採った作品である.

　夫が亡くなった．その財布に札が五枚残されていた，と言う．五万円であろうか．作者は未亡人であり，年金生活を送っておられるのかもしれない．月末，お金がなくなってくると，ちょっとその札を借りて，デパートなどへ．気に入ったものを買ったり，友達とお茶を飲んだりもするのだろう．こんなものを買ったよとか，楽しかったことを夫に報告もするのだろう.

　そして，金が入ってきたら，「また返しおく」．返す必要などないのである．だが作者は，「このあいだ借りたの，返しておくね」とか何とか言いながら，律義に財布に返す．おそらく，そんな借りたり，返したりという行為のなかで，亡くなった夫との会話に意味があるのであろう．借りるのではなく貰ってしまえば，その後は，その金を契機とした夫との会話はなくなる．そうではなく，いつまでもかつてと同じような会話を続けたいがためにこそ，そのわずかな金の借り，また返すことの意味があるのである.

　　　逝きし夫のバッグのなかに残りいし二つ穴あくテレフォンカード

　　　　　　　　　　　　　　　　　　　　　　　　　　　　　玉利　順子

　これも同じ南日歌壇で特選に採った一首．亡くなった夫のバッグのなかにテレフォンカードが残っていたという．年間賞に採ったので，作者へのインタビューがあって

Column

知ったのだが，入院中の夫は毎日，看護師詰所の前の公衆電話から妻に電話をかけていたのだという．夫からも作者からも，今日あったことなど取りとめもない話ができる，かけがえのない時間だったのだろう．

その夫が亡くなり，残されたバッグからテレフォンカードが出てきた．ここでは，第四句「二つ穴あく」が大切である．その二つの穴を見た途端，作者の脳裏には，あんなことも話した，こんなことも言ってくれたという思い出が，走馬灯のように駆け巡った筈である．死を覚悟しながらも，夫と交わしたなにげない会話の数々が思い浮かんだに違いない．一首のなかでは，ひと言も「悲しい」「寂しい」などの語は使われていないが，もう二度と話すことの叶わない夫を思う作者の心は，間違いなく読者に届くものになっていよう．

歌は五句，三十一音というまことに短い詩型であるが，短いがゆえに，却ってそこに内包される感情は豊かに回収されうるものである．もう少し読み込んでみたい．

テレフォンカードには七つほどの穴が開くはずである．二つの穴を見たとき，作者は，あと開くはずだった五つほどの穴に思いは到らなかっただろうか．夫が生きていれば開くはずだった五つの穴．その穴で，作者にも，夫にも言いたいことはもっともっとあったはずなのである．そのなかで，たぶん「ありがとう」という言葉は，いちばん言うのがむずかしい言葉であったかもしれない．私自身にも経験があるが，いま死のうとしている人に「ありがとう」と言うほどむずかしいことはない．改まって「ありがとう」と言葉を発すれば，それは即，あなたはもう死ぬのですと言うに等しい．あるいは，「ありがとう」などと薄っぺらい言葉で，自分の思いが伝えられるはずがないと思ってしまったら，即その言葉を発するのが躊躇われる．そのようにして，感謝の思いを伝えられないままに逝かせてしまったという人も多いのではないだろうか．

　　　　終りなき時に入らむに束の間の後前ありやありてかなしむ

　　　　　　　　　　　　　　　　　　　　　　　土屋　文明『青南後集』

先の二人は素人に近い短歌愛好家の歌であったが，土屋文明は斎藤茂吉らと長く「アララギ」を支えた近代の大歌人である．文明は92歳のとき，93歳の妻テル子を亡くした．

それまで60年余をともに過ごし，いままさに妻は「終わりなき時」に入ろうとしている．これまでの時間の長さ，これからの終わりのない時間を思うとき，わずか二,三年の「束の間の後前」にどれほどの意味があろうか，と文明は己に問いかける．

打って返すように，しかし，その後前に意味があり，そのわずかな後前をこそ，自分は悲しむのだと詠うのである．これはもう，挽歌ではなく，相聞歌というべき一首であろう．92歳の土屋文明が，93歳の妻へ向けた相聞．挽歌は，多くの場合，相聞の響きを伴っている．

　最愛の存在を亡くす，伴侶を亡くすなどといっても，それはどこまで行っても個別の世界である．そこには何一つ共通の法則や，万人に通じる処方箋は存在しないと言っても過言ではないだろう．すがるように読んだ宗教家の本や哲学者の本の，どれも心に沁み入ってこなかったとは，多くの経験者からよく聞く言葉である．個の悲しみは，誰もに通じるようにと投げられた網の目をすり抜けてしまうのである．一般論の無力な領域であると言ってもいい．

　一方で，どんなに特殊な個の悲しみであっても，これら三首の歌に見られるように，誰もがそれを自分のものとして共有できるものだという側面を持っている．文学などにほとんど縁のない普通の人々であっても，これらの歌の思いは十分にわかるだろうし，強い共感をもって受け止められるのではないだろうか．

　歌を作ってきた者の実感として，あらかじめある思いがあって，それが歌になるのではないということがある．歌を作って，一首ができたとき，ああ，自分はこんなことを感じていたのかと，そこではじめて自分を発見するというのが常である．他の人の作品を読むときも，読んではじめてそんな感じ方もあったのか，そんな悲しみの仕方もあったのかを発見する．そして，はっきりとは自覚してはいなかったけれども，確かに自分のなかにも同じ心の動きがあったことに思い到ることが多い．それが読むという行為の意味であろう．そのような自己の発見を通じて，人を亡くすということの意味をゆっくりと自分に納得させていくのかも知れない．

　それぞれに異なるはずの個別の体験，個々の思い，自分だけの悲嘆，それらが歌として詠われるとき，その個は，そのまま普遍的な共通性，共有性のなかに溶け込んでいくかのようでもある．私は専門家ではないので大きなことは言えないが，「死別と悲嘆の精神医学」ということを考えるとき，すべてはこのそれぞれが抱える哀しみの個別性，多様性という地点からの発想がなにより大切であるように思うのである．そのような個別性にじっくりと付きあって，それを諾い，共感するところからしか，「遺族へのケア」は始まらないようにも思うのである．

〔永田和宏〕

Ⅱ
悲嘆の診断と
アセスメント

Ⅱ　悲嘆の診断とアセスメント

1 精神医学と悲嘆の歴史

　死別は，精神障害の発症または悪化を引き起こす主要なストレス要因の一つである[1]．多くの遺族が通常の悲嘆反応を示し，臨床的介入を必要としないが，少数の遺族はうつ病，適応障害，複雑性悲嘆（complicated grief：CG）などをきたし，強い精神心理的苦痛や機能障害を引き起こす[2]．

　複雑性悲嘆とは，死別の急性期にみられる強い悲嘆反応が長期的に持続し，社会生活や精神健康など，重要な機能の障害をきたしている状態と定義される[3]．複雑性悲嘆を抱える個人は，健康状態に悪影響を与える可能性が高く，自殺のリスクとうつ病や心的外傷後ストレス症（posttraumatic stress disorder：PTSD）などの併存する可能性のある疾患について，適切な診断および評価を行い，治療を検討する必要がある[2, 4]．

　複雑性悲嘆の用語や診断基準化は死別研究の専門家によって見解が異なり，実証的研究に基づいた研究が必要とされてきた．一方で，複雑性悲嘆を独立した疾患単位として取り上げることや診断基準を設けることによる過剰診断や自然な悲嘆の過程が妨げられるのではないかという懸念が示されている[5]．診断基準化に関する最大の課題は，複雑性悲嘆を正しく評価し，適切に治療する方法を確立することである[6]．複雑性悲嘆を抱える人々が効果的な治療を受けられるようにするためには，診断評価，スクリーニングが必要不可欠であり，エビデンスに基づく指針が重要な役割を担っている．

A 診断基準化

　悲嘆の研究者は実証的研究に基づいて，通常ではない悲嘆を精神障害として定義するべきであるという診断基準化の必要性を提唱し[4]，診断基準化に向けて検討が重ねられてきた．また，死別後は，抑うつ的な症状を示す人や，回避や侵入的思考などのPTSDに類似した症状や，不安障害などの兆候がみられることもあるため，複雑性悲嘆が大うつ病性障害（major depressive disorder：MDD）やPTSD，適応障害などの他の精神疾患と異なるものかどうか議論されてきた[7]．複雑性悲嘆と他の精神疾患は本質的には異なるものと考えられており，複雑性悲嘆は，MDDやPTSD，適応障害とは独立した疾患概念として診断基準化が検討されてきた．

　図Ⅱ-1-1に，米国精神医学会（American Psychiatric Association：APA）が定める精神疾患の診断・統計マニュアル（Diagnostic and Statistical Manual of Mental Disorders：DSM）と世界保健機関（World Health Organization：WHO）が定める国際疾病分類（International Statistical Classification of Diseases and Related Health Problems：ICD）

1 精神医学と悲嘆の歴史

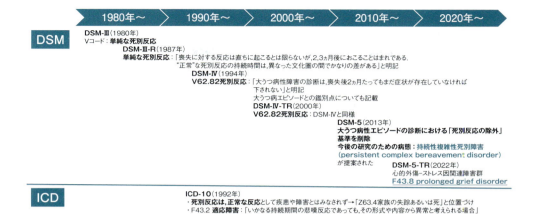

図Ⅱ-1-1　悲嘆関連障害の診断基準と変遷

における悲嘆の診断基準化の変遷を示す．

① DSM（精神疾患の診断・統計マニュアル：APA）

DSM-Ⅲ（1980）では，死別後の悲嘆に関する病態は，精神疾患のカテゴリーには含まれず，「単純な死別反応（uncomplicated bereavement）」として，「精神障害には起因しないが医学的関与または治療の対象となる状態のためのVコード」の中に位置づけられ[8]，DSM-Ⅲ-R（1987）では，「単純な死別反応」のカテゴリーに，「喪失に対する反応は，直ちに起こるとは限らないが，2，3ヵ月後に起こることはまれである．"正常"な死別反応の持続期間は，異なった文化圏の間でかなりの差がある」ことが明記された[9]．

DSM-Ⅳ（1994）・DSM-Ⅳ-TR（2000）では，コード名から「単純な」という用語が省かれ，「死別反応（bereavement）」として，「臨床的関与の対象となることのある他の状態」の中に位置づけられた[9]．また，大うつ病エピソードの診断基準では，「死別反応の除外」基準が設定され，この基準によって，死別から2ヵ月未満の人は，自殺念慮など特別な症状がない限り，大うつ病性エピソードの診断は下されることはなかった[10, 11]．

DSM-5（2013）では，大うつ病性エピソードの診断における「死別反応の除外」基準が削除された[12]．「死別反応の除外」基準を削除することで，大うつ病性エピソードが見落とされることを防ぎ，うつ病の早期治療など，適切な治療を受けられる機会を提供することができる．また，悲嘆に関する大きな変更として，死別に伴う重度かつ持続的な悲嘆反応によって特徴づけられる「持続性複雑死別障害（persistent complex bereavement disorder：PCBD）」という新たな疾患概念が提案された．PCBDは，「心的外傷およびストレス因関連障害群」のカテゴリーの中に位置づけられた．DSM-5における診断基準の確定に当たっては，根拠となるデータが不十分であり，公式な精神疾

49

患の診断基準としての採用は見送られたが，セクションⅢでの「今後の研究のための病態」において診断基準案が提示された[12]．診断基準案は，A基準（親しい他者の死），B基準（故人への持続的な思慕／あこがれ，死に反応した深い悲しみと情動的苦痛，故人へのとらわれ，死の状況へのとらわれ），C基準（死に反応した苦痛，社会性／同一性の混乱），D基準（臨床的に意味のある苦痛，機能障害），E基準（文化・宗教・年齢相応の標準を超えている）の症状によって構成される．B～E基準の症状が死別から12ヵ月以上持続することでPCBDと診断される．

　2022年3月に出版されたDSM-5-TRにおいてはPCBDが削除され，遷延性悲嘆症（prolonged grief disorder：PGD）が初めて独立した診断として採用された[13]．PGDは，PCBD同様「心的外傷およびストレス因関連障害群」のカテゴリーに位置づけられている．診断時期は死別から12ヵ月以上経過した時点で，過去1ヵ月の症状で評価する．診断C基準で示されている臨床症状が8項目（自己同一性の崩壊，情動的苦痛・麻痺，強い孤独感，死を想起させるきっかけの回避など）となったものの，診断基準：A基準（親しい他者の死），B基準（故人への強い思慕／持続的なあこがれ，故人へのとらわれ），D基準（臨床的に意味のある苦痛，機能障害），E基準（文化・宗教・年齢相応の標準を超えている）など，中核症状はDSM-5で提案されたPCBDと同様である．また，新たにF基準として，「MDD，PTSD，他の精神障害，物質の生理学的作用，他の医学的状態に起因するものではない」という除外基準が設けられている．ICD-11で示された遷延性悲嘆症（prolonged grief disorder：PGD）と同じ診断名であるものの，基準には相違点があり，後述する．

② ICD（国際疾病分類：WHO）

　ICD-10（1992）では，死別反応は，正常な反応として疾患や障害とはみなされずに，「Z63.4 家族の失踪あるいは死」に位置づけられた[14]．そして，「いかなる持続期間の悲嘆反応であっても，その形式や内容から異常と考えられる」場合や，「6ヵ月以上経過しても依然強度で持続している」場合は，適応障害に分類された．

　ICD-11（2019）では，長期にわたる悲嘆障害として，PGDが提案された[15～17]．PGDは，PTSDや適応障害と並び，「ストレス関連障害」カテゴリーの中の一疾患として位置づけられた．PGDの診断基準は，A基準（親しい他者の死），B基準（分離の苦痛），C基準（認知，情動，行動における症状：①悲しみ，②自責の念，③怒り，④亡くなった事実を否認する，⑤自己あるいは他者への非難，⑥死別の事実を受け入れることの困難，⑦自分の一部を失ってしまった感覚，⑧明るい気分になることができない，⑨感覚の麻痺，⑩社会活動参加の困難），D基準（期間：分離の苦痛が6ヵ月以上の期間持続），E基準（社会生活の障害）である．

③ DSM-5-TRとICD-11のPGD診断基準の相違

　先に述べたように，ICD-11，DSM-5-TRにおいて，PGDの診断基準が示されている．診断名は同様であるものの，診断基準には相違点がある（p.278の表参照）．どちらの診

断基準でも，故人への持続的なとらわれや思慕，感情的な痛み（罪悪感，怒り，拒否，死の受け入れ難さ，自己の一部分を失った感情）など，分離苦痛を中核症状とし，機能障害を及ぼしていること，社会や文化，宗教的な標準／正常の状態を越えた反応であることとしている．診断基準の最も大きな違いは症状の持続期間と親しい人の死を経験した時期に関する基準の有無である．先行研究では，DSM-5-TR の基準に従って診断された場合よりも，ICD-11 の基準に従って診断された場合のほうが PGD の診断率が高いことが示されており[18〜20]，ICD-11 の類型学的アプローチにより，症例同定の感度が高まる可能性があると指摘されている[20]．また，用語と症状の持続期間の相違は，中核症状の生物学的根拠の不十分さから生じていることから，生物学的根拠を含むさらなる研究が必要とされている[21]．

B　他の精神疾患との併存と相違

複雑性悲嘆は，世界中の人口の約 2 〜 3％に影響を及ぼす[3]．日本では，一般人口における死別後 10 年以内の複雑性悲嘆の有病率は 2.4％である[22]．また，ホスピス・緩和ケア病棟で患者を亡くした遺族の複雑性悲嘆の有病率は 2.3％であった[23]．メタ分析研究では，一般人口における PGD の罹患率は，死別後 6 ヵ月から 10 年以内の者で，9.8％と報告されている[24]．

配偶者を亡くした遺族のうつ病の有病率に関する系統的レビューによると，死別からの時間経過におけるうつ病の有病率は，1 ヵ月以内に最も高く 38.2％，1 ヵ月〜 3 ヵ月後では 25.0％，3 ヵ月〜 6 ヵ月後では 23.1％，6 ヵ月〜 12 ヵ月後では 19.4％，12 ヵ月〜 18 ヵ月後では 11.1％，18 ヵ月〜 24 ヵ月後では 15.2％，24 ヵ月〜 60 ヵ月後では最も低く 10.5％であった[25]．配偶者の喪失後，時間の経過とともに有病率は低下するが，死別後 2 年以上経過しても，一般的な地域社会でのうつ病の有病率よりも高いため，初期のリスクグループの特定とうつ病の症状の個々の経過に焦点を当てる必要があると指摘されている．

① 抑うつや PTSD との併存

Simon らは，複雑性悲嘆と評定された遺族（死別後平均 2.4 年）に対し，複雑性悲嘆質問票（Inventory of Complicated Grief: ICG）や Impact of Event Scale（IES）などの尺度を用いて，悲嘆や PTSD，抑うつ，不安，睡眠などの調査を行った．その結果，25％ は DSM-Ⅳの I 軸のどの精神疾患にも該当しなかったが，一方で，MDD の併存は 55％，PTSD の併存は 49％，MDD と PTSD の両方の併存が 36％に見られた（図〈p.280〉参照）[26]．複雑性悲嘆と評定された患者の併存症の生涯有病率は 84.5％であり，最も一般的な併存症はうつ病（71.8％）であった[26]．

複雑性悲嘆は，MDD や PTSD と合併することもあるため，介入の際にはおのおのの疾患の症候の違いを念頭に置いて評価し，介入や治療のあり方を検討することが重要となる．例えば，明らかに MDD がある場合は，MDD の治療ガイドラインに沿うこと[27]

Ⅱ　悲嘆の診断とアセスメント

や，うつ病の症状がない場合に，臨床医は複雑性悲嘆もないと想定してはならないことが示唆されている[28]．

② 抑うつや PTSD との相違

　複雑性悲嘆は，深刻な分離苦痛が続くこと，および悲嘆プロセスを複雑にする喪失に関連した思考，感情または行動の機能不全が特徴である[6]．複雑性悲嘆は，その主要な症状と治療への反応の両方で通常の適応的な悲嘆や MDD，PTSD と区別できる[21]．Shear による，複雑性悲嘆，大うつ病性障害，心的外傷後ストレス症の鑑別診断[3]を表Ⅱ-1-1 に示す．

表Ⅱ-1-1　CG，MDD，PTSD の鑑別診断

特　徴	複雑性悲嘆（CG）	大うつ病性障害（MDD）	心的外傷後ストレス症（PTSD）
情動症状			
抑うつ気分（悲しみ）	顕著に存在する，喪失が焦点：中核症状	顕著に存在する：診断基準に含まれる	存在する可能性がある
興味や喜びの喪失	通常は存在しない（亡くなった人の思いに関心をもつことは通常維持される）	顕著および広汎に存在する：診断基準に含まれる	存在する可能性がある
不　安	存在する可能性がある，喪失と分離不安が焦点	存在する可能性がある	顕著に存在する，再体験への恐怖：診断基準に含まれる
思　慕	顕著，頻繁，強度に存在する：中核症状	通常は存在しない	通常は存在しない
罪悪感	一般的に存在する，故人に関連した後悔	通常は存在し，自分に価値がないと感じることに関連	トラウマ的出来事またはその影響への罪悪感が存在する可能性がある
認知・行動症状			
集中困難	存在する可能性がある：中核症状ではない	一般的に存在する：診断基準に含まれる	一般的に存在する：診断基準に含まれる
とらわれ	一般的に存在する，故人の考えと記憶が焦点：中核症状	存在する可能性がある，自己，他者，または世界についての否定的な考えが焦点	出来事に関連した否定的で誇張された歪んだ考え：診断基準に含まれる
繰り返し再現されるイメージや考え	一般的に存在する，故人の考えや記憶の反芻	存在する可能性がある	一般的に存在する，通常は恐怖に関連した出来事が焦点：診断基準に含まれる
喪失を思いおこすものの回避	一般的に存在する，喪失の最終場面やそれに伴う精神的苦痛に焦点	存在する可能性がある，一般的な社会的ひきこもり	一般的に存在する，危険または出来事を思い出させるものを回避する；診断基準に含まれる
故人との接近を希求	一般的に存在する，故人の近くにいることを感じていたい	通常は存在しない	通常は存在しない

自殺思考と行動	自殺念慮がしばしば存在する：自殺行動のリスクの増加	自殺念慮の存在：診断基準に含まれる：自殺行動のリスクの増加	自殺念慮の存在，自殺行動のリスクの増加
異常な食行動	喪失を思い起こさせないために特定の食品や食事時間を避ける，お気に入りの食品を食べて故人を身近に感じる	食欲の変化に関連した食の変化：診断基準に含まれる	通常は存在しない
睡　眠			
睡眠障害	ベッドなど喪失を思い起こさせるものを回避したり，心が苦しくなる死の場面を反芻する	睡眠障害の多発：診断基準に含まれる	不安に関連する睡眠障害：診断基準に含まれる
悪　夢	通常は存在しない	存在する可能性がある	外傷性の出来事に関連して存在する：診断基準に含まれる

（Shear MK: Clinical practice. Complicated grief. N Engl J Med, 372: 153-160, 2015 より作成）

　反芻は，複雑性悲嘆では一般的であり，死の状況に関連した怒り，または罪悪感に焦点が当てられており，故人と密接に結びついていることが幸福であるという信念のために，他の人と疎遠になることがある．一方，PTSD では，出来事に焦点が当てられており，恐怖に関連している．

　自殺念慮は，複雑性悲嘆では故人と再会したいという願望に関連づけられるが，うつ病では，人生を終わらせるという考えは，通常生きる価値がないという考えや，耐え難い状況に終止符を打ちたい，という願望などと関連している[25]．

　複雑性悲嘆と MDD では，悲しみ，罪悪感，自殺念慮，興味の喪失，社会的孤立など共通する症状がみられる．MDD ではこれらが生活全般でみられる一方，複雑性悲嘆では故人に関連したことに限定される[21]．鑑別診断では，複雑性悲嘆と抑うつ症状の発症時期や喪失との関連，気分障害または双極性障害の既往の有無などに留意することが重要である[28]．

〔岡村優子〕

文　献

1) Shear MK, Skritskaya NA: Bereavement and anxiety. Curr Psychiatry Rep, 14: 169-175, 2012.

2) Simon NM: Treating complicated grief. JAMA, 310: 416-423, 2013.

3) Shear MK: Clinical practice. Complicated grief. N Engl J Med, 372: 153-160, 2015.

4) Shear MK, Simon N, Wall M, et al.: Complicated grief and related bereavement issues for DSM-5. Depress Anxiety, 28: 103-117, 2011.

5) アレン・フランセス，大野裕（監），青木創（訳）:〈正常〉を救え ―精神医学を混乱させる DSM-5 への警告．講談社，2013.

6) Zisook S, Simon NM, Reynolds IIIrd CF, et al.: Bereavement, complicated grief, and DSM, part 2: complicated grief. J Clin Psychiatry, 71: 1097-1098, 2010.

7) 瀬藤乃理子，丸山総一郎，村上典子：死別後の病的悲嘆の「診断」をめぐる問題 ―DSM の診断基準を中心に―．心身医学，45: 833-842, 2005.

Ⅱ　悲嘆の診断とアセスメント

8）American Psychiatric Association: Quick Reference to the Diagnostic Criteria from DSM-Ⅲ. American Psychiatric Publishing, 1980.（The American Psychiatric Association（編），高橋三郎，花田耕一，藤縄昭（訳）：DSM-Ⅲ　精神障害の分類と診断の手引．医学書院，1982.）

9）American Psychiatric Association: Diagnostic and Statistical Manual of Mental Disorders, Third edition revised（DSM-Ⅲ-R）. American Psychiatric Publishing, 1987.（The American Psychiatric Association（編），高橋三郎（訳）：DSM-Ⅲ-R 精神障害の診断・統計マニュアル．医学書院，1988.）

10）American Psychiatric Association: Diagnostic and Statistical Manual of Mental Disorders, Fourth edition（DSM-Ⅳ）. American Psychiatric Publishing, 1994.（American Psychiatric Association（編），高橋三郎，大野裕，染矢俊幸（訳）：DSM-Ⅳ精神疾患の診断・統計マニュアル．医学書院，1996.）

11）American Psychiatric Association: Diagnostic and Statistical Manual of Mental Disorders, Fourth edition, Text Revision（DSM-Ⅳ-TR）. American Psychiatric Publishing, 2000.（American Psychiatric Association（編），高橋三郎，大野裕，染矢俊幸（訳）：DSM-Ⅳ-TR 精神疾患の診断・統計マニュアル新訂版．医学書院，2004.）

12）American Psychiatric Association: Diagnostic and Statistical Manual of Mental Disorders, Fifth major edition（DSM-5）. American Psychiatric Publishing, 2013.（American Psychiatric Association（編），日本精神神経学会（日本語版用語監修），高橋三郎，大野裕（監訳），染矢俊幸，神庭重信，尾崎紀夫ほか（訳）：DSM-5 精神疾患の診断・統計マニュアル．医学書院，2014.）

13）American Psychiatric Association: Diagnostic and Statistical Manual of Mental Disorders, Fifth edition, Text Revision（DSM-5-TR™）. American Psychiatric Publishing, 2022.（日本精神神経学会（日本語版用語監修），高橋三郎，大野裕（監訳），染矢俊幸，神庭重信，尾崎紀夫ほか（訳）：DSM-5-TR 精神疾患の診断・統計マニュアル．医学書院，2023.）

14）World Health Organization: The ICD-10 Classification of Mental and Behavioural Disorders: Clinical descriptions and diagnostic guidelines. 1992.（融道男，中根允文，小見山実，ほか（監訳）：ICD-10 精神および行動の障害 ―臨床記述と診断ガイドライン 新訂版．医学書院，2005.）

15）World Health Organization: ICD-11 for mortality and morbidity statistics〈https://icd.who.int/browse/2024-01/mms/en〉［2025 年 1 月閲覧］

16）Treml J, Kaiser J, Plexnies A, et al.: Assessing prolonged grief disorder: A systematic review of assessment instruments. J Affect Disord, 274: 420-434, 2020.

17）清水加奈子，加藤敏：死別関連精神障害の研究動向 ―診断学と精神病理学の周辺から―．精神神経学雑誌，121: 329-343，2019.

18）Boelen PA, Lenferink LIM: Comparison of six proposed diagnostic criteria sets for disturbed grief. Psychiatry Res, 285: 112786, 2020.

19）Rosner R, Comtesse H, Vogel A, et al.: Prevalence of prolonged grief disorder. J Affect Disord, 287: 301-307, 2021.

20）Haneveld J, Rosner R, Vogel A, et al.: Same name, same content? Evaluation of DSM-5-TR and ICD-11 prolonged grief criteria. J Consult Clin Psychol, 90: 303-313, 2022.

21）Nakajima S: Complicated grief: recent developments in diagnostic criteria and treatment. Philos Trans R Soc Lond B Biol Sci, 373: 20170273, 2018.

22）Fujisawa D, Miyashita M, Nakajima S, et al.: Prevalence and determinants of complicated grief in general population. J Affect Disord, 127: 352-358, 2010.

23）坂口幸弘，宮下光令，森田達也，ほか：ホスピス・緩和ケア病棟で近親者を亡くした遺族の複雑性悲嘆，抑うつ，希死念慮．Palliat Care Res, 8: 203-210, 2013.

24）Lundorff M, Holmgren H, Zachariae R, et al.: Prevalence of prolonged grief disorder in adult bereavement: A systematic review and meta-analysis. J Affect Disord, 212: 138-149, 2017.

25）Kristiansen CB, Kjær JN, Hjorth P, et al.: The association of time since spousal loss and depression in widowhood: a systematic review and meta-analysis. Soc Psychiatry Psychiatr Epidemiol, 54: 781-792, 2019.

26）Simon NM, Shear KM, Thompson EH, et al.: The prevalence and correlates of psychiatric comorbidity in individuals with complicated grief. Compr Psychiatry, 48: 395-399, 2007.

27）Prigerson HG, Jacobs SC: Perspectives on care at the close of life. Caring for bereaved patients: "all the doctors just suddenly go". JAMA, 286: 1369-1376, 2001.

28）Ogrodniczuk JS, Piper WE, Joyce AS, et al.: Differentiating symptoms of complicated grief and depression among psychiatric outpatients. Can J Psychiatry, 48: 87-93, 2003.

2 遺族が示すさまざまな症状

A はじめに

　あまりに突然，無慈悲に大切な人を喪うと，人生そのものへの信頼を奪われてしまう．自分を育ててくれた人や絆を確かめ合ってきた人，精一杯愛情をかけてきた人を亡くすと，生きてきた土台が大きく揺らいでしまうし，自分の一部がもぎ取られるような思いに沈み込む．

　生き残る者としては，なんとしてでも故人を取り戻したい，亡くなった理由を知りたいともがいて，叶わないならもう生きていても意味がないと思いつめ，心身は日常のリズムにもついていけなくなり，疲弊していくだろう．

　しかしこの状況が病気とも思えず，深刻な闇に突き落とされていたとしても医療機関へ足を運ぶことはまれだろう．思慕，悲嘆，後悔や自責など強い感情との格闘の末に力尽きるか，自分の意思では制御できない症状に苦しんでようやく受診に至る．

　本項では，死別直後から年単位の月日が経過するに至るまで，遺族が感じやすい感情や呈しやすい症状について紹介する．近年，遷延性悲嘆症（prolonged grief disorder：PGD）という診断名が精神医学上の操作的診断基準に加えられたが，経過を考慮せず症状だけを切り取ると，自然な反応としての死別反応と明確に線引きすることが困難な場合も多い．本項では診断をいったん脇におき，遺族が抱えやすい症状群（死別後シンドローム）を紹介し，最後にそれら症状がもつ意味について若干の考察を加えたい．

B 死別後におそわれる感情的諸問題

　亡くなった直後はどのような亡くなり方であれ，ショックを感じ，故人の姿が頭から離れず，思慕の念から涙が止まらなくなるかもしれない．

　長年身近で介護・看病してきた配偶者の死であっても，「まだ生きると思っていた．まさかこんなに突然亡くなるなんて」と衝撃を受け，死を受け止められないこともしばしばだ．

　自死や事故死，事件に巻き込まれた死など，暴力的な死では衝撃の度合いは非常に強く，急性ストレス反応を呈する．茫然自失となり，葬儀中の記憶が失われていることもよくある．人によってその後の生活においても衝撃が続き，実際にまだ生きていると確信し，夢と現実が混ざり合い夢幻様状態にもなりうる．

Ⅱ　悲嘆の診断とアセスメント

　生前精一杯対応してきたにもかかわらず, いざ亡くなると「もっとああしていればよかった」と後悔は尽きない. 自死など死の理由が不明瞭な場合は, なぜ亡くなったのか, 理由を自らの中に求め, 強い自責に苦しむ. 怒りも生じるだろう.

　気持ちはふさぎ, 日常のことが手につかなくなる. 突然亡くなった場合, また誰か大切な人を喪うのではないかと不安も生じてくる.

　しかし, 次々やってくる葬儀などの手続きをこなさねばならず, 日々の仕事もおろそかにできないため, ゆっくり休んでもいられない. 情動に巻き込まれて日常が止まってしまわないように, なるべく故人を思い出さないように, 回避行動を取らざるを得ないかもしれない.

　子どもを亡くした親は, 同じくらいの年齢の子どもを見ればつらくなる. 配偶者を亡くせば, 幸せそうな夫婦を見てはいたたまれなくなる. そのようなストレスを避けるために, 日常の買い物も人のいない時間にいそいそと済ますことになるだろう. 喪の時期は, 人の何気ない言葉に傷つきやすい時期でもある. そのため, 余計な一言を食らわないように外出はますます億劫になり, ひきこもりがちになっていく.

　亡くなって初めて, その人が心の底から大切な人だったのだと気づくことは多い. 心の拠り所だった存在を喪うと, 心の空虚を実感し, じっとしていられなくなるかもしれない. 探索行動として, むなしくも新たな拠り所を探しにやたらと行動的になったり, あるいはまだ生きていると確信し, 故人を探しに出かけたりもするだろう.

C ‖ 具体的にどのような症状があるのか ―死別後シンドローム―

　このような強い感情が続き, そこへの対処が適切になされず悪循環に陥ると「症状」となって遺族を苦しめる場合がある. さらに, 死別後には, まるで待ち構えていたかのようにさまざまな人生課題がやってくる. 親の他界が立て続けに起こる, 財産問題などを発端とした家族問題, 経済的困難, さらに転職, 退職や転居などライフイベントが重なることも多い. それら逆境的要因は, より一層悲しみを深くし, 症状を長引かせることになる.

　症状は単一であるというよりも, 複合的だ. 不眠, 幻覚, 抑うつ, パニックなど多彩な様相を呈し, 状態像からは特定の診断をつけることが難しい. 病理の水準も, 多くは死別反応やPGDで想定される神経症性の水準にあるが, しばしば精神病性の水準に至るものもあり, 幅広い. そして, 症状や症状が出てくる期間によっては自然な死別反応との線引きも難しい症候であることから, 筆者は, 死別後にあらわれるさまざまな症状群を死別後シンドロームとしてまとめた[1]. 以下, 具体的に症状を紹介する.

① 不　眠

　医療機関を受診する遺族から最もよく聞かれるのは, 不眠の訴えではないだろうか.

不眠は，死別後数ヵ月の比較的急性期における過覚醒症状として多く認められ，時間とともに改善していくが，PGDのように慢性的な状況においては長引くこともある．報告では，約8割のPGDで不眠が認められている．悲嘆が強ければ，入眠困難，悪夢，中途・早朝覚醒など不眠症状は出現しやすい[2]．就寝前は一人であることを実感し往々にして考えを巡らせる時間になる．故人への思いが去来して眠れないだけでなく，寝ることが死につながり，不安が増強して眠れないこともある．

　ある若年女性は，父親を自死で亡くした．宗教上の理由で自死者を弔うことが叶わないと知った女性は「父親は安寧に休めないのだから，自分も休まない（すなわち，眠ることはできない）」と不眠が続いた[3]．「眠れない」ことは，死別の苦悩を象徴するのに特徴的な症状でもある．

② 抑うつ状態

　生きる支えを奪われ，新たな価値を見いだせないとき，抑うつ状態が生じる．抑うつ状態を越え，うつ病に進展していくこともあるし，死別反応にうつ病が合併することはしばしばある[4]．抑うつ状態を服喪期間における新たな価値を見いだすために不可欠で流動性ある反応としてしばらく経過をみていいのか，あるいは喪失を意識することがもはや難しく，うつ病となったために積極的に治療すべきかの見極めが大切だが，しばしばその判断は困難だ[5]．

　死別反応における抑うつ状態では，亡くなった人への思慕や後悔，生きる意味を失った空虚感が中心にある．それに伴い食欲低下，意欲低下，興味関心の減退も認められるが，うつ病でみられるような，何を喪失したかもはや意識できなくなったり，故人にあまり関係ないような自責感を訴えたりすることはない．

③ 躁状態

　頻度は少ないが，葬式躁病，死別躁病といわれるように，死別後数時間から数ヵ月後，躁もしくは軽躁状態が認められることがある．それは，死の衝撃や悲嘆感情の否認という心的防衛と考えられている．病像としては一般的な双極性障害の躁状態と同様で，葬儀のほか，記念日などの節目も発症の契機になることがある[6,7]．

④ 希死念慮

　死別後には，希死念慮が高まることがある[8]．後追いしようという考えが一度でもよぎる遺族は少なくないだろう．自死リスクにおいても，死別の悲嘆を抱える者，中でも自死遺族では高くなる[9]．

　ある高齢女性は，夫婦二人暮らしであったが，夫が慢性疾患の闘病の末に他界すると，四十九日が終わった後，夫の使用していたインスリンを大量に注射し，自殺を図り，救急搬送された．配偶者亡き後，孤独感や将来への悲観から，直後は特に自死率が高い[10]．

Ⅱ　悲嘆の診断とアセスメント

⑤ 病的な不安，恐怖，パニック症状

今までともに過ごしていた人が亡くなり，当たり前の日常が壊れていくと誰しも不安を感じる．それが昂じて，不安がつのり動悸が止まらない，不安で外出できない，一人で留守番をしていると不安で落ち着かないなど，日常に支障をきたすような病的不安が生じることがある．誰か大切な人がまた亡くなるのではないか，自分もいつ死ぬかわからない，重大な病気が隠れているのではないかと「死恐怖」（死に対する恐怖症）にのまれることもある[11]．

暴力的な死別の状況では，例えば，衝撃的な死を目撃するなどしてその情景がフラッシュバックしたり，関連する物を見聞きしてパニック症状が出現したりする．PGD では，不安，恐怖による症状をしばしば認め，また，うつ病と並び，不安症や PTSD の合併率も高い[4]．

⑥ 身体化症状

死別悲嘆により心臓血管系疾患や悪性疾患を患う率が増えることは指摘されているが，原因不明の身体不調をきたすこともある[8]．心身症や，疼痛や痺れなどが続き身体症状症と診断されていたり，亡くなった人が生前感じていた疼痛などの症状と同様の症状をきたしていることもある[12, 13]．PGD となると，否定的な感情に由来して，通常の悲嘆反応よりも身体化症状が頻繁に認められている[14]．しかしながら死別悲嘆と症状が自覚的に結びつかず，しばしば複数の科を転々とするのが実情だ[15]．

家族を連続で亡くしたある中年女性は，死別後から口腔内の痺れや陰部の疼痛を訴え，精査を希望し病院を受診した．別の若年女性は，COVID-19 流行による隔離対応で，最愛の人の死に目に会えなかった後悔が強く，「（症状から）治ってはいけないと思う．同じ苦しみを背負いたい」と死別後 2 年にわたり顔面の電撃痛に悩まされていた．いずれの事例においても，悲嘆感情と向き合い続けるうちに症状は軽快した．その点が典型的な身体症状症と異なるのではないかと考えられる．

⑦ 解離症状

自死など暴力的な死や突然の死など，死別の状況の衝撃が強い場合，生物学的な生存戦略，回避行動のため解離症状を呈することがある．

問題なく生活を送っているようにみえたとしても，どこかぼんやりしていて，あとになって振り返ると死別後しばらくの記憶がなく解離性健忘をきたしていたとわかったりすることもある．重篤になると，見えない人影が見える，自分を責める声が聞こえるなど解離性幻覚に苦しめられたり，故人を思い出させる場面に遭遇すると突然身体の振戦が起きたりなどの解離症状が認められる[3]．

⑧ 幻覚妄想状態

死別後に幻覚妄想状態になり，統合失調症とも精神病性うつ病とも診断しかねる精神

病症状（死別精神病）を呈することがある[16].

　ある高齢女性は，夫亡き後から不眠に引き続いて夫の幻聴が聞こえ始め，次第に日常を幻覚妄想に従って生活するようになった．介護が至らなかったと叱られていると言っては病室で土下座をし，天国で夫が浮気をしていると言い涙を流した[16]．このように，まれではあるが死別後に故人との結びつきを主題とした幻覚妄想が出現することがある．

⑨ 依存症状

　大切な人を亡くした後，飲酒量の増加，アルコール濫用，物質依存傾向の強まりが認められる[13]．親子であれ，夫婦，パートナーであれ，大切な人間関係では，程度に差はあるものの，互いを拠り所にしている．空虚に転じた故人の存在を埋めるかのように，記憶を封じ込めるため，強い自責などの溢れる情動から逃れるため，飲酒や薬物への依存に陥ってしまいやすい．

　ある壮年男性は，子どもの自死後に自責が強くなり，社会的にも孤立し，お酒を手放せなくなった．夫婦で酒屋を営んでいた高齢女性は夫の死後，一人になった寂しさから酒浸りとなり，結果アルコール性肝硬変の悪化で亡くなってしまった．孤立していること，身近に依存対象があることもまた，物質依存症になっていく危険を高めるだろう．

⑩ 既存の精神疾患の悪化，認知症の顕在化

　気分障害や不安症の既往がある場合，精神症状の悪化が懸念され，また死別反応がPGDに移行しやすいことが指摘されている[4].

　そのほか，高齢夫婦で互いに支え合っていた人が亡くなると，生きていく張り合いがなくなり，もともと存在していただろう認知機能低下が顕在化した事例も筆者は複数経験してきた．

D ┃ 症状が問いかけるもの

　命日や故人の誕生日に，紹介したような症状が顕著になる記念日反応（anniversary reaction）という現象がある．せっかくよくなったかと思ったのに，命日が近づくにつれて再び気力がなくなったり，身体の痛みが強くなったりする．それは，症状が悲嘆や思慕の感情と関連したものであることを物語っている．

　人は死別という受け入れ難い現実を受容していくために，少なからず象徴の力を利用する．例えば，蝶を故人の魂の象徴と思い，蝶を見つけては慰められる．幼い子を亡くした親は道端のお地蔵さんをわが子のように感じ，毎朝拝むことで亡き子との淡いつながりを感じ続ける．同じように，症状も故人とのつながりとして象徴的な役割を担っている面があるのではないかと思わされることがある．

　ある初老女性は，夫を病気で亡くしてから数年間味覚障害に悩まされていた．夫に手料理をふるまうことを生きがいとしていた彼女にとって，夫を喪った悲しみは味が感じられ

ないことで象徴された．歯科口腔外科からの紹介で精神科外来にやってきて，ついに悲嘆と向き合っていくうちに，徐々に味覚は戻っていったのだが，「症状」というものが，夫の忘れ形見でもあって，それを手放しつつ少しずつ夫との別れの受容が進んでいったのかもしれない．

　大切な人の死は，人生最大の危機になりかねない．そして，故人不在となった新たな世界を生きるための変容を否応なしに迫ってくる．それはまるで通過儀礼（イニシエーション）を受けているかのようだ．古来，通過儀礼では，新たな価値観へ向かう過渡期の儀礼として，身体を痛めつける，財産没収など，死と隣合わせの，そして身ぐるみはがされるような厳しい試練がもたらされていた．生き残った遺族は，しばしばそれに相当しうる激しい感情の苦しみ，「症状」の痛みを感じているのではないだろうか．

　そのような観点からすれば，遺族の抱える症状は，生活に支障をきたす厄介なものだけでもない．苦悩に満ちてはいるが，産みの苦しみでもありうる．ときに応じて症状を減じるための支援や治療を受けるべきであると同時に，多彩な症状群としての死別後シンドロームは，死別の受容を伴走する過酷な象徴物にもなりえ，新たな人生段階へと移り変わっていく芽を秘めているととらえられる側面もあるのではないかと考える．

〔清水加奈子〕

文　献

1) 清水加奈子：死別後シンドローム ―大切な人を亡くしたあとの心と体の病い．時事通信出版局，2020．

2) Lancel M, Stroebe M, Eisma MC, et al.: Sleep disturbances in bereavement: A systematic review. Sleep Med Rev, 53: 101331, 2020.

3) 清水加奈子，小林聡幸：喪を巡る病と「ある」l'<il y a> ―父親の自死後，多彩な精神症状を呈した若年女性の一例から―．臨床精神病理，38: 291-303, 2017.

4) Simon NM, Shear KM, Thoropsun EH, et al.: The prevalence and correlates of psychiatric comorbidity in individuals with complicated grief. Compr Psychiatry, 48: 395-399, 2007.

5) 清水加奈子：喪と悲嘆の精神病理 ―喪の抑うつは，うつ病とどう違うのか―．精神科治療学，34: 651-656, 2019.

6) Carmassi C, Shear KM, Corsi M, et al.: Mania Following Bereavement: State of the Art and Clinical Evidence. Fronti Psychiatry, 11: 366, 2020.

7) 濱田秀伯：精神症候学．pp.274-275，弘文堂，1994．

8) Prigerson HG, Bierhals Aj, Kasl SV, et al.: Traumatic grief as a risk factor for mental and physical morbidity. Am J Psychiatry. 154: 616-623, 1997.

9) Stroebe M, Schut H, Stroeve W, et al.: Health outcomes of bereavement. Lancet, 370: 1960-1973, 2007.

10) Ajdacic-Gross V, Ring M, Gadola E, et al.: Suicide after bereavement: an overlooked problem. Psychol Med, 38: 673-676, 2008.

11) 加藤敏，神庭重信，中谷陽二，ほか（編）：現代精神医学事典．pp.392-393，弘文堂，2011．

12) 日本サイコオンコロジー学会，日本がんサポーティブケア学会（編）：遺族ケアガイドライン2022年版．pp.64-65，金原出版，2022．

13) Parisi A, Sharma A, Howard MO, et al.: The relationship between substance misuse and complicated grief: A systematic review. J Subst Abuse Treat, 103: 43-57, 2019.

14) Hennemann S, Killikely C, Hyland P, et al.: Somatic symptom distress and ICD-11 prolonged grief in a large intercultural sample. Eur J Psychotraumatol. 14: 2254584, 2023.

15) 清水加奈子，加藤敏：持続性複雑死別障害．臨床精神医学，45: 285-290, 2016.

16) 清水加奈子，小林聡幸，加藤敏：病的喪の一形態 ―夫と死別後に，夫の幻覚妄想に支配され続けた老年期精神病の一例―．臨床精神病理，36: 143-151, 2015.

17) Prigerson HG, Maciejewski PK, Reynolds 3rd CF, et al.: Inventory of Complicated Grief: a scale to measure maladaptive symptoms of loss. Psychiatry Res. 59: 65-79, 1995.

3 心療内科と悲嘆

A はじめに

2022 年に発行された「精神疾患の診断・統計マニュアル第 5 版」(Diagnostic and Statistical Manual of Mental Disorders, 5th edition, Text Revision : DSM-5-TR) には，疾患の実体として遷延性悲嘆症（prolonged grief disorder : PGD）が新たに含まれている[1]．PGD は「その文化において社会通念で予想される範囲よりも，悲嘆に関連する症状の強度と持続時間が過度であり，それによって日常生活機能の障害をきたしている状態」である．診断基準では，故人への思慕や執拗な執着を特徴とする持続的かつ広範な悲嘆反応など，いくつかの精神症状が PGD の症状としてあげられている[1]．ただし，PGD の公式の診断基準には身体症状は含まれていない．

本項では，PGD と身体症状に関する知見をまとめ，代表的な事例を紹介し，若干の考察を加えたい．

B 複雑な悲嘆反応としての身体症状

複雑な悲嘆反応の一つに**仮面性悲嘆反応**（masked grief reaction）[2] があげられる．この反応を示す患者は，ある種の症状や行動に困っているが，それらが喪失に関連するという事実は認識していない．一般的には身体症状または非行などの不適応行動として，悲嘆を覆い隠すかのような行動をとる．直接的な悲嘆を受け入れない人は，故人が苦しんでいた医学的症状と似た症状を呈することもある．痛みはしばしば抑圧された悲嘆の象徴となり，身体症状症や心身症の患者は喪失，悲嘆の問題を根底に抱えていることも少なくない．

昨年，ドイツから公表された比較的大規模な国際共同研究（n=1,337，死別の要因は問わない）[3] によると，"高い"，または"非常に高い"頻度で身体症状を訴える遺族の割合は，PGD 患者では 58.2％であったのに対し，診断のつかない方では 22.4％であった（図Ⅱ-3-1）．また，この影響はうつや不安による影響が大きいものの，それらによらない PGD そのものの症状としての影響も考慮される結果となっている．別の研究では，親しい友人の死によって死別した兵士の 30％以上が，悲しみの身体症状として頭痛を含む痛みを経験していると報告されている[4]．他のレビュー文献では，胸や喉の圧迫感や重さ，吐き気や胃のむかつき，めまい，頭痛，しびれ，筋力低下，緊張，疲労などの身体症状を引き起こす可能性が報告されている[5]．

Ⅱ 悲嘆の診断とアセスメント

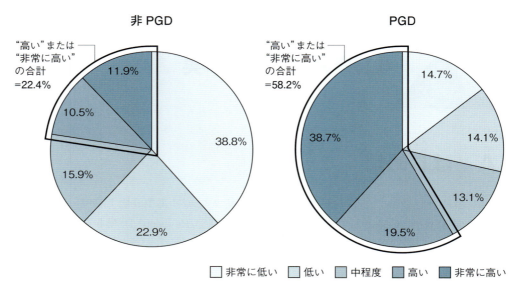

PGDと診断された群とそうでない群における，身体症状の程度（身体症状スケール〈somatic symptom scale-8: sss-8〉による）を示した（n=1,337）.

図Ⅱ-3-1 遷延性悲嘆症と身体症状の苦痛レベル

（Hennemann S, Killikelly C, Hyland P, et al.: Somatic symptom distress and ICD-11 prolonged grief in a large intercultural sample. Eur J Psychotraumatol, 14: 2254584, 2023 より作成）

Zisookらは，悲嘆に関連した**Facsimile Illness（そっくり病）** に関する総説で，亡くなった方と同じ症状を患っている患者の存在を報告している[6]．しかし，これまでに，がんで配偶者を亡くした患者と同じ症状に苦しむ遺族の身体症状とその治療について記載されたものはほとんどないため，以下に紹介する[7]．なお，この事例は本人の同意を得て論文化しているものである．

C 事 例

症　例：50歳代，女性（特記すべき病歴なし）
現病歴：脳腫瘍で闘病していた夫を3ヵ月前に亡くし，現実感の欠如を主訴に家族・遺族ケア外来を初診．初診時は，夫の死およびその治療（医療スタッフにより経口薬の投与量が半分に減らされた）についての後悔および頭痛を述べられた．当院を受診する前に，彼女は頭痛を訴えてかかりつけ医を受診し，その後総合病院などで画像検査も含めて精密検査を実施したが異常を認めず，対症療法として，鎮痛剤や抗うつ剤が処方されたが効果を認めなかった．彼女の夫は亡くなる前の数年間，脳腫瘍で闘病中であったが，最初の受診時に，彼女は夫の健康状態が突然悪化し，彼の予期せぬ死後，通夜と葬儀の準備が忙しすぎて泣くことができなかったと訴えた．彼女は，彼の死の状況に対する怒りと罪悪感に関連した憤りを反芻し，喪失を思い出させる状況を避けたいという衝動を感じ，一方では絶

えず故人のことを思い出したり，彼の持ち物を見たり，触ったり，匂いを嗅いだりしていた．彼女は（夫が経験したように）左前頭部の頭痛を訴える一方で「まだ現実感が足りない」とも嘆いていた．悲しみの訴えはなかった．

診　断：うつ病や心的外傷後ストレス症（posttraumatic stress disorder：PTSD）の診断基準を満たしていなかった．その後コロナウイルス感染症の影響で 12 ヵ月後に受診し，PGD と診断された．彼女は，精神腫瘍の専門医が運営する外来で，1 〜 2 ヵ月ごとに提供される 40 分間のセッションからなる心理療法コースを開始した．

経過①（病院再訪まで）：悲嘆の二重過程モデル（Ⅰ-3「悲嘆の概念と実態」〈p.19 参照〉）[8]を説明することに重点を置き，喪失志向（泣く，夫とのアルバムを一緒に見るなどすることで絆の継続を感じる，悲嘆の侵入など）と回復志向（新しいことをする，悲嘆から気をそらす，新しい役割／アイデンティティ／関係など）の間を 1 セッションの中でも行き来できるように配慮した．介入には，亡き夫の死までの記憶を状況に応じて再訪したり（想像の再訪問），夫との想像上の会話を促す曝露療法も含めた．介入に対するアドヒアランスは良好で，予定通りに実施することができ，有害事象は認めなかった．1 年後，9 回の心理療法の後，彼女は夫が亡くなった病院との葛藤を述べ，病院を再訪問すべきかどうか迷っていた．彼女は病院を再び訪れたいとまでは思っていなかったが，亡き夫の主治医に対する不信感を解消しない限り症状は改善しないことに気づいてもいた．彼女は，頭痛を夫の病気が乗り移ったものと解釈しており，また，病院への孤独，後悔，怒り，亡き夫への謝罪の感情も自覚し，病院を再び訪れる必要性を認識し始めた．そこでわれわれは彼女に病院を再び訪れるように勧めた．

経過②（病院再訪後）：彼女は娘と一緒に病院を訪れ，亡き夫の病状，治療の説明を求めた．彼の主治医と看護師は行われた医療処置について 90 分をかけて説明し，長い間彼女のことを心配していたこと，そして彼女に対して率直に感情を述べるために受診されたことを労った．その日より頭痛は軽減され，数日後にはほとんど消失した．しかし，彼女の複雑性悲嘆質問票（Inventory of Complicated Grief：ICG）およびうつ病の評価尺度としての PHQ-9（Patient Health Questionnaire-9：PHQ-9）のスコアは，治療前と比較してわずかに減少したが，ICG スコアは引き続きカットオフ値を上回っていた．

D ┃ 事例の検討（考察）

　この症例は，PGD の臨床実践に関連する 2 つの重要な点を強調している．第一に，PGD 患者の中には顕著な身体症状がみられる場合があり，身体症状が優勢であるがために，一般内科クリニックなどの精神科以外の医療を求める可能性が高いこと，第二に，これらの患者は，悲しみの二重過程モデルに基づいて，行動活性化療法と曝露療法を組み合わせた心理療法によって身体症状の改善がみられる可能性があること，である．

　2015 年の総説[9]によると，複雑性悲嘆治療（complicated grief treatment：CGT）と呼ばれる短期介入が，それまで最も広く研究されていた治療アプローチであった．この治療

Ⅱ　悲嘆の診断とアセスメント

を受けられない患者に対しては，介入による悲しみの調整に関する情報が提供され，喪失を思い出させることの回避を減らすための戦略（曝露）や行動を活性化するための戦略が含まれるべきである，とされている．行動活性化療法と曝露療法を比較した最近のランダム化比較試験（randomized controlled trial：RCT）では，有効性と脱落率の両方の点で曝露療法が有効であると報告されている[10]．さらに，他の RCT では，曝露療法と認知行動療法（cognitive behavior therapy：CBT）を組み合わせた短期治療が，PGD に対して CBT 単独よりも効果的であることが実証され，曝露療法の重要性が強調されている[11]．

　この症例の場合，実施した「想像の再訪問」「想像上の会話」などの曝露療法に加え，亡くなった夫が以前入院していた病院の医療従事者との面会が，苦痛な記憶に対する曝露療法として機能した可能性がある．

　興味深い点は，頭痛が悲しみによるものなのか，怒りによるものなのかということであるが，来院時に怒りを表現したり病院を批判し，再訪問することは頭痛の軽減に貢献したが，介入期間中，ICG スコアは変化しなかった．頭痛の軽減は ICG スコアの減少とは無関係に起こり，主に怒りや他者批判に関連しているようであった．死別は持続的な身体化と関連しているという報告もあり[12]，Facsimile Illness は怒りの具現化であると考えることもできるかもしれない．しかし，頭痛が一般的で非特異的なストレス反応であることを考慮すると，これが Facsimile Illness であると断定もできないが，患者が自分の頭痛を夫の病気の乗り移りと解釈し，悲嘆反応に対する二重過程モデルによるアプローチにより再来院の必要性を認識し，来院後に症状が解消したことは注目に値する．患者のうつ病を反映する PHQ-9 スコアはカットオフ値を下回ったが，悲嘆の程度を表す ICG スコアはカットオフ値を上回っており，両スコアは変動し続けており，彼女の状態がまだ安定していないことを示している．可能性として①亡くなった夫の病院を再訪問したことで，彼女は現実感が欠如している状態（最初の訪問時の彼女の主な訴えでもあった）から夫が"本当に亡くなった"という現実に直面することになり（Worden の第 1 の課題：喪失の現実を受け入れること[2]），夫の死という喪失の現実の受け入れが彼女に大きな打撃を与えたため，彼女の悲嘆が改善しなかった，②頭痛は，十分に軽減されなかった病院への怒りや後悔に加えて，別の苦痛（孤独など）を表現していた，などが考慮される．この場合，悲しむことは十分にできても，孤独など苦痛の部分には依然として対応する必要がある．これは，孤独を緩和するための特に回復志向のアプローチの必要性を示唆しており，二重過程モデルの喪失志向，回復志向の両方に対処することが重要であることを強調している．

E ‖ 事例のまとめ

　PGD における身体症状（特に Facsimile Illness）は，文献では十分に説明されていない臨床症候群であり，この症候群の認識と適切な管理は臨床的に不可欠である．まず，PGD は，睡眠障害，薬物乱用，自殺念慮や自殺行動，免疫機能不全などの他の健康問題と関連している．先行研究では，身体疾患（心血管疾患，高血圧症，糖尿病，慢性閉塞性肺疾患

など）のリスク増加や，自死遺族では苦痛を経験する割合が著しく高いことと関連していることも示されている[13, 14]．睡眠障害は，PGD による他の健康への悪影響の一因となる可能性がある．次に，PGD は医療現場で見落とされることが多く，PGD の身体症状（特に Facsimile Illness）をもつ患者は，一般診療で身体症状のみの治療を受けるか，医学的に説明のつかない身体症状のために心療内科または精神科に紹介されるリスクが特に高くなる[9]．最後に，これらの患者は病歴のみに基づいて診断でき，適切に管理されれば，少なくとも身体症状に関しては予後が良好である可能性がある．この病気は一度診断されれば治療可能であり，すべての医療従事者が心にとどめておくべきものである．

F まとめ

　本項では，身体症状を呈する遺族の悲嘆について症例も交えながら記載した．死別によって引き起こされる亡くなった家族の身体症状は見過ごされがちであり，認識する必要がある．遺族の身体的症状の意味をより深く理解し，適切なガイドラインや方針を策定するには，さらなる研究が必要であろう．

〔松岡弘道〕

文　献

1) Cacciatore J, Francis A: DSM-5-TR turns normal grief into a mental disorder. Lancet Psychiatry, 9: e32, 2022.
2) Worden JW: Grief Counseling and Grief Therapy: A Handbook for the Mental Health Practitioner. 5th ed. Springer Publishing, 2018.
3) Hennemann S, Killikelly C, Hyland P, et al.: Somatic symptom distress and ICD-11 prolonged grief in a large intercultural sample. Eur J Psychotraumatol, 14: 2254584, 2023.
4) Toblin RL, Riviere LA, Thomas JL, et al.: Grief and physical health outcomes in U.S. soldiers returning from combat. J Affect Disord, 136: 469-475, 2012.
5) Mughal S, Azhar Y, Mahon MM, et al.: Grief Reaction and Prolonged Grief Disorder. In: StatPearls [Internet]. Treasure Island（FL）: StatPearls Publishing, 2023.
6) Zisook S, de Vaul RA: Grief-related facsimile illness. Int J Psychiatry Med, 7: 329-336, 1976.
7) Matsuoka H, Takeuchi E, Kato M: Physical symptoms in prolonged grief disorder: a case report. Ann Palliat Med, 13: 1530-1536, 2024.
8) Stroebe M, Schut H: The dual process model of coping with bereavement: a decade on. Omega (Westport)61: 273-289, 2010.
9) Shear MK: Clinical practice. Complicated grief. N Engl J Med, 372: 153-160, 2015.
10) Eisma MC, Boelen PA, van den Bout J, et al.: Internet-Based Exposure and Behavioral Activation for Complicated Grief and Rumination: A Randomized Controlled Trial. Behav Ther, 46: 729-748, 2015.
11) Bryant RA, Kenny L, Joscelyne A, et al.: Treating prolonged grief disorder: a randomized clinical trial. JAMA Psychiatry, 71: 1332-1339, 2014.
12) Mallouh SK, Abbey SE, Gillies LA: The role of loss in treatment outcomes of persistent somatization. Gen Hosp Psychiatry, 17: 187-191, 1995.
13) Buckley T, Sunari D, Marshall A, et al.: Physiological correlates of bereavement and the impact of bereavement interventions. Dialogues Clin Neurosci, 14: 129-139, 2012.
14) Spillane A, Larkin C, Corcoran P, et al.: Physical and psychosomatic health outcomes in people bereaved by suicide compared to people bereaved by other modes of death: a systematic review. BMC Public Health, 17: 939, 2017.

Ⅱ　悲嘆の診断とアセスメント

4 生前の家族の リスクアセスメント

A 生前の家族のリスクアセスメントの必要性

　死別後の抑うつ・悲嘆の問題点の一つは，死別後に遺族と医療者の関係性が切れてしまい，死別後の抑うつや複雑性悲嘆を医療者が検出しにくくなることである．さらに，遺族は死別後の苦悩は自分で乗り越えるべき課題であると感じることが多く，それがさらに医療機関の受診や適切な相談支援へのアプローチを妨げることになる．死別後の抑うつや複雑性悲嘆は最悪の場合である自死や極度のひきこもり，社会生活の障害などを引き起こす可能性があるため，生前から家族のリスクアセスメントを行い，適切な遺族ケアを積極的に提供していくことが有用な可能性がある．そこで，本項では，死別後悲嘆に対する生前の家族のリスク要因について過去の研究の結果をまとめ，生前の家族のリスクアセスメントツールについても紹介する．なお，死別後悲嘆という単語は，特に断らない限りは死別後の抑うつ・複雑性悲嘆などの死別後反応の総称として用いる．

B 死別後の悲嘆に対する生前の家族のリスク

　死別後の悲嘆に対する生前の家族のリスク要因について表Ⅱ-4-1にまとめた．なお，このセクションは本書の編者による著書やいくつかのレビュー論文などの知見をまとめたものであり，参考文献も膨大にあがることから，それぞれの結果の詳細と参考文献は該当書籍や文献を参考にしてほしい[1~4]．

表Ⅱ-4-1　死別後の悲嘆に対する生前の家族のリスク

分　類	家族のリスク要因
死の状況	自殺，事故，犯罪，自然災害，突然死，予期できない死，死の準備ができていない死
家族の人口統計学的因子	子どもとの死別，配偶者，男性，若年，宗教をもたないこと
家族の生活環境	無職，趣味をもたないこと，低社会階層，精神疾患の既往
家族のパーソナリティ	自尊感情が低い，楽観性が低い，内的統制が低い
個人との生前の関係性	愛憎入り混じった両価的な関係，依存的関係，愛着が強いこと

① 死の状況

死の状況は死別後の悲嘆のリスク要因である．特に，自殺による死亡は遺族に大きな影響を与える．自殺の特徴の一つはそれを防ぐことができなかった罪責感や無力感であり，長期的に継続する．また自殺は社会通念上，悪いことだとみなされることが多く，家族にとって恥辱感やスティグマを与えるものとなる．自殺のことを周りに話すこともできず，孤独感も強い．故人が自殺した場合には，残された家族も自分も自殺するのではないかという恐怖に駆られたり，第一発見者の遺族はその光景が頭から離れない，フラッシュバックのように突然思い出す，悪夢にうなされるといった経験をもつことも多い．そのため，わが国では自死遺族に対するサポートグループなども存在する．

事故・犯罪・自然災害のような理不尽な理由による死亡も遺族の悲嘆の強いリスク要因になる．これらは理不尽さのほかにも遺体への損傷が強いこと，自然災害の場合は長期間発見されないこと，裁判や補償問題などが長引くことなども悲嘆を増強させる．

自殺・事故・犯罪・自然災害などは予期できない死である．死因の大多数は病死であるが，病死にも突然死や罹患から死別までの期間が短い場合など，死を予期していない場合がある．このような予期されない死，または，死の準備ができていない状況なども悲嘆のリスクになる．また，連続する喪失も悲嘆のリスクとなる．

死亡場所としては，自宅での死亡やホスピスでの死亡，ホスピスケアを受けることが悲嘆を軽減させ，ICU での死亡が心的外傷後ストレス症（posttraumatic stress disorder：PTSD）を増強させるという報告などがある．これらのほかにも，死亡前に受けた医療の質が良いことや，終末期医療に関する家族と医療者の話し合いを早くから行っていることなどが死別後の悲嘆を軽減するという報告もある．がん患者に限ったものであるが，わが国の死亡時の状況と悲嘆の関連は後述する J-HOPE 研究においても多くの要因が調べられている[5]．

② 人口統計学的因子

続柄としては子どもとの死別の場合に最も悲嘆が強いことが比較的一致して報告されている．また，配偶者との死別も愛着関係が強いことやその後の生活の問題などがあり，悲嘆の程度が高い．性別に関しては，配偶者との死別では男性のほうが死別による心身への影響が強く，自死のリスクも高い．男性は仕事以外に社会的ネットワークに乏しく，また，男性特有の強がりから配偶者の死亡について友人・知人などに相談できないなど，ソーシャルサポートに乏しい環境にあるからかもしれない．男性に関しては死別後の再婚によってその後の死亡リスクが低下したという報告もある．

年齢に関しては多くの研究が若年者のほうが高齢者と比較して悲嘆が強いことを示している．ただし，これらの研究の多くが配偶者との死別に関わるものであり，そうであれば若年の遺族は，故人も比較的若年であることになる．先に述べたように，子どもとの死別は非常に悲嘆が強く，子どもが若年であればあるほどその程度は高い傾向にあるが，ある程度の年齢に達した子どもを亡くした場合にも親の悲嘆は強いため，続柄と合

わせて考える必要があるだろう．人種では白人のほうが黒人より悲嘆が強いという報告があるが，アジア人と比較した研究は少ない．宗教に関しては海外の研究では死後の世界の存在に関する信念をもつ遺族は悲嘆への適応がよいという研究成果がある．また，死後の話ではあるが，宗教は教会の礼拝への参加など，人と接することやソーシャルサポートを促す効果もあるといわれている．これらは海外の研究が主であり，宗教に対する姿勢が異なる一般的な日本人に当てはまるかは不明な点が多い．

③ 生活環境

仕事に関しては，無職の者のほうが悲嘆への適応が悪いという研究結果がある．これは仕事に集中することで故人への過度の没頭を回避できることや，仕事による社会参加が癒しとなることが理由として考えられる．また，趣味に関しても同様の傾向があるといわれている．

これらと同様に，死別後も含んで孤立は悲嘆を増大させ，逆にソーシャルサポートが充実していることは悲嘆を軽減させると考えられている．

社会階層については必ずしも統一的な見解はないが，死別の経験者と非経験者の間の死亡率の差は低社会階層群において大きいという報告がある．貧困が悲嘆を増大させるという報告や，死別による収入の減少が悲嘆を増大させるという報告もある．また，精神疾患の既往がある遺族は悲嘆が強く，自死の確率が上昇するという報告もある．

また，これらに関連して，失業や貧困などを含み，遺族がストレス環境下にある場合は一般に悲嘆が増強される傾向にある．

④ パーソナリティ

死別後の悲嘆とパーソナリティに関しては，それほど多くの研究があるわけではないが，自尊感情の低さや楽観性の低さ，Locus of Control のうち内的統制が低いこと，もしくは外的統制の高いことなどがあげられている．Locus of Control は統制の所在ともいわれ，内的統制とは物事が起こった原因を自分に求めることであり，外的統制は外部（他人など）に求めることである．内的統制が高い遺族は，自分で死別を乗り越えようとする意志が強く，そのように行動するため，死別後の悲嘆に適応しやすいのかもしれない．性格特性としては，いわゆるレジリエンスといわれる回復力を有する遺族のほうが死別への適応がよいという報告もある．

⑤ 故人との生前の関係性

過去には故人との愛憎入り混じった両価的な関係や強い依存関係は死別後の適応を阻害すると考えられてきた．しかし，その後の研究では，生前の故人への愛着が強いことが死別後の適応を阻害するという研究成果も出ている．その反対に，夫婦間の葛藤が大きいほど死別後の思慕が弱いという結果もあるが，家族間の葛藤が死別後の悲嘆のリスクとなるという報告もある．故人と遺族の間で未解決な問題が存在したり，故人と遺族の関係性が世間から認められないものであるような場合には悲嘆が強くなると言われて

4 生前の家族のリスクアセスメント

いる．家族関係は複雑な要素から成立しており，必ずしも統一的な見解はない．

⑥ 予期悲嘆

予期悲嘆とは死別を予期した家族に現れる身体・心理的症状のことをいう．以前は予期悲嘆を経験することやその表出は死別後の悲嘆反応を軽減するという「都市伝説」のようなものがあったが，その後の研究では予期悲嘆が強い遺族は死別後の悲嘆も強いという研究成果がいくつか報告されている．

C がん患者の生前の家族のリスク（J-HOPE 研究）

がん患者の生前の家族のリスクについては，わが国で行われた J-HOPE 研究の結果が参考になる．J-HOPE 研究とはわが国で 5 回にわたり実施されてきた緩和ケア病棟の遺族を中心とした大規模多施設遺族調査である[5]．J-HOPE 研究では J-HOPE3 研究（2014年），J-HOPE2016 研究（2016 年），J-HOPE4 研究（2018 年）において，遺族の抑うつとして PHQ-9（Patient Health Questionnaire-9），複雑性悲嘆として簡易版悲嘆質問紙（Brief Grief Questionnaire：BGQ）という尺度を使用している．これら 3 つの研究において緩和ケア病棟で死亡したがん患者の遺族，計 18,774 人について PHQ-9，BGQ に統計学的有意に関連した要因をまとめた結果を**表Ⅱ-4-2** に示す[6]．

この研究は対象者数が多いため，多くの項目で有意になっているが，その中でも遺族の続柄が配偶者または患者の親であること，亡くなる前の家族のからだの健康状態が悪いこと，亡くなる前の家族のこころの健康状態が悪いこと，遺族が患者が亡くなることに対してこころの準備ができていないと考えていたことなどが，関連の強さを示す効果量（Effect Size）が 0.2 以上であり，死別後の悲嘆に関連があると考えられた．また，同様に患者の年齢が若いこと，患者が既婚であること，遺族の年齢が高齢であること，遺族の学歴が低いこと，亡くなる前に付き添った日数が多いこと，遺族が死後肉体は死んでも魂は残ると思っていることなどの変数は効果量が 0.1 以上であり，これらもある程度の関連がある可能性がある．

D 生前の家族のリスクアセスメントツール

冒頭で述べたように，生前に家族のリスクアセスメントを行うことは，死別後の悲嘆に対して適切なサポートを行うことを可能にするかもしれない．そのため，海外ではいくつかのリスクアセスメントツールが開発され[7～11]，臨床で活用されているようである．ここでは，まず，それらのうちの一つであり，わが国で日本語版の予備的検討が行われてい

69

Ⅱ　悲嘆の診断とアセスメント

表Ⅱ-4-2　J-HOPE 研究における緩和ケア病棟で死亡したがん患者の生前の家族のリスク

	BGQ （8 点以上）	PHQ-9 （10 点以上）
患者背景		
3 研究共通の質問項目		
性別（男）		0.04 ***
年齢（若年）	0.13 ***	0.11 ***
原発部位	0.06 ***	0.05 **
婚姻状態（既婚）	0.11 ***	0.10 ***
同居されていた方の有無（あり）	0.04 ***	0.03 ***
亡くなる 1 ヵ月前の医療費（高額）	0.07 ***	0.06 ***
患者本人の療養中の世帯年収（低収入）		0.04 ***
J-HOPE3，J-HOPE2016 に含まれる項目		
未成年の子供の有無（あり）	0.03 *	
J-HOPE3・J-HOPE4 に含まれる項目		
がん治療を受けていた期間（短い）	0.02 **	0.03 **
J-HOPE3 のみに含まれる項目		
患者と遺族がもともと病気や生活についてどの程度話していたか 　（よく話していた）	0.05 ***	
遺族背景		
3 研究共通の質問項目		
年齢（高齢）	0.12 ***	0.11 ***
性別（女）		0.04 ***
続柄（配偶者，患者の親）	0.21 ***	0.20 ***
学歴（低い）	0.09 ***	0.12 ***
J-HOPE3 のみに含まれる項目		
死後，肉体は死んでも魂は残ると思うか（思う）	0.10 ***	0.08 ***
遺族の死亡前状況		
3 研究共通の質問項目		
からだの健康状態（悪い）	0.16 ***	0.21 ***
こころの健康状態（悪い）	0.23 ***	0.25 ***
患者が亡くなる前 1 週間に付き添った日数（多い）	0.13 ***	0.11 ***
患者入院中に付き添いを代わってくれる人の有無（いなかった）	0.07 ***	0.08 ***
周囲の人が心配事や困りごとに耳を傾けてくれたか（聞いてくれない）	0.05 ***	0.09 ***
J-HOPE3・J-HOPE2016 に含まれる項目		
周囲の人がいたわりや思いやりを示してくれた頻度（示してくれない）	0.02 ***	0.06 ***
J-HOPE3・J-HOPE4 に含まれる項目		
患者様が亡くなることに対してのこころの準備ができていたか 　（できていない）	0.21 ***	0.21 ***
J-HOPE2 のみに含まれる項目		
お参り・お勤め・礼拝の頻度（定期的にする）	0.06 ***	0.01 *

数値は効果量（Effect Size）および統計学的有意性検定の結果，P<0.05 の場合は*，P<0.01 の場合は**，P<.0001 の場合は***で示す．3 研究共通の質問項目については n=18,774.

（舘脇怜奈，升川研人，青山真帆：遺族調査のアウトカムに対する患者背景・遺族背景の関連・寄与度．Palliative Care Research, 19: 13-22, 2024 より作成）

4　生前の家族のリスクアセスメント

るツールおよび前述の J-HOPE 研究に基づく悲嘆のリスクアセスメントに関する研究を紹介する.

① BRAT（Bereavement Risk Assessment Tool）

BRAT はカナダのビクトリアホスピスで悲嘆ケアを専門とする医療者らによって開発された，死亡時と生前の情報から悲嘆のリスク要因をアセスメントするツールである（表Ⅱ-4-3）[8].　BRAT は 36 項目のリスク要因と 4 項目のリスクを軽減する要因の計 40 項目から構成されている.　リスク要因として，社会資源，過去の喪失体験，コーピングスタイル，精神疾患歴，認知・知的障がいの有無，トラウマや暴力の有無，故人

表Ⅱ-4-3　BRAT 項目

Ⅰ．親　族
a）患者または故人の配偶者／パートナーである
b）患者または故人の親／保護者である

Ⅱ．介護者
a）主となって介護した家族または友人である

Ⅲ．メンタルヘルス
a）重度の精神疾患がある（例：うつ病，統合失調症，人格障害，不安障害）
b）重度の認知・知的障がいがある（例：発達障害，認知症，脳卒中，脳損傷）

Ⅳ．コーピング
a）薬物濫用／依存がある（内容を特定すること）
b）自殺を考えたことがある（具体的な計画や実行歴はない）
c）具体的な自殺計画や実行歴がある
d）現在や今後の自分自身のコーピングに対する不安がある
e）ストレス反応が強く，怒り，自責の念，不安など高い感情的状態にある
f）日常生活に強い影響を与えるほどの，故人への思いやイメージが 3 カ月以上継続している
g）利用可能なサービスやサポートを拒否している
h）喪失による感情を体験できない，または，死の現実を認められないことが 3 カ月以上継続している

Ⅴ．スピリチュアリティ／宗教
根本的な信念への疑念／意味の喪失，あるいは，信仰／スピリチュアルな苦悩がある

Ⅵ．共存するストレッサー
a）2 つ以上の求められる役割がある（例：ひとり親，仕事，他の人への介護など）
b）金銭面，生活面，健康面での問題／喪失がある（例：収入，保育，病気）
c）最近，死別以外の喪失体験があった（例：離婚，失業，転居，退職）
d）大切な人が命を脅かす病気で闘病中である／事故に遭った（例：患者や故人以外）

Ⅶ．過去のビリーブメント
a）過去の死別で未解決の問題が存在する
b）（患者が亡くなって）1 年以内に他の大事な人の死があった
c）3 年以内に 2 人以上が死亡した
d）子どもの頃（18 歳以下）に親／保護者の死または喪失を体験した

Ⅷ. サポートと関係
a) ソーシャルサポートが欠如している／社会的孤立状態にある （これらを実感している，または現実に起こっている．例：家から出られない） b) サポートを受けるうえで文化や言葉の問題がある c) 昔から，あるいは，現在，家族の仲が悪い d) 患者／故人との関係性に問題がある（例：虐待，依存）
Ⅸ. 子ども
a) 親，保護者，あるいは，きょうだいの死である* b) 分離不安や悪夢にうなされるなどの行動や症状が強い／継続している c) 親が子どもの喪失感に伴うさまざまな反応に対応できないという不安を表出している d) 親／保護者が自分自身のグリーフ反応を消化できず，子どもに目が向かない状況にある
Ⅹ. 患者，介護者，故人を取り巻く環境
a) 患者／故人が 35 歳以下である b) 死に対して心の準備ができていない（遺族の認識や態度から）* c) 看取りの場にいることの苦悩がある，あるいは，死は避けられたと認識する* d) 事件性のある死，あるいは，説明のつかない死（例：事故，自殺，不審死）* e) 医療提供者に対する特定の怒りがある（例：「誤診された」「あの時検査していれば」） f) ホスピス緩和ケアプログラムに対する特定の怒りがある（例：「あなたが妻を殺した」）
Ⅺ. 肯定的なビリーブメント結果を支える保護的ファクター
a) 効果的に適応するために備え持っている信仰や信念 b) 強いソーシャルサポートがある，または，サポートを求める姿勢がある c) 楽観主義／ポジティブな心理状態である d) ビリーブメントの助けとなるスピリチュアルな信念，宗教的な信念

＊死別後にアセスメントする項目

（廣岡佳代，坂口幸弘，岩本喜久子：Bereavement Risk Assessment Tool 日本語版の作成：家族を対象とした予備的検討．Palliative Care Research, 11: 225-233, 2016 より転載）

との関係性，死に対する意識などがあり，臨床で簡便にアセスメントされるように設計されている．

　わが国では廣岡らがBRATの日本語版を作成し，死別前に緩和ケアサービスを受けている 25 名の患者・家族に対して BRAT の測定を行うという予備的な検討を行った[12]．その結果，25 名中 10 名（40％）が中リスク以上と判断された．しかし，調査時（死別前）に測定した抑うつの評価尺度である CES-D（The Center for Epidemiologic Studies Depression Scale）や自尊感情の評価尺度である RSES-J（Rosenberg Self Esteem Scale），健康関連 QOL 尺度である SF-8（8-Item Short-Form Health Survey）との関連はみられなかった．この研究では死別後の測定がなされていないため，BRATがどの程度の悲嘆の予測性能をもつかはわからない．しかし，今後，わが国の悲嘆のリスクアセスメントを行うツールの候補にはなると考えられる．

② J-HOPE 研究のデータを用いた悲嘆のリスク予測

　Aoyama らは前述した緩和ケア病棟を中心としたがん患者に対する大規模多施設遺族調査である J-HOPE3，J-HOPE2016，J-HOPE4 研究の参加者から基準を満たした 17,313 名

の遺族を2つの群に分け，一方の群で悲嘆のリスクアセスメントモデルを作成し，もう一方の群でその予測性能を評価する研究を行った[13]．モデルに含んだ変数は，医療者が測定可能である変数として，患者・家族年齢，患者・家族の性別，続柄，介護期間中の家族の心身の健康状態，精神科疾患の既往，最期の1週間の面会状況，家族が死の準備ができているかとした．作成されたモデルに基づいた，死別後3ヵ月以降の抑うつの予測性能は感度82%，特異度52%であり，複雑性悲嘆の予測性能は感度82%，特異度59%であった．本研究は死別後アンケートを基にしたものであるため，実際に同程度の予測が死別前に可能かは現時点ではわからないが，現在，死別時から前向きに予測性能を測定する研究が進行中である．

〔宮下光令〕

文 献

1) Stroebe MS, Folkman S, Hansson RO, et al.: The prediction of bereavement outcome: development of an integrative risk factor framework. Soc Sci Med, 63: 2440-2451, 2006.
2) Stroebe M, Schut H, Stroebe W: Health outcomes of bereavement. Lancet, 370: 1960-1973, 2007.
3) 坂口幸弘：悲嘆学入門 死別の悲しみを学ぶ．昭和堂，2010.
4) Mason TM, Tofthagen CS, Buck HG: Complicated Grief: Risk Factors, Protective Factors, and Interventions. J Soc Work End Life Palliat Care, 16: 151-174, 2020.
5) 日本ホスピス緩和ケア研究振興財団：遺族によるホスピス・緩和ケアの質の評価に関する研究（J-HOPE）．〈https://www.hospat.org/practice_substance-top.html.〉［2025年1月閲覧］
6) 舘脇怜奈，升川研人，青山真帆ほか：遺族調査のアウトカムに対する患者背景・遺族背景の関連・寄与度．Palliative Care Research, 19: 13-22, 2024.
7) Kristjanson LJ, Cousins K, Smith J, et al.: Evaluation of the Bereavement Risk Index (BRI): a community hospice care protocol. Int J Palliat Nurs, 11: 610, 612-618, 2005.
8) Rose C, Wainwright W, Downing M, et al.: Inter-rater reliability of the bereavement risk assessment tool. Palliat Support Care, 9: 153-164, 2011.
9) Sealey M, Breen LJ, O'Connor M, et al.: A scoping review of bereavement risk assessment measures: Implications for palliative care. Palliat Med, 29: 577-589, 2015.
10) Roberts K, Holland J, Prigerson HG, et al.: Development of the Bereavement Risk Inventory and Screening Questionnaire (BRISQ): Item generation and expert panel feedback. Palliat Support Care, 15: 57-66, 2017.
11) Morris SE, Anderson CM, Tarquini SJ, et al.: A standardized approach to bereavement risk-screening: a quality improvement project. J Psychosoc Oncol, 38: 406-417, 2020.
12) 廣岡佳代，坂口幸弘，岩本喜久子：Bereavement Risk Assessment Tool 日本語版の作成：家族を対象とした予備的検討．Palliative Care Research, 11: 225-233, 2016.
13) Aoyama M, Miyashita M, Masukawa K, et al.: Predicting models of depression or complicated grief among bereaved family members of patients with cancer. Psychooncology, 30: 1151-1159, 2021.

Ⅱ 悲嘆の診断とアセスメント

5 治療が必要な遺族に対する アセスメント・ツール

A はじめに

本項では,「悲嘆」の主なアセスメント・ツールについて紹介する.死別を経験した遺族が悲嘆反応を示すことは自然なことではあるが,その程度・期間が通常から逸脱し,日常生活に支障をきたす場合がある.このような,治療が必要な程度の悲嘆,いわゆる「病的な悲嘆」については,複雑性悲嘆,遷延性悲嘆障害などと呼ばれ,その疾患としての位置づけや定義,呼称とともに長らくさまざまな学術的・診断的見地から議論がなされてきた.そして,その定義や呼称に応じて,古くからさまざまなアセスメント・ツールも開発されてきた経緯がある.

本項執筆時点では2022年に改訂された「精神疾患の診断・統計マニュアル第5版」(Diagnostic and Statistical Manual of Mental Disorders, 5th Edition, Text Revision: DSM-5-TR)に「遷延性悲嘆症(prolonged grief disorder: PGD)」として,「長期にわたる不適応的な死別反応／深刻で障害を与え続ける悲嘆」の診断基準が掲載され,最も臨床的・学術的にコンセンサスを得ている定義といえる[1].この遷延性悲嘆症は,死別後を少なくとも12ヵ月経過ののち,初めて診断される.一方で,それ以前に広く用いられていた"複雑性悲嘆"の定義は一般的に死別後6ヵ月経過後であり,診断として,あるいは病的な悲嘆のスクリーニングとして,アセスメント・ツールを使用する場合,このような概念・定義上の前提条件の違いにも注意が必要と考えられる.日本語版も開発されている,またはされる予定にある,悲嘆の主要なアセスメント・ツールについて,以下および表Ⅱ-5-1にまとめた.

B 悲嘆の主なアセスメント・ツール

① Texas Revised Inventory of Grief(TRIG):テキサス改訂版悲嘆質問票

Faschingbauerらによって開発され,ドイツ語,フランス語,ポルトガル語をはじめ,多言語に翻訳されている.古く1981年に開発され,広く使用されている尺度である.近年では主に通常の悲嘆の程度をアセスメントするツールとして扱われている.死別直後の悲嘆反応を回顧的に評価するPartⅠ(8項目)と調査時点での悲嘆反応を評価する

表Ⅱ-5-1 主な悲嘆のアセスメント・ツール

尺度名	測定概念	原版開発者，年	日本語版の作成および信頼性・妥当性の検討	日本語版入手方法	使用許諾／連絡先
TRIG Texas Revised Inventory of Grief（テキサス改訂版悲嘆質問票）	通常の悲嘆	Faschingbauer et al., 1981 年	有園ら，2005 年	不明	不明
ICG Inventory of Complicated Grief（複雑性悲嘆質問票）	複雑性悲嘆	Prigerson et al., 1995 年	中島ら，2008 年（報告書）	Web ページよりアクセス可〈https://endoflife.weill.cornell.edu/research/assessments_and_tools〉	必要 日本語版開発者（連絡先メールアドレス等は web よりダウンロードできるファイルに記載されている．）
BGQ Brief Grief Questionnaire（簡易版悲嘆質問紙）	複雑性悲嘆	Shear et al., 2006 年	Ito et al., 2012 年	日本語版 Validation 論文（Ito et al., 2012）Appendix よりアクセス可	必要 論文著者（日本語版開発者）
PG-13 Prolonged Grief Disorder 13（遷延性悲嘆障害評価尺度）	遷延性悲嘆障害	Prigerson et al., 2009 年	未	Web ページよりアクセス可〈https://endoflife.weill.cornell.edu/research/assessments_and_tools〉	必要 日本語版開発者（連絡先メールアドレス等は web よりダウンロードできるファイルに記載されている．）
PG-13R Prolonged Grief Disorder 13 Revised（遷延性悲嘆症評価尺度）	遷延性悲嘆症	Prigerson et al., 2021 年	未	未	―

Part Ⅱ（13 項目）の 2 因子と，故人との続柄，親密度，死別からの期間などを尋ねる 5 項目，全 26 項目からなる．Part Ⅰと Part Ⅱの比較によって悲嘆の段階の進度を評価できるとしているが，Part Ⅰの信頼性は疑問視されている．

② Inventory of Complicated Grief（ICG）：複雑性悲嘆質問票

1995 年に Prigerson らによって開発されて以降，複雑性悲嘆のアセスメント・ツールとして，世界的に使用されている尺度である[2]．日本語版は「複雑性悲嘆質問票」として，中島らによって開発された．19 項目 5 件法で，ICG の得点が 26 点，または 30 点以上で複雑性悲嘆とみなす．最も多く使用されてきた悲嘆の尺度といえるが "複雑性悲嘆" の概念に基づく尺度であり，利用の際には，現在の診断基準である遷延性悲嘆症とは基準が異なるため注意を要する．

③ Brief Grief Questionnaire（BGQ）：簡易版悲嘆質問紙

原版は 2006 年に Shear らによって米国 9.11 のテロ遺族を対象に開発された[3]．日本

Ⅱ　悲嘆の診断とアセスメント

語版は Ito らによって一般市民を対象として開発された[4].3～4年ごとに実施されている,日本ホスピス・緩和ケア研究振興財団の研究事業であるわが国の全国遺族調査「遺族によるホスピス・緩和ケアの質に関する調査(J-HOPE)」においても,2014年のJ-HOPE3研究以降使用されている[5].5項目3件法と非常に簡便な複雑性悲嘆のスクリーニング尺度である.合計得点8点以上で複雑性悲嘆の可能性が高い,5点以上で複雑性悲嘆の可能性がある(閾値以上の悲嘆)と評価される.簡便で回答負担も少ないため,調査研究には用いやすい利点があるが,日本以外では多くは使用されていない.ICG同様,"複雑性悲嘆"の概念に基づく尺度であり,今後の利用の際には,現在の診断基準である遷延性悲嘆症とは基準が異なるため注意を要する.

④ Prolonged Grief Disorder：PG-13（遷延性悲嘆症評価尺度）

　Prigerson らによって,DSM-5,ICD-11 の診断基準として遷延性悲嘆症を加えることを目的とした研究の一環で開発された診断のためのツールである.5件法の項目11項目と,出来事の有無を2件法で尋ねる2項目の合計13項目で構成されている.米国で開発された比較的新しい尺度のため比較可能な先行研究が少ないことや,診断ツールとして開発されたものであるため,悲嘆の強さを連続的に評価できるかという点については限界があった.また,改訂に伴い,DSM-5-TR の遷延性悲嘆症の診断基準とも若干の相違が生じた.そのため,近年(2021年),改訂版である PG-13 Revised(PG-13R)が開発された[6].2024年10月時点においては,悲嘆の強さ,または病的な悲嘆のアセスメントについては PG-13R を用いることが最も適していると考えられる.しかし,日本語版の作成および信頼性・妥当性の検証については進められているものの,2024年10月時点では論文化されていない.

C┃遺族に対する悲嘆以外のアセスメント

　遺族の精神・心理学的な健康をアセスメントする際には,悲嘆反応以外の症状についても目を向ける必要がある.わが国のがん患者遺族に対する大規模遺族調査の結果では,死別後半年から2年半程度経過した遺族においてうつ,病的な悲嘆(複雑性悲嘆)の推定割合はどちらも約15%であり,希死念慮(過去2週間以内)を抱いた遺族の割合は11%であった[7,8].わが国の一般人口でうつ病の生涯有病率が5～6%程度であることを考えると,遺族はハイリスクであることが窺える.海外の研究においても,遺族はよりうつや不安障害,心的外傷後ストレス症(posttraumatic stress disorder：PTSD)を抱えやすいこと,そしてそれらが必ずしも単独でなく,併存しうることが明らかになっている(p.280の図参照)[9].さらに,わが国の大規模遺族調査では,うつと複雑性悲嘆の両方を抱える遺族のほうが,どちらか単独あるいはどちらも低リスクの遺族よりも,うつ・複雑性悲嘆いずれの度合いも高いことが明らかとなっており,併存する場合により症状が重症化しやすいことが示唆されている(図Ⅱ-5-1)[10].悲嘆を疾患として定義する場合,前述のとおり現

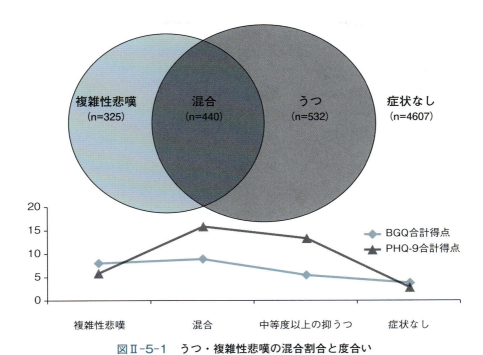

図Ⅱ-5-1　うつ・複雑性悲嘆の混合割合と度合い

(Aoyama M, Sakaguchi Y, Morita T, et al.: Factors associated with possible complicated grief and major depressive disorders. Psychooncology, 27: 915-921, 2018 より作成)

行の診断基準に沿うとすれば，著しい苦痛を1年経過した後に判断されることとなる．しかし，臨床的にはそれほどの期間，当事者が苦痛を感じているにもかかわらず経過を観察するというのは現実的でないともいえる．実際にDSM-5-TRでは，遷延性悲嘆症とうつ病の両方の診断基準を満たす場合には，両方とも診断されるべきとされている[1]．したがって，遺族の悲嘆のアセスメントにおいては，死別というエピソードやその後の経過期間，悲嘆反応の程度はもちろんのこと，その他の併存疾患（うつ，不安障害，PTSD）にも目を向ける必要がある．

ほかにも，遺族は飲酒量が増加しやすいことや，不眠を抱えることが多いこと，そしてこれらの傾向は悲嘆の度合いが強いあるいは病的な悲嘆を抱えるほど強いことが明らかになっている[11,12]．これらのことから，遺族と向き合う際は"悲嘆"だけでなく，他の精神・心理的状態（うつや不安，PTSDなど）のアセスメントも合わせて，多面的にとらえ，画一的ではないアプローチをすることが重要である．

悲嘆のアセスメント・ツールは概念の変遷に伴い，その都度尺度開発がされてきた経緯があるため，どの尺度が最も適しているかの選択は難しい．

また，悲嘆には文化的・宗教的な背景も大きく影響すると考えられているが，これまで開発されてきたアセスメント・ツールの多くが欧米で開発されたものであり，日本人特有の信頼性・妥当性高いアセスメント・ツールの開発も期待される．

〔青山真帆〕

Ⅱ 悲嘆の診断とアセスメント

文 献

1) American Psychiatric Association: Diagnostic and Statistical Manual of Mental Disorders 5th Edition, Text Revision, DSM-5-TR™: American Psychatric Assocation Publishing, 2022.

2) Prigerson HG, Maciejewski PK, Reynolds 3rd CF, et al.: Inventory of Complicated Grief: a scale to measure maladaptive symptoms of loss. Psychiatry Res, 59: 65-79, 1995.

3) Shear KM, Jackson CT, Essock SM, et al.: Screening for complicated grief among Project Liberty service recipients 18 months after September 11, 2001. Psychiatr Serv, 57: 1291-1297, 2006.

4) Ito M, Nakajima S, Fujisawa D, et al.: Brief measure for screening complicated grief: reliability and discriminant validity. PLoS One, 7: e31209, 2012.

5) Aoyama M, Morita T, Kizawa Y, et al.: The Japan HOspice and Palliative Care Evaluation Study 3: Study Design, Characteristics of Participants and Participating Institutions, and Response Rates. Am J Hosp Palliat Care, 34: 654-664, 2017.

6) Prigerson HG, Boelen PA, Xu J, et al.: Validation of the new DSM-5-TR criteria for prolonged grief disorder and the PG-13-Revised（PG-13-R）scale. World Psychiatry, 20: 96-106, 2021.

7) Aoyama M, Miyashita M, Masukawa K, et al.: Factors related to suicidal ideation among bereaved family members of patients with cancer: Results from a nationwide bereavement survey in Japan. J Affect Disord, 316: 91-98, 2022.

8) Aoyama M, Miyashita M, Masukawa K, et al.: Predicting models of depression or complicated grief among bereaved family members of patients with cancer. Psychooncology, 30: 1151-1159, 2021.

9) Simon NM, Shear KM, Thompson EH, et al.: The prevalence and correlates of psychiatric comorbidity in individuals with complicated grief. Compr Psychiatry, 48: 395-399, 2007.

10) Aoyama M, Sakaguchi Y, Morita T, et al.: Factors associated with possible complicated grief and major depressive disorders. Psychooncology, 27: 915-921, 2018.

11) Aoyama M, Sakaguchi Y, Fujisawa D, et al.: Insomnia and changes in alcohol consumption: Relation between possible complicated grief and depression among bereaved family caregivers. J Affect Disord, 275: 1-6, 2020.

12) Stroebe M, Schut H, Stroebe W: Health outcomes of bereavement. Lancet, 370: 1960-1973, 2007.

Column

膵臓がん遺族の悲しみと遺族ケアの重要性

　膵臓がんは「21世紀に残された最後の難治性がん」とも称される病であり，多くの患者が診断後,転移性であれば数週間から1～2年という短い生存期間を迎えます.こうした厳しい現実は，患者のみならず，その家族にも大きな影響を及ぼします．家族が急に愛する人を失うことにより，衝撃と深い悲しみが長く続くことがあります.このような状況で遺族ケアの重要性は非常に高まります.

　私の妹も，膵臓がんで亡くなりました．その経験を通じて，遺族ケアの必要性とその効果を深く実感しました．妹が膵臓がんと診断されたとき，家族全員が深い絶望感に包まれました．診断後の数ヵ月間は，妹が治療に耐えながら，家族全員が彼女を支えるために精一杯の努力をしました.

　妹が治療を続ける中で，クリスマスの時期に東京ディズニーシーへ家族全員で出かける機会がありました．妹の主人と息子，母，叔母とともに過ごしたそのひとときは，私たちにとってかけがえのない思い出となりました．妹と私は幼い頃，よく千鳥ヶ淵で桜を見に行ったものです．ディズニーシーで過ごす間，満開の桜を目標に，再び千鳥ヶ淵で花見をしようと約束しました.

　その後，妹は治療に専念し，春を迎えることができました．都立駒込病院から「卒業式」と称して看護師や医師に暖かく見送られ，退院しましたが，実際にはNTT東日本関東病院の緩和ケアに移動するためのものでした．救急車から見えた千鳥ヶ淵の桜は，ちょうど満開で，妹が治療を諦めることなく，約束を果たしてくれたのだと感じました．その後，妹を緩和ケア室で見送ることができたことは，私たち家族にとって大きな慰めとなりました.

　妹の死後,私たち家族は深い悲しみの中で過ごしました．しかし,遺族ケアのサポートを受けることで，少しずつ前に進むことができました．遺族ケアは，遺族が悲しみを乗り越え，再び日常生活に戻るための重要な支えとなります．特に，膵臓がんのように短期間で家族を失う場合，その衝撃は非常に大きく，適切なケアが必要不可欠です.

　遺族ケアの一環として，私は自分の経験を共有することの重要性を感じました．多くの遺族が同じような悲しみや絶望感を感じていることを知り，共感と支えを提供することができます．私自身，妹の死後，多くの遺族と交流し，ともに悲しみをわかち合うことで，自分の悲しみを少しずつ癒していくことができました.

　膵臓がんの遺族にとって，最も重要なのは，自分たちが一人ではないことを知ることです．遺族ケアの提供者は，専門的な治療やサポートを通じて，遺族が悲しみを乗

り越える手助けをします．これには，心理的なサポートや，遺族が自分の感情を表現する場を提供することが含まれます．私たちが経験したような困難な時期を過ごす遺族に対して，適切なケアとサポートを提供することは，彼らが前に進むための大きな力になると感じています．

　妹との思い出や約束を胸に，私はこれからも遺族ケアの重要性を広め，支え合うコミュニティの一員として活動を続けていきたいと考えています．遺族ケアは，悲しみを共有し，乗り越えるための大切な支えであり，私たち一人ひとりがその重要性を理解し，実践することが求められています．

〔眞島喜幸〕

Column

死別や悲嘆を調査するときに

　死別や悲嘆に関する科学的アプローチは，臨床的アプローチと調査的アプローチに区分することができる．前者は死別や悲嘆（喪失）を経験した方への支援や治療を中心とするアプローチであり，臨床の場を訪問したクライエントが対象になることが多い．後者は死別や悲嘆を経験した方の心理を，面接や質問紙で把握するアプローチである．本コラムでは，筆者が心掛けてきた後者のアプローチの留意点を説明する．なお，一般的な調査の留意点は他書に譲り，本コラムでは死別や悲嘆に関わる調査に特有の留意点を紹介する．

　筆者はいくつかの研究グループに参加し，1990年から災害遺族への面接，航空機事故遺族への面接と質問紙調査，一般遺族への質問紙調査などを行ってきた．1991年時点では，死別や悲嘆に関しては個別の事例報告が多く，調査研究としては，河合千恵子氏による高齢者死別研究や副田義也氏による交通事故遺族研究が散見される状況であった[1]．以下の議論の一部はこれらの調査経験に基づいている．

死別や悲嘆に関する調査面接

　臨床面接と調査面接には「ラポールの形成」などの共通点はあるが，微妙に異なる部分もある．例えば，面接者が被面接者に「あなたがおっしゃっていることは，こういうことですね……」と尋ね，被面接者が「はい」と答えたら，臨床面接では要約や明確化が成功したことになる．しかし，調査面接では失敗である．調査面接では被面接者が話した言葉しかデータにならないためである．この例では「はい」しかデータにならない．

　死別や悲嘆に関する面接調査を行う際の留意点としては，鈴木によるもの[2]が参考になる．鈴木は一般的な面接の留意点をあげた後，微妙なテーマの留意点をあげている．表1はその中で死別・悲嘆の調査面接に関わる部分を抜粋している．表1にあげた留意点はいずれも重要であるが，この表に触れられていない留意点をいくつかあげておきたい．

　死別や悲嘆に関しては，さまざまな地域文化が存在するので，事前に地域文化の知識を得ておくことが望ましい．例えば，仏教が浸透している地域で面接を行う場合には，訪問してご挨拶した後，まず仏壇に手を合わせることが望ましい．

　一般的な面接調査に比べると，死別や悲嘆の経験者への面接は，言葉遣いに配慮する必要がある．例えば「遺族」や「被災者」は，被面接者への使用を避けたい．被面

Column

表 1　鈴木による調査面接の留意点

①服装は対象者が貶められていると感じないように注意する．過度に堅苦しくなく．
②最初に秘匿の保証を再確認する．
③話すことを承諾していることを想起し，過度の遠慮はすべきではない．
④話したいか否かは，対象者に任せる．
⑤感情や情動を扱う前には，客観的具体的なトピックに時間をかける．
⑥非常に感情的になった場合には，休憩を取りたいかを確認し，適宜休ませる．
⑦強い情動に対しては，情動的なコメントをせず，共感と関心を示す．
⑧研究者に怒りや敵意を示すときにも，冷静に保ち，個人的な攻撃と受け取らず，承認と「もっと話して欲しい」という態度をとる．
⑨研究者の不安や困惑はすぐに伝わる．微妙な質問も当然でなんでもないことのように扱う．
⑩対象者がその問題で苦しんでいる場合には，支援機関や医療機関に関する情報を提供する．ただし，調査者はカウンセラーの役をしてはいけない．

(鈴木裕久：臨床心理研究のための質的方法概説．創風社，2006 より作成)

接者の体験の個別性に配慮しない言葉に聞こえるためである．遺族外来を行っている大西は遺族に言ってはいけない言葉として，「がんばってね」「あなたがしっかりしていないとだめ」「元気？」「落ち着いた？」「気持ちの整理はつきましたか？」などをあげている [3]．調査面接でもこうした安易な励ましや回復の期待の押しつけはしないように留意したい．

　筆者が死別や悲嘆のフィールド調査で調査者に強く指示するのが，「あなたの気持ちはわかります」「私も同じです」などの言葉を使わないことである．調査者自身が喪失体験をしていると，被調査者に同情・共感し，こうした言葉を発しやすい．しかし，これらの言葉は話の主体を被調査者から奪うだけでなく，被調査者の喪失の個別性をないがしろにする言葉になる．もし調査者が家族を喪失したとしても，それは自宅か病院での体験であろう．しかし，被調査者は津波にさらわれ変わり果てたご遺体の一部と，多くの人が行き交う遺体安置所の中で対面したのかもしれない．被調査者の喪失体験は調査者と「同じ」ではない．死別・悲嘆に関わる調査者は，喪失の個別性に配慮してほしい．

　フィールドで死別や悲嘆の面接をしたときは，できれば夜などに面接者同士でミーティングをしてほしい．「調査者のデフュージング」と呼ばれるストレス解消法である．このミーティングができない場合には，経験の豊かな指導者にスーパーバイジングを受けることを勧めている．つらい体験を聞くことは，調査者に代理受傷・共感性疲労

を引き起こしやすい．被災地での臨床と同じように，自身のストレスケアをきちんと行ってほしい．

死別や悲嘆を経験した人は，面接者から無意識に回答を誘導されたり，被面接者が喪失当時の気持ちを想起するため，面接時の発言の中でネガティブな感情を強調するバイアスが生じやすい．データを解釈するときには，多くの遺族が普段の生活を平穏に送っていることを想起し，こうしたバイアスを考慮する必要がある．

死別や悲嘆に関する質問紙・web調査

死別や悲嘆に関する調査では，質問紙を集団に配付したり，郵送して回答を求める質問紙調査や，webページ上に質問項目を呈示して回答を求めるweb調査が行われている．最近の心理学では多くの調査会社が保有する登録者のリストから，対象者を選んでweb調査を行う形式（webパネル調査などと呼ばれる）の調査が増えてきた．Webパネル調査は回答者に一定の偏りがみられたり，いい加減な回答（項目に十分な注意を払わない回答，satisfice[4]）がみられたりすることがあるので，注意が必要である．

死別・悲嘆研究ではwebパネル調査以外に，遺族会のリストや病院患者の遺族リストなどを基にした調査も多い．こうしたリストに基づく調査の場合に気を付けたいのが，リストの目的外使用である．リストを作成する際に，対象者が自分の名前や住所などを調査に使われることに説明合意を得ているかを，調査計画時に確認しておく必要がある．リストの目的外使用は個人情報保護法などに抵触する危険性もある．

死別や悲嘆に関する調査では，喪失当時の状況や喪失時の気持ちなどを尋ねることが多い．これらの項目は，侵襲性（回答者を傷つける可能性）が高い項目にあたる．そのため，回答後に不快を感じたり，心の痛みを感じた方のために，相談窓口を設けることが望ましい．相談窓口は，外傷性ストレスに詳しい公認心理師や医師が対応する．ただし，こうした窓口では何回にもわたる相談を受けることはできないため，相談後に必要であれば医療機関や相談機関を紹介するという対応をとることが多い．この窓口の存在は，調査回答前に呈示しておく．

些細なことではあるが，つらい体験を尋ねた調査の後のほうには，前向きの設問を置いておきたい．成長感や，日頃の楽しいこと，ストレス解消に関する設問などを設ける．こうした項目を最後のほうに置くと，回答者が「回答して良かった」と感じやすい．ときには，回答前に回答者自身が気が付いていないポジティブな側面に気が付くこともある．

調査の最後に自由記述欄を設けると，調査で回答できなかったさまざまな思いが記

載されることが多い．中には，回答枠を越えて A4 判で 2 枚にわたるコメントを書いて下さった方もいた．コメントの中には調査への批判もときにはあるが，「自分の気持ちをわかってほしい」という切実な思いが込められていることが多い．そうしたコメントを質問紙からデータ入力しているときに，涙が止まらなかった共同研究者もいた．

研究の意義を自覚する

　質問紙調査でも面接調査でも，死別や悲嘆の調査をしていると，「自分はこんなことを尋ねていいのだろうか」とか「こんなつらい体験を聞き取っていいのか，自分にはそんな資格があるのか」と悩むことがある．そんなときには，自身の研究の意義を思い出してほしい．

　筆者も幾度かこのような思いにとらわれたことがある．そのときは先行していた研究者の報告書や研究を思い出していた．例えば冒頭で紹介した副田氏の何冊もの報告書が，いかに交通遺児への社会的支援に結びついてきたかなどを．
「自分の研究は，今話している方には直接役立たないかもしれないが，これから死別や悲嘆を体験する人のために役立つのだ，役立たせるのだ」と．

　今，死別や悲嘆の調査に携わっている方々も，迷いを感じたときには，自身の研究の意義を思い起こしていただきたい．

〔松井　豊〕

文　献

1）松井豊，鈴木裕久，堀洋道，ほか：日本における災害遺族の心理に関する研究の展望 1．聖心女子大学論叢，85: 77-109, 1995.
2）鈴木裕久：臨床心理研究のための質的方法概説．創風社，2006.
3）大西秀樹：遺族外来 —大切な人を失っても．河出書房新社，2017.
4）三浦麻子，小林哲郎：オンライン調査における努力の最小限化が回答行動に及ぼす影響．行動計量学，45: 1-11. 2018.

Ⅲ
悲嘆の治療とケア

Ⅲ　悲嘆の治療とケア

1 遺族ケアガイドライン

A はじめに

　この度，日本サイコオンコロジー学会と日本がんサポーティブケア学会の合同事業として，「遺族ケアガイドライン2022年版 〜がん等の身体疾患によって重要他者を失った遺族が経験する精神心理的苦痛の診療とケアに関するガイドライン〜」[1,2] が発刊された（図Ⅲ-1-1）．本書の編者である明智龍男先生より委員長を拝命し，2019年10月より21回の全体会議を経て，2022年6月に発刊することができたので，その過程と今後の課題，改訂版への現在の動向について紹介する．

B 遺族ケアガイドライン作成の目的

　現在わが国では年間38万人以上ががんで亡くなっている．患者の死は，多くの医療者にとっては治療の終結であっても，遺族にとっては死別の苦しみの中で生きていくことの始まりである．また予期悲嘆といわれるように，がんの診断時から悲嘆反応がみられることもある．がんに限らず最愛の家族や大切な人（ガイドラインでは重要他者としている）を失うことは，多くの人にとって人生で最大の苦しみともいえる．このように，がんは患者のみならず家族・遺族にとっても大きな苦しみとなるため，サイコオンコロジーでは，がんを「家族の病」，家族は「第2の患者」としてとらえることの重要性が示唆されている．

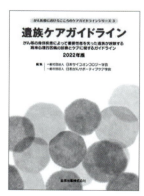

図Ⅲ-1-1　遺族ケアガイドライン2022年版
日本サイコオンコロジー学会／日本がんサポーティブケア学会（編），金原出版，2022.

本ガイドラインは，身体疾患によって重要他者を失った遺族を支える立場にある医療者を広く対象とし，がん患者における遺族ケアを中心にして，その最新の知見を総括した上で，評価と標準的対応について示すことを目的として作成されている．死別による悲嘆は当然の精神心理的反応としてとらえやすいが，ときには心理的苦痛が長期にわたり，日常生活が著しく障害されることもある．最悪の場合，自死という悲痛な結末をもたらすこともあるため，積極的な支援が望まれる遺族もいる．具体的には，うつ病，適応障害，複雑性悲嘆（本ガイドライン作成中の 2022 年 3 月に『精神疾患の診断・統計マニュアル第5版』（Diagnostic and Statistical Manual of Mental Disorders, 5th Edition, Text Revision：DSM-5-TR）が米国精神医学会より発刊され，遷延性悲嘆症〈prolonged grief disorder：PGD〉が，疾患単位として位置づけられた）といった状態に相当する場合には適切な介入が必要と考えられるため，本ガイドラインでは，これらの状態を中心にその評価と支援の方法について扱うこととしている．

C ガイドラインに含まれる内容について

本ガイドラインでは，総論として，悲嘆の概念と理論をはじめとする家族，遺族のケアについての基本的事項については，広く一般医療者向けにⅡ章で取り上げているが，医療者以外の方が読んでも理解可能な内容となっており，実際多くの家族・遺族ケア外来患者より好評を得ている．

また，重要他者を失った遺族の支援に関する研究はまだ発展途上であり，全体としてランダム化比較試験（randomized controlled trial：RCT）をはじめとした質の高い臨床研究が少ないのが現状である．一方で，死別に関連する問題は個別性も強く，支援の中で死別後の対処や生き方・生きる意味を扱ったり，多職種での連携が求められたりする分野であることから，医療者にとっても，患者家族・遺族にとっても，情報ニーズが高く，臨床上，非常に重要なテーマが存在する．そこで本ガイドラインでは，専門家向けのテーマをⅢ章で扱いつつ，患者自身の声を含めたコラムの充実を目指して作成されている．

D ガイドラインの特徴

本ガイドラインの大きな特徴は，他の学会などのガイドラインに比べて，臨床疑問が2つのみで，総論やコラムが充実している点にあるので，その背景について少し触れておきたい．本ガイドラインは，もともと，本書編者の明智龍男先生が研究代表者であった厚生労働科学研究費補助金においての課題に，「わが国のがん患者の家族・遺族に対する効果的な精神心理的支援法のガイドライン作成」が含まれていたため，作成を開始した．その後，実際に系統的レビューを進める過程で，がんのみを対象とすると臨床研究がほとんど存在しないことが示唆された．そこで，より広い対象を念頭に作成することで，ガイド

Ⅲ　悲嘆の治療とケア

ラインをより有用なものにすることができるであろうというガイドライン作成メンバー内
での議論を経て，より広く対象を設定（身体疾患による病因死が70％以上の研究を対象
とした）することになった．以上のような経緯から，文中には「がん」のみではなく，「が
ん等」という文言が適宜含められている．したがって，そのプロセスで得られた知見はが
ん以外の身体疾患によって重要他者を失った遺族にも役立てることができると考えられ
る．

　また，遺族の経験する心理状態や精神症状については，国際的にもそのとらえ方や考え
方に差異が大きいため，まずこれらの現状を整理する必要が大きいと考え，総論やコラム
で十分な解説を加えることとし，同時に用語集の充実を目指すこととしている．

E ┃ 臨床疑問について

　臨床疑問については，精神心理的苦痛に対しての非薬物療法，薬物療法（向精神薬）の
2つから成り立っている．薬物療法の推奨については，うつ病と複雑性悲嘆で異なる結果
であったため，これらは分けて記載することとした．詳細はガイドラインを参照いただき
たいが，以下に概説を示しておく（**表Ⅲ-1-1**）．

① **臨床疑問1：がん等の身体疾患によって重要他者を失った（病因死）18歳以上の成人**
遺族が経験する，臨床的関与が必要な精神心理的苦痛に対して，非薬物療法を行うこ
とは推奨されるか？

　メタ解析を実施した結果，非薬物療法により，遺族の抑うつおよび悲嘆の改善につな
がることが示唆された．

　しかし，操作的診断基準に基づき診断された精神疾患を対象とした研究は少ないこと，

表Ⅲ-1-1　遺族ケアガイドラインにおける臨床疑問と推奨文

	臨床疑問1：がん等の身体疾患によって重要他者を失った（病因死）18歳以上の成人遺族が経験する，臨床的関与が必要な精神心理的苦痛に対して，非薬物療法を行うことは推奨されるか？	臨床疑問2a：がん等の身体疾患によって重要他者を失った（病因死）18歳以上の成人遺族が経験するうつ病に対して，向精神薬を投与することは推奨されるか？	臨床疑問2b：がん等の身体疾患によって重要他者を失った（病因死）18歳以上の成人遺族が経験する複雑性悲嘆に対して，向精神薬を投与することは推奨されるか？
推奨文	臨床的関与が必要な精神心理的苦痛として抑うつや悲嘆の軽減を目的に，非薬物療法を行うことを提案する．	うつ病による抑うつ症状の軽減を目的として，抗うつ薬を投与することを提案する．	複雑性悲嘆の軽減を目的とした抗うつ薬等の向精神薬を投与しないことを提案する．
推奨の強さ	2（弱い）	2（弱い）	2（弱い）
エビデンスの確実性（強さ）	C（弱い）	C（弱い）	C（弱い）

（日本サイコオンコロジー学会／日本がんサポーティブケア学会（編）：遺族ケアガイドライン2022年版．p.71, 86,
87. 金原出版，2022より作成）

介入前の重症度に大きなばらつき（通常の悲嘆〜複雑性悲嘆）を認めること，介入の内容，介入時期，アウトカムの指標は多様であることなどから，非薬物療法全体としての結論を出すには異質性が高いと考えられたため，全遺族ではなく臨床的関与が必要な精神的苦痛をもつ遺族に対して，対象者の心理社会的問題や死別後の重症度に合わせて，介入期間・方法を検討するような**非薬物療法を行うことを提案する**こととした．

② **臨床疑問 2a：がん等の身体疾患によって重要他者を失った（病因死）18 歳以上の成人遺族が経験するうつ病に対して，向精神薬を投与することは推奨されるか？／臨床疑問 2b：がん等の身体疾患によって重要他者を失った（病因死）18 歳以上の成人遺族が経験する複雑性悲嘆に対して，向精神薬を投与することは推奨されるか？**

系統的レビューの結果，5 件の文献の質的解析を行った．その結果，**うつ病**については，有効性を認めたことから，**向精神薬を投与することを提案する**こととなった．しかし，エビデンスレベルの高い RCT は少ないこと，およびそれらの RCT で使用されている薬剤もわが国での使用は極めて限定的であったり，わが国では未承認薬であるため，非直接性が高いと考えられた点には注意が必要である．

複雑性悲嘆については，有効性を認めなかったことから，**向精神薬を投与しないことを提案する**こととなった．

繰り返しになるが，抗うつ薬の使用を検討する場合，うつ病か複雑性悲嘆かで推奨の方向性は変わってくるので，まずはしっかりと診断を行うことが重要である（診断については本書 p.48 を参照されたい）．

F 海外との比較

海外に目を向けてみると，イギリスの NICE のガイドラインでは，死別された方の大半は，家族・友人からサポートを受け，病院などでの専門的死別支援を必要としていないことが報告されている[3]．一方で，死別者の 10 〜 20％が複雑性悲嘆を発症し[4]，30％以上の死別者が，長期間にわたって大きな苦痛を経験し，不安や抑うつの症状が持続することも記載されており[5]，おおむね日本と同じような傾向を認める．遺族支援の方法については，診断や遺族との関係にかかわらず，NICE の「成人がん患者の支持療法と緩和ケアの改善」のモデル[6,7]に従う必要があるとされている．そこでは，多くの人は死別直後の悲しみについて理解していないため，すべての遺族は，死別の経験や他の支援の受け方についての情報を提供されるべきであるとされている．具体的なケアの例として，死別についての情報リーフレット，電話サポート，シンパシーカード（故人に対する感謝の気持ちとお別れの挨拶を伝えるカード）や手紙，情報・教育セッションなどがあげられている．また，遺族と会話する際のヒント集もまとめられているので，掲載しておく（**表Ⅲ-1-2**）[3]．

また，豪州（ビクトリア州）のガイドライン[8]では，①患者の入院後，できるだけ早い時期に，最低限主介護者の同意を得て，包括的な遺族のリスクアセスメントを実施すること，②死亡時（または死後可能な限り速やかに）には，リスクアセスメントを行うために，

Ⅲ　悲嘆の治療とケア

表Ⅲ-1-2　遺族をサポートするための会話のヒント集

①自分流にやる−私たちは皆違っていて，死に対する反応もさまざまです．悲しむ方法に正解も不正解もありません．自分にとって正しいと思う方法を試してみて下さい．
②悲しみは普通のことです−それは，人間であること，感情をもつことの一部です．
③悲しみは旅のようなものです−しばしばつらいものですが，波はあるものです．
④悲しみの改善に近道はありません−悲しみの改善には時間がかかります．それはしばしば，あなたや周りの多くの人が期待するよりもずっと長い時間がかかります．
⑤悲しむことも，生きることも，どちらも普通のことです−亡くなった人のことを考えないようにしても，それはそれでいいのです．
⑥自分の感情を表出することで，喪失感に対処することができます．
⑦悲しみは死別に対する自然な反応です．しかし，人によっては，うつ病になることがあります．これは対処可能なので，医師に相談しアドバイスをもらってください．医師はあなたを助けるためにいます．一人で対処しようとする必要はありません．
⑧自分に優しく−悲しんでいる間はあまり無理をしないようにしましょう．

（Allen K, Buckle R, Oakes S, et al.: Guidelines for Bereavement Support in Palliative and End of Life Care. NICE guideline, pp.1-26, 2017 より作成）

死亡の結果，家族が受けたトラウマの程度を評価すること，③死亡後 12 週間には，すべての主介護者に電話でフォローアップを行い，さらなる評価や支援が必要かどうかを判断すること（緩和ケアサービスから命日カードや追悼式への招待状が送られることもある），④死亡後約 6 ヵ月の時点で，悲嘆が長引く，あるいは複雑になるリスクが高いと特定された人々には，遷延性悲嘆障害評価尺度（PG-13）[9] などの検証済みのツールを使った包括的な死別の評価を実施することが推奨されている．さらに，事務職員も含め，緩和ケアサービスに従事するすべての職員に悲嘆と死別の基本支援のトレーニングを課しているなど教育面でも充実しており，日本でも整備が求められる状況である．

　悲嘆や死生観についても海外とは異なる点がある．これまでの人類学研究で悲嘆の存在自体は人類に共通の特質であることが示唆されている一方で，死生観や感情表現の様式の違いによって，悲嘆の種類や表現には幅広い文化差があることが知られている[10]．日本にも海外にはない独特の文化が存在する．代表的なものが①存在する死者（身近な「あの世」に死者は存在し，「あの世」は「この世」と隔絶された世界ではなく，境界が曖昧である），②遺体や遺骨へのこだわりなどである．悲嘆のケアでは特に文化差へ配慮したケアが重要であるとされている[11]．

G ║ 今後の課題

　今回のガイドライン作成で対応していない点もあるので，以下に今後の課題として紹介したい．今回のガイドラインでは，対応しなかったこと（表Ⅲ-1-3），推奨について，今後の検討や新たな研究が必要なこと（表Ⅲ-1-4）に分けて記載した．

1 遺族ケアガイドライン

表Ⅲ-1-3 今回のガイドラインでは，対応しなかったこと

①小児，若年者（18歳未満）が遺児・遺族となった場合の内容の記載

②認知症患者の遺族となった場合の内容の記載

③周産期の死別についての記載

④急性ストレス障害（acute stress disorder: ASD），心的外傷後ストレス症（posttraumatic stress disorder: PTSD）についての記載

⑤死別後の不安症，解離症，身体症状症，既存精神疾患の増悪についての記載

⑥薬剤の具体的な使用法（投与用量・方法，漸減・中止方法など）の記載

⑦ガイドラインの推奨を実臨床にどのように活用するかの理解を助ける 「臨床の手引き」の作成

⑧ダイジェスト版など，より簡便な普及のためのツールの作成

⑨患者・家族・遺族を対象としたガイドラインの説明用ツールの作成

⑩関係学会と協力した上での悲嘆や遺族ケアに関わる用語の整理

表Ⅲ-1-4 推奨について，今後の検討や新たな研究が必要なこと

①遺族の精神症状の発症予防
・遺族の精神症状の発症予防を目的とした心理社会的支援についての検討
・遺族の精神症状の発症予防を目的とした多職種連携介入の有効性と安全性についての検討

②遺族の精神症状が与える影響
・自死，その後の余命，身体疾患（特に心血管疾患）などへの具体的なリスクの検討

③遺族のリスクアセスメントとスクリーニングツール
・リスクアセスメントとハイリスク群のスクリーニングツールの開発とその有効性の検討

④遺族の悲嘆・複雑性悲嘆の評価を行う時期と評価ツールの検討

⑤遺族ケアのニーズ
・遺族自身が望む遺族ケアについての検討
・亡くなった患者の年代によって遺族に異なるニーズがあるのかについての検討
　（例：CAYA世代の患者の死別した遺族の場合など）
・死別後に頻度が高く出現する症状（例：怒り・罪責感・不眠など）への支援ニーズの検討

⑥精神心理的苦痛の強い遺族の精神症状に対する治療
・遺族の症状に対する薬物療法：遺族の症状に対する各種薬剤の有効性と安全性についての検討
・症状別の非薬物療法：一つひとつの非薬物療法（例：支持的精神療法，集団精神療法，マインドフルネス，対人関係療法，ピアサポートの有効性など）の適応と効果検証
・遺族に対する多職種連携介入：遺族に対する多職種連携介入の有効性と安全性についての検討

⑦遺族の精神心理的苦痛に対するケアの真のエンドポイントについての検討

⑧推奨全体：包括的な遺族ケアプログラムとそのシステムの開発とその有効性の検討

　現在ガイドライングループでは次回の改訂に向けた作業に取りかかっているところだが，特に，小児や家族を対象とした臨床疑問は現場のニーズが非常に大きいこともあり，遷延性悲嘆症とともに今後は大きく取り上げていく方向で検討に入っている．また，エビデンスが十分ではない臨床疑問については，エビデンスとなる臨床研究が推進されることが必要である．繰り返しになるが，特に強調したいのが，遺族支援における基本原則として文化に配慮することの重要性である[11]．海外と日本では文化差があり，日本独自のエ

91

Ⅲ　悲嘆の治療とケア

ビデンスが必要であるにもかかわらず，データがほとんどない現状がある．これは今回の
ガイドライン作成で明らかになった今後の大きな課題であると考える.

　ICD-11（International Statistical Classification of Diseases 11th Revision）および
DSM-5-TR において PGD が精神障害と正式に位置づけられたことは，遺族に適切な医療
を提供するという点での臨床的意義は大きい．一方で「悲嘆の医学化」[10]（通常の悲嘆反
応が精神病理の範疇に入れられてしまうことなど）により，非専門職による支援体制が減
弱化したり，診断基準を満たさない人が支援対象から取り残されたりしないように，社会
全体の問題として悲嘆を考えていく課題が残されている点にも触れておきたい.

　ちょうどガイドライン発刊準備の時期と同じくして，2019〜2020年に国立がん研究セ
ンターにて，約11万人を対象とした「がん患者の人生の最終段階の療養生活の実態調
査」[12]が実際された．その結果，死別後 1，2 年を経過しても，死別の場所を問わず約
20％の遺族が抑うつ症状を有しており，約30％の遺族が強い悲嘆の状態にあった．さらに，
20％程度の遺族には医療者サポートのニーズも認めていた．しかし，実際に医療につながっ
ているのは，そのうちの 3 割程度であった．2022 年のガイドライン発刊時，日本で遺族
ケアを専門に受けられる病院を含む施設は 50 程度しかなく，遺族が必要に応じて，専門
的支援を利用できる体制整備が必要なことが浮き彫りになっている．これからの高齢化社
会の後には，多死社会（多死別社会でもあろう）が待っており，喫緊の課題である.

H　おわりに

　本ガイドラインの臨床疑問は 2 つのみであるが，総論やコラムなどを含めると，わが
国で編纂された遺族ケアの指針に関しては，最もまとまった学際的な内容に仕上がってい
るのではないかと考えている．ぜひ一度手に取っていただき臨床にご活用いただきたい.

【謝辞】本ガイドラインは，以下のガイドライン委員会メンバーの皆様（敬称略）の多大
なご尽力のお陰で短期間に作成することができました．この場を借りて御礼申し上げます.
明智龍男，大武陽一，久保田陽介，瀬藤乃理子，藤森麻衣子（以上：副委員長），浅井真
理子，大西秀樹，岡村優子，加藤雅志，倉田明子，篠崎久美子，四宮敏章，竹内恵美，蓮
尾英明，宮本せら紀，阪本亮，眞島喜幸（外部委員）（以上：委員），坂口幸弘（アドバイ
ザー），奥山徹（ガイドライン統括委員長）

〔松岡弘道〕

文　献

1) Akechi T, Kubota Y, Ohtake Y, et al.: Clinical practice guidelines for the care of psychologically distressed bereaved families who have lost members to physical illness including cancer. Jpn J Clin Oncol, 52: 650-653, 2022.

2) 日本サイコオンコロジー学会，日本がんサポーティブケア学会（編）：遺族ケアガイドライン 2022 年版．pp.1-130，金原出版，2022.

3) Allen K, Buckle R, Oakes S, et al.: Guidelines for Bereavement Support in Palliative and End of Life Care. NICE guideline, pp.1-26, 2017.

4) Lobb EA, Kristjanson LJ, Aoun SM, et al.: Predictors of complicated grief: a systematic review of empirical studies. Death Stud, 34: 673-698, 2010.

5) Onrust SA, Cuijpers P: Mood and anxiety disorders in widowhood: a systematic review. Aging Ment Health, 10: 327-334, 2006.

6) National Institute for Clinical Excellence: Improving supportive and palliative care for adults with cancer. NICE, 2004.

7) Guldin MB, Murphy I, Keegan O, et al.: Bereavement care provision in Europe: A survey by the EAPC bereavement care taskforce. Eur J Palliat Care, 22: 185-189, 2015.

8) Hudson P, Remedios C, Zordan R, et al.: Guidelines for the psychosocial and bereavement support of family caregivers of palliative care patients. J Palliat Med, 15: 696-702, 2012.

9) Prigerson HG, Maciejewski PK: The Inventory of Complicated Grief（PG-13），Dana-Farber Cancer Institute Center for Psychooncology & Palliative Care Research, 2012.

10) 坂口幸弘：増補版悲嘆学入門．昭和堂，pp.87-91，2022.

11) MDHB Palliative Care District Group: Palliative Care Bereavement Support Guidelines. 2015.

12) 厚生労働省委託事業：がん患者の人生の最終段階の療養生活の実態調査．国立がん研究センター，2022.
〈http://www.ncc.go.jp/jp/information/pr_release/2022/0325/index.html〉[2025 年 1 月閲覧]

Ⅲ　悲嘆の治療とケア

2 薬物療法のエビデンス

A ポイント

・愛する人との死別によって，遺族の多くに悲嘆をはじめとする精神心理的苦痛が生じる．精神心理的苦痛に関連した疾患にうつ病，複雑性悲嘆があり，積極的な治療・ケアが必要である．
・死別後のうつ病，複雑性悲嘆への治療の一つとして薬物療法があるが，有効性について不明確な点が多い．
・エビデンスの確実性の高い研究は限られているが，死別後のうつ病ではランダム化比較試験でのノルトリプチリンの有効性の可能性が示唆された．
・死別後の複雑性悲嘆では前後比較試験，ケースシリーズのみであるが，エスシタロプラムの有効性の可能性が示唆された．

B 死別後の精神心理的苦痛の関連疾患と薬物療法

① うつ病と薬物療法

　　うつ病治療の一つとして薬物療法があり，抗うつ薬が一般的である．ときに，抗不安薬，抗精神病薬などが併用される．抗うつ薬の各薬剤で効果に差があることがメタアナリシスで報告されているが，ガイドラインの多くは特定の薬剤を推奨していない．
　　死別後のうつ病では，医療者が経験的に向精神薬を処方しているのが現状である．これら向精神薬のうち，筆者らが実施したシステマティック・レビューで該当した薬剤について解説する[1]．うつ病の評価基準について，今回該当とした採用文献では DSM-Ⅳ，DSM-Ⅳ-TR の大うつ病エピソード診断基準，ハミルトンうつ病評価尺度（Hamilton Depression Rating Scale：HDRS）15 点以上をうつ病と評価している．

② 複雑性悲嘆と薬物療法

　　死別後の複雑性悲嘆の薬物療法では，ランダム化比較試験での有効性を示唆する報告はない．うつ病と同様に，医療者が経験的に向精神薬を処方している．前後比較試験，ケースシリーズの結果について解説する[1]．複雑性悲嘆の評価基準について，今回該当とした採用文献では定まっておらず，複雑性悲嘆質問票（Inventory of Complicated Grief：

ICG）25 点以上，または 30 点以上をカットオフ値として研究に組み込んでいる．

C 死別後の精神心理的苦痛の関連疾患研究で用いられた向精神薬

死別後のうつ病，複雑性悲嘆への薬物療法の有効性を評価した研究は限られている．今回，成人遺族が経験する精神心理的苦痛への向精神薬の有用性を検証した研究についてシステマティック・レビューを行った結果，抗うつ薬の有用性を検証した研究のみであった[1]．抑うつ症状に対する抗うつ薬の有用性を検証したランダム化比較試験は 2 件（有効 1 件，無効 1 件），比較群のない前後比較試験は 3 件（有効 3 件，無効 0 件）であった．複雑性悲嘆に対する抗うつ薬の有用性を検証したランダム化比較試験は 1 件（有効 0 件，無効 1 件），比較群のない前後比較試験は 2 件（有効 1 件，無効 1 件）であった．抗不安薬，抗精神病薬の有効性を評価した研究は皆無であった．採用文献の概要を表Ⅲ-2-1 に示す．

このシステマティック・レビューで該当した 4 つの抗うつ薬を紹介する．

① ノルトリプチリン

第一世代の三環系抗うつ薬であり，わが国ではうつ病およびうつ状態に保険適用が認められている．わが国では，実臨床の場において，うつ病およびうつ状態に対する使用は比較的少ない．保険適用外であるが，同じ三環系抗うつ薬のアミトリプチリンと同様，神経障害性疼痛や緊張型頭痛に試されることがある．ただし，ノルトリプチリン（ノリトレン®）に関しては 2023 年 6 月に製造会社より処方中止勧告が出ていることに注意されたい．

Reynolds らは，重要他者の喪失の 6 ヵ月前または 12 ヵ月後に大うつ病エピソードが始まった 50 歳以上の成人遺族 80 名を対象として，ノルトリプチリンの効果を 16 週間のランダム化比較試験で検証した[2]．ノルトリプチリン群 25 名，ノルトリプチリン＋対人関係療法群 16 名，プラセボ群 22 名，プラセボ＋対人関係療法群 17 名の 4 グループの比較試験であった．**ノルトリプチリン群は，プラセボ群と比べて，HDRS のスコアの有意な改善を認めた．**

Pasternak らは，重要他者の喪失後に大うつ病エピソードが始まった高齢成人遺族 13 名を対象とし，ノルトリプチリンの効果を，比較群のない前後比較試験で検証した[3]．HDRS，ベック抑うつ質問票などのスコアの有意な改善を認めた．一方，複数の複雑性悲嘆の評価尺度では改善を認めなかった．

② エスシタロプラム

選択的セロトニン再取り込み阻害薬であり，うつ病およびうつ状態，社会不安障害に保険適用が認められている．

表Ⅲ-2-1　死別後のうつ病、複雑性悲嘆への薬物療法のシステマティック・レビュー採用文献の概要

著者（年）	出典（文献）	研究デザイン	対象者	死別の原因	死別からの平均年数	対象薬剤（平均投与量）	介入方法	測定項目	結果（有効性）	結果（有害事象）
Reynolds 3rd CF (1999)	Am J Psychiatry, 156: 202-208, 1999. (文献2)	ランダム化比較試験	重要他者の喪失の6ヵ月前または6ヵ月後に大うつ病エピソードが始まった50歳以上の成人遺族80名	限定せず	8ヵ月前後	ノルトリプチリン (33.9mg/日)	・介入期間：16週間　・対象群：ノルトリプチリン群25名、ノルトリプチリン＋対人関係療法群16名、プラセボ群22名、プラセボ＋対人関係療法群17名の4グループ	うつ	ノルトリプチリン群は、プラセボ群と比べて、ハミルトンうつ病評価尺度の50%以上減少する率が有意に高かった（56.0% vs 45.5%）.	ノルトリプチリン群は脱落率が28.0%で、プラセボ群の18.2%と比べて高値だった.
Pasternak RE (1991)	J Clin Psychiatry, 52: 307-310, 1991. (文献3)	比較群のない前後比較試験	重要他者の喪失後に大うつ病エピソードが始まった高齢の成人遺族13名	限定せず	11.8ヵ月	ノルトリプチリン (49.2mg/日)	・介入期間：約10週間	うつ　複雑性悲嘆	複数のうつ症状の評価尺度の有意な改善を認めたが、複数の悲嘆の評価尺度では改善を認めなかった.	治療継続困難な有害事象を認めなかった.
Hensley PL (2009)	J Affect Disord, 113: 142-149, 2009. (文献4)	比較群のない前後比較試験	重要他者の喪失の1ヵ月前または12ヵ月後に大うつ病エピソードが始まった成人遺族30名	限定せず	1年以内	エスシタロプラム (10.0mg/日)	・介入期間：12週間	うつ　複雑性悲嘆	・効果量が特に大きかったハミルトンうつ病評価尺度、モンゴメリー・アスベルグうつ病評価尺度では50%以上の改善を認めた.　・複雑性悲嘆質問票のスコアでは30%程度の改善を認めた.	治療早期に、嘔気、頭痛、睡眠などの有害事象で3名が脱落した.
Shear MK (2016)	JAMA Psychiatry, 73: 685-694, 2016. (文献6)	ランダム化比較試験	複雑性悲嘆質問票30点以上の18歳以上の成人遺族395名	疾患64.6%、事故14.7%、自殺14.7%、殺人4.1%など	4.7年	シタロプラム (本邦未承認)	・介入期間：20週間　・対象群：シタロプラム群101名、シタロプラム＋複雑性悲嘆治療）群99名、複雑性悲嘆治療＋プラセボ群99名、プラセボ群96名の4グループ	うつ　複雑性悲嘆	・シタロプラム群とプラセボ群を比較した場合、介入12、20週間後のうつ症状、複雑性悲嘆の程度に有意差は認められなかった.　・シタロプラム＋複雑性悲嘆治療99名と、プラセボ＋複雑性悲嘆治療96名と比べて、介入20週間後の抑うつ症状の程度は有意に軽減されたが、複雑性悲嘆の程度に有意差は認めなかった.	シタロプラムに重大な有害事象を認めなかった.
Zisook S (2001)	J Clin Psychiatry, 62: 227-230, 2001. (文献7)	比較群のない前後比較試験	重要他者の喪失の8週間以内で、喪失後から大うつ病エピソードが始まった成人遺族22名を対象	限定せず	2ヵ月以内	ブプロピオンSR (本邦未承認) (150〜300mg/日)	・介入期間：12週間	うつ　複雑性悲嘆	抑うつ症状、複雑性悲嘆の評価尺度の有意な改善を認め、両者の相関は比較的高かった.	口喝、頭痛、不眠などの有害事象を20名が認め、4名が脱落した.

2　薬物療法のエビデンス

Hensley らは，重要他者の喪失の 1 ヵ月前または 12 ヵ月後に大うつ病エピソードが始まった成人遺族 30 名を対象とし，エスシタロプラムの効果を，12 週間の比較群のない前後比較試験で検証した[4]．効果量が特に大きかった HDRS，モンゴメリー・アスベルグうつ病評価尺度のスコアで 50％以上の改善を認めた．一方，**ICG のスコアでも30％程度の改善を認めた．**

Simon らは，複雑性悲嘆の診断を受けた成人女性 4 名を対象に，1 日 10 〜 20 mg の用量でエスシタロプラムの投与を行った[5]．死別からの平均年数は約 3 年で，全員が大うつ病エピソード（現在 50％，過去 50％）を有していた．各参加者はエスシタロプラム 20 mg/日までの漸増に耐え，10 週間の試験を終了した．HDRS，ICG のスコアともに大きく改善した．

③ シタロプラム

シタロプラムの光学異性体がエスシタロプラムである．シタロプラムはわが国では未承認である．

Shear らは，ICG が 30 点以上の成人遺族 395 名を対象とし，シタロプラムの効果をランダム化比較試験で検証した[6]．シタロプラム群 101 名，シタロプラム＋複雑性悲嘆治療（修正対人関係心理療法に PTSD に対する認知・行動療法に基づく技術を加えた治療法）群 99 名，プラセボ群 99 名，プラセボ＋複雑性悲嘆治療群 96 名の 4 グループの比較試験であった．主な尺度として簡易抑うつ症状尺度を用いた．

シタロプラム群とプラセボ群を比較した場合，介入 12, 20 週間後の抑うつ症状の程度に有意差は認められなかった．シタロプラム＋複雑性悲嘆治療群 99 名は，プラセボ＋複雑性悲嘆治療群 96 名と比べて，介入 20 週間後の抑うつ症状の程度は有意に軽減された．

④ ブプロピオン SR

ノルエピネフリン・ドーパミン再取り込み阻害薬であり，わが国では未承認である．

Zisook らは，重要他者の喪失 8 週間以内で，喪失後から大うつ病エピソードが始まった成人遺族 22 名を対象とし，ブプロピオン SR の効果を 12 週間の比較群のない前後比較試験で検証した[7]．

HDRS，ICG などのスコアともに大きく改善した．

D ‖ 向精神薬の処方率，遵守率

成人遺族が経験する精神心理的苦痛に対して向精神薬を用いることは臨床現場で一般的に行われている．King らの後ろ向きコホート試験において，向精神薬の使用頻度の高さが報告されている[8]．がんで亡くなる 6 ヵ月前にがんと診断された配偶者を喪失した15,748 名は，喪失を経験していない 76,381 名と比較して，喪失の前後から開業医への通院，

Ⅲ　悲嘆の治療とケア

抗うつ薬・催眠薬の処方の割合が有意に高かった.

　Zisook らは，Shear らのランダム化比較試験を死因で二次解析して，シタロプラムの服薬遵守率を検証した[6,9]．自殺による遺族の 12 週間のシタロプラムの服薬遵守率は 35.7%で，事故／他殺による遺族の 50.0%，自然死による遺族の 79.4%と比べて有意に低かった.

E ‖ まとめ

・死別後のうつ病，複雑性悲嘆への薬物療法のシステマティック・レビューでは，エビデンスの確実性の高い研究が少なかった.
・がんなどの身体疾患によって重要他者を失った 18 歳以上の成人遺族が経験する**うつ病による抑うつ症状の軽減を目的として，抗うつ薬を投与することを提案する.**
・うつ病に関して，採用文献の対象者は主に重要他者の喪失前後に大うつ病のエピソードが始まった遺族であるが，うつ病の特徴に関しては言及されていないために，抗うつ薬の投与は個々の患者の状態に応じて判断する必要がある.
・がんなどの身体疾患によって重要他者を失った 18 歳以上の成人遺族が経験する**複雑性悲嘆の軽減を目的として，抗うつ薬などの向精神薬を投与しないことを提案する.**
・死別後の精神心理的苦痛の関連疾患の診察に慣れておらず，うつ病と複雑性悲嘆の鑑別が難しいときは，複雑性悲嘆に詳しい専門家へ相談するとよい.

〔蓮尾英明，阪本　亮〕

文　献

1) 日本サイコオンコロジー学会，日本がんサポーティブケア学会（編）：遺族ケアガイドライン 2022 年版. pp.86-90, 金原出版，2022.
2) Reynolds CF 3rd, Miller MD, Pasternak RE, et al.: Treatment of bereavement-related major depressive episodes in later life: a controlled study of acute and continuation treatment with nortriptyline and interpersonal psychotherapy. Am J Psychiatry, 156: 202-208, 1999.
3) Pasternak RE, Reynolds CF 3rd, Schlernitzauer M, et al.: Acute open-trial nortriptyline therapy of bereavement-related depression in late life. J Clin Psychiatry, 52: 307-310, 1991.
4) Hensley PL, Slonimski CK, Uhlenhuth EH, et al.: Escitalopram: an open-label study of bereavement-related depression and grief. J Affect Disord, 113: 142-149, 2009.
5) Simon NM, Thompson EH, Pollack MH, et al.: Complicated grief: a case series using escitalopram. Am J Psychiatry, 164: 1760-1761, 2007.
6) Shear MK, Reynolds CF 3rd, Simon NM, et al.: Optimizing Treatment of Complicated Grief: A Randomized Clinical Trial. JAMA Psychiatry, 73: 685-694, 2016.
7) Zisook S, Shuchter SR, Pedrelli P, et al.: Bupropion sustained release for bereavement: results of an open trial. J Clin Psychiatry, 62: 227-230, 2001.
8) King M, Vasanthan M, Petersen I, et al.: Mortality and medical care after bereavement: a general practice cohort study. PLoS One, 8: e52561, 2013.
9) Zisook S, Shear MK, Reynolds CF, et al.: Treatment of Complicated Grief in Survivors of Suicide Loss: A HEAL Report. J Clin Psychiatry, 79: 17m11592, 2018.

3 心理療法のエビデンス

　わが国では2022年6月に日本サイコオンコロジー学会および日本がんサポーティブケア学会が編集した遺族ケアガイドライン[1]が出版された．ガイドラインでは臨床疑問として「がん等の身体疾患によって重要他者を失った（病因死）18歳以上の成人遺族が経験する，臨床的関与が必要な精神心理的苦痛に対して，非薬物療法を行うことは推奨されるか？」が設定され，Minds診療ガイドライン作成マニュアル（2016, 2017）に基づいてシステマティックレビューおよびメタアナリシスが実施された．対象論文は，臨床疑問に基づいて作成された検索式から抽出され，遺族年齢が18歳以上，ランダム化比較試験（randomized controlled trial：RCT）に限定し，検索期間は1990年1月1日から2020年5月31日までであった．その結果，「がん等の身体疾患によって重要他者を失った（病因死）18歳以上の成人遺族が経験する重篤な精神心理的苦痛（抑うつ・悲嘆）の軽減を目的に，非薬物療法を行うことを提案する」と結論づけられた．しかし，推奨の強さ，およびエビデンスの確実性はともに弱かった．さらに，レビュー対象となった研究の異質性の高さから特定の精神療法を提案するには至らず，今後の臨床研究の必要性が指摘されている．

　そこで本項では，対象となる遺族の年齢を成人（18歳以上）と小児期〜青年期（18歳未満）とに分けて，悲嘆に対する心理療法の効果を検討した先行研究を紹介する．成人（18歳以上）を対象とした論文に関しては，ガイドラインに含まれた論文の紹介に加えて，検索期間後から2024年4月までに公刊されたシステマティックレビュー論文[2,3]を取り上げて紹介する．小児期〜青年期（18歳未満）を対象とした論文に関しては，ガイドラインで取り上げていないため，全期間でのメタアナリシス論文3本[4〜6]を紹介する．なお，ガイドラインで紹介していない論文に関しては，特定の心理療法の効果を検討したものなど，筆者が注目した論文を中心に紹介している．

A ┃ 成人の悲嘆に対する心理療法のエビデンス

　遺族ケアガイドライン[1,7]作成グループによって行われたシステマティックレビューでは，アウトカムとして，抑うつ，悲嘆，不安，生活の質（quality of life：QOL），心的外傷後成長（posttraumatic growth：PTG），脱落率が設定された．メタアナリシスの結果，抑うつと悲嘆において，非薬物療法群で有意な結果を認め，効果量はいずれも中程度であった（抑うつ：standardized mean difference〈SMD〉-0.56，95%信頼区間〈confidence interval：CI〉[-1.00，-0.11]；悲嘆：SMD-0.79，95%CI[-1.20，-0.38]）．不安とQOL

Ⅲ　悲嘆の治療とケア

に関して有意差は認められず，エビデンスの確実性はいずれも弱かった（不安：SMD－0.49，95%CI［－1.15, 0.16］；QOL：SMD－0.19, 95%CI［－0.06, 0.44］）．PTG に関してはアウトカムに設定した論文が認められず，脱落率に関しては研究ごとに定義が異なるなどといった理由から，いずれも推奨およびエビデンスの確実性について評価されなかった．レビュー対象となった 25 件の論文の内訳は，がん患者の遺族を対象としたものが 11 件，後天性免疫不全症候群（acquired immunodeficiency syndrome：AIDS）患者の遺族が 2 件，認知症患者の遺族が 1 件，複数の病因死の患者の遺族が 11 件であった．介入内容は，認知行動療法や心理教育を中心とした介入，緩和ケアの一環としての介入など多様なものが含まれていた．また，関わる時期については，死別後から関わるものだけでなく，生前から関わることによって予防的な介入を意図したものが含まれていた．

　浅井ら[8, 9]は，これらの論文について，医療従事者による心理社会的介入と精神保健専門家による心理的介入に分けてまとめている．医療従事者による心理社会的介入は，主に臨床活動の改善を目的として実施されており[8]，緩和ケアの質の改善[10〜12]やアドバンス・ケア・プランニングの促進[13]，お悔やみの手紙の送付[14]，看護師や家庭医による家族・遺族への心理教育[15, 16]などの研究が含まれていた．このうち，ガイドラインで算出された効果量に基づき，悲嘆に関して効果が認められたものは，腫瘍医と患者・家族とのコミュニケーションの改善を目的とした研究[10]，および外来と遠隔医療を用いて早期からの緩和ケアを促進した研究[12]の 2 つであった[8]．その他の研究の多くは，統計量に関する情報が不十分であったため効果量は算出されていない．

　精神保健専門家による心理的介入は，臨床活動に追加する形式で行われ，心理教育を中心とした介入から認知行動的技法を用いたものまで多様であった[9]．このうち，悲嘆に関して効果が認められたものは，Accelerated Resolution Therapy[17]，緩和ケアにあたる介護者を対象とした心理教育[18]，二重過程モデル[19]に基づいた集団介入[20]，メタ認知療法[21]，悲嘆に関する心理教育[22]，インターネットを用いた認知行動的介入[23]であった．

　Boelen らのグループは，RCT を対象に成人の遷延性悲嘆症（prolonged grief disorder：PGD）に対する認知行動療法（cognitive behavioral therapy：CBT）の効果について 22 件の論文，計 2,952 名のデータを対象にメタアナリシスを行った[2]．その結果，介入後は中程度，フォローアップ調査においては大きい効果が確認された（介入後：$g=0.65$，95% CI［0.49, 0.81］；フォローアップ：$g=0.90$, 95% CI［0.37, 1.43］）．また副次的に，抑うつ，心的外傷後ストレス症（posttraumatic stress disorder：PTSD），不安に対する効果も検討しており，抑うつと PTSD においては介入後に中程度（抑うつ：$g=0.53$, 95% CI［0.36, 0.71］；PTSD：$g=0.74$, 95% CI［0.49, 0.98］），不安においては小さい効果が確認された（$g=0.35$, 95% CI［0.22, 0.49］）．フォローアップ調査においては，不安のみ有意な効果が認められた（$g=0.40$, 95% CI［0.14, 0.66］）．対象論文の詳細について，対象者の年齢は 32 〜 68 歳であり，平均年齢が 60 歳を超える研究は 3 件のみであった．死因について，異なる死因によって喪失を経験した遺族の研究が最も多く（11 件），その他 5 件は病気などの自然死，4 件は自殺や殺人などの非自然死による喪失であった．CBT の構成要素については，ほとんどがエクスポージャー（18 件），約半数が認知再構成（13 件），または行動活性化

（12 件）を含んでいた．実施者は心理師（13 件），実施形態は個別（19 件），対面式（12 件）が多かった．限界点として，研究間の異質性の高さが指摘されており，今後の研究においては誰にどのような介入が有効であるのかを同定する必要性が述べられている．

　悲嘆に対して効果のあるケアを提供するためには，複雑性悲嘆の機序に基づいたアプローチの検討も重要である．Stroebe らのグループは，複雑性悲嘆の中核症状の多くが，思慕，悲しみ，罪悪感，怒りといった感情であり，これらの感情的な経験に対処することが回復にとって重要であるという視点から，感情調節（emotion regulation）と複雑性悲嘆との関係に関するシステマティックレビューを行っている[3)]．調査研究を含む 64 件の論文を対象にレビューを実施した結果，多様な感情調整方略の中でも，体験の回避と悲嘆に関連する反芻が複雑性悲嘆の維持の役割を果たしていることが示唆され，治療における重要なターゲットとなりうることが述べられている．これは，悲嘆に対する有効性が示唆されてきた心理療法として，回避や反芻を扱う認知行動療法が中心となっていることを支持しているものと考えられる．

B 小児期〜青年期の悲嘆に対する心理療法のエビデンス

　小児期〜青年期の悲嘆に対する介入の有効性についてはこれまでに 3 つのメタアナリシス[4〜6)]が存在する．Neimeyer らのグループは予防的介入と治療的介入の両方を含む，統制群を用いた 13 件の介入研究を分析した[4)]．その結果，小児期の悲嘆への介入によって心理社会的アウトカムは改善しなかったことを報告している．その理由について事後分析を実施し，死別後から介入開始までの期間が長期化したことにより悲嘆が減弱し測定可能な介入効果が得られなかった可能性や，強い苦痛を抱えている子どもなど真に治療の必要性を示す対象に限定しなかったことが影響している可能性を指摘した．その結果から，早期スクリーニングおよび高リスク群への介入の重要性を提起している．

　Rosner らは，死別を経験した 18 歳までの子どもと青年を対象とした 27 件の介入研究に関するメタアナリシスを行った[5)]．対象論文には対照群がない研究（12 件）も含まれており，比較対照研究と分けて分析が行われた．その結果，全体として介入効果は小から中程度であり，悲嘆をアウトカムとして評価した研究のみを含めると，効果は中程度から大であったことが報告されている．また，Neimeyer らのグループの結果と同様に，介入前の苦痛が高い者において介入効果がみられたことが示された[4)]．

　上記 2 つのメタアナリシスの対象論文は 2006 年までに発行されたものであったが，2024 年に Rosner らのグループによってこれらのメタアナリシスがアップデートされた[6)]．2023 年 4 月までに発行された 39 件の論文を対象に，主要アウトカムを悲嘆，副次的アウトカムを PTSD とうつ病として，予防的介入（preventive intervention）および心理療法（therapy）の有効性について検討した．予防的介入，および心理療法の定義について

は，対象論文の組入基準に症状基準を設定しかつ具体的な介入技法を指定した研究を心理療法，それ以外を予防的介入として分類した．また，過去のレビューと同様，対照群の有無により分けて効果が検討された[5]．39件のうち，15件が比較対照研究，24件が対照群のない介入研究であった．計5,578名，8〜17歳の小児および青年が対象となった．予防的介入に関するメタアナリシスの結果，悲嘆に対しては介入後に小さい効果が認められた（対照群なし：g=0.29, 95% CI [0.09, 0.48]；比較対照研究：g=0.18, 95% CI [0.03, 0.32]）．PTSDと抑うつに対しては，対照群のない研究において介入後に小さい効果が認められた（PTSD：g=0.24, 95% CI [0.11, 0.36]；抑うつ：g=0.28, 95% CI [0.10, 0.45]）．心理療法（すなわち，一定の悲嘆に関連した苦痛が認められる青少年を対象とした介入）に関するメタアナリシスの結果，対照群のない研究において，悲嘆，PTSD，抑うつに対して介入後に大きな効果が認められた（悲嘆：g=1.25, 95% CI [0.94, 1.57]）；PTSD：g=1.33, 95% CI [0.85, 1.82]；抑うつ：g=0.61, 95% CI [0.45, 0.77]）．心理療法の比較対象研究に関しては，対象論文数の少なさからPTSDに対してのみ効果量が算出され，介入後に中程度の効果が認められた（g=0.71, 95%CI [0.15, 1.27]）．レビュー対象となった論文の詳細について，31件は死亡者との関係について記載があり，そのうち15件の論文では，死別した人との関係性は限定されておらず多様であった．特定の関係性に限定した論文では，親の死別を調査したものが最も多かった．死因に関しては，25件の論文で記載されており，そのうちの28%が事故や他殺，自殺といった突然死に焦点を当てていた．介入内容は多様であり，CBTなどのマニュアル化されたものから，週末グリーフキャンプといった活動が含まれた．そのうち心理療法の効果研究として分類されたものには，記憶の具体性トレーニング（memory specificity training：MEST）[24]，CBT grief-help[25〜27]，トラウマに焦点を当てた認知行動療法（trauma-focused cognitive behavioral therapy：TF-CBT）[28〜30]，幼少期のトラウマティックな悲嘆に対する認知行動療法（cognitive behavioral therapy for childhood traumatic grief：CBT-CTG）[31, 32]，心理教育などが含まれており，大部分をCBTが占めた．多く（28件）が集団形式で実施され，8件は個別形式，3件は混合形式で行われた．実施者の背景は，有資格のセラピストから無資格のカウンセラーまで多様であった．研究数の少なさから本論文に関する知見は限定的とされているが，心理社会的介入が小児や青年の悲嘆を軽減する可能性を示唆しているといえる．

　以上，成人および小児期〜青年期における悲嘆に対する心理療法の先行研究を概観した．先行研究においておおよそ一貫していることは，悲嘆に対する心理療法は有効である可能性が高いこと，また，PGDなど日常生活に支障をきたす状態にある遺族に対して提供される意義が高いということである．一方，多くのメタアナリシス研究における限界点として，異質性の高さや個々の介入研究の質の課題が指摘されており，質の高い臨床研究の蓄積が求められている．遺族を対象にした支援に関するレビュー論文やRCTは近年増加傾向にあることから，今後はそれらを含めて包括的に国内外の知見を整理していく必要がある．

〔小川祐子，浅井真理子〕

文　献

1）日本サイコオンコロジー学会，日本がんサポーティブケア学会（編）：遺族ケアガイドライン 2022 年版．金原出版，2022.

2）Komischke-Konnerup KB, Zachariae R, Boelen PA, et al.: Grief-focused cognitive behavioral therapies for prolonged grief symptoms: A systematic review and meta-analysis. J Consult Clin Psychol, 92: 236-248, 2024.

3）Eisma MC, Stroebe MS: Emotion Regulatory Strategies in Complicated Grief: A Systematic Review. Behav Ther, 52: 234-249, 2021.

4）Currier JM, Holland JM, Neimeyer RA: The effectiveness of bereavement interventions with children: a meta-analytic review of controlled outcome research. J Clin Child Adolesc Psychol, 36: 253-259, 2007.

5）Rosner R, Kruse J, Hagl M: A meta-analysis of interventions for bereaved children and adolescents. Death Stud, 34: 99-136, 2010.

6）Hanauer C, Telaar B, Rosner R, et al.: The efficacy of psychosocial interventions for grief symptoms in bereaved children and adolescents: A systematic review and meta-analysis. J Affect Disord, 350: 164-173, 2024.

7）Akechi T, Kubota Y, Ohtake Y, et al.: Clinical practice guidelines for the care of psychologically distressed bereaved families who have lost members to physical illness including cancer. Jpn J Clin Oncol, 52: 650-653, 2022.

8）浅井真理子：がん等の身体疾患で死別した遺族に医療従事者が実施する心理社会的介入研究．日医大医会誌，19: 42-52, 2023.

9）浅井真理子，竹内恵美：遺族の精神心理的苦痛に対する非薬物療法のエビデンス —精神保健専門家が実施する遺族ケアプログラム．精神医学，64: 1645-1654, 2022.

10）Duberstein PR, Maciejewski PK, Epstein RM, et al.: Effects of the Values and Options in Cancer Care Communication Intervention on Personal Caregiver Experiences of Cancer Care and Bereavement Outcomes. J Palliat Med, 22: 1394-1400, 2019.

11）von Heymann-Horan A, Bidstrup P, Guldin MB, et al.: Effect of home-based specialised palliative care and dyadic psychological intervention on caregiver anxiety and depression: a randomised controlled trial. Br J Cancer, 119: 1307-1315, 2018.

12）Dionne-Odom JN, Azuero A, Lyons KD, et al.: Family Caregiver Depressive Symptom and Grief Outcomes From the ENABLE III Randomized Controlled Trial. J Pain Symptom Manage, 52: 378-385, 2016.

13）Overbeek A, Korfage IJ, Hammes BJ, et al.: Experiences with and outcomes of Advance Care Planning in bereaved relatives of frail older patients: a mixed methods study. Age Ageing, 48: 299-306, 2019.

14）Kentish-Barnes N, Chevret S, Champigneulle B, et al.: Effect of a condolence letter on grief symptoms among relatives of patients who died in the ICU: a randomized clinical trial. Intensive Care Med, 43: 473-484, 2017.

15）Hudson P, Trauer T, Kelly B, et al.: Reducing the psychological distress of family caregivers of home based palliative care patients: longer term effects from a randomised controlled trial. Psychooncology, 24: 19-24, 2015.

16）García JA, Landa V, Grandes G, et al.: Effectiveness of "primary bereavement care" for widows: a cluster randomized controlled trial involving family physicians. Death Stud, 37: 287-310, 2013.

17）Buck HG, Cairns P, Emechebe N, et al.: Accelerated Resolution Therapy: Randomized Controlled Trial of a Complicated Grief Intervention. Am J Hosp Palliat Care, 37: 791-799, 2020.

18）Holm M, Årestedt K, Öhlen J, et al.: Variations in grief, anxiety, depression, and health among family caregivers before and after the death of a close person in the context of palliative home care. Death Stud, 44: 531-539, 2020.

19）Stroebe M, Schut H: The dual process model of coping with bereavement: rationale and description. Death Stud, 23: 197-224, 1999.

20）Chow AYM, Caserta M, Lund D, et al.: Dual-Process Bereavement Group Intervention (DPBGI) for Widowed Older Adults. Gerontologist, 59: 983-994, 2019.

21）Wenn JA, O'Connor M, Kane RT, et al.: A pilot randomised controlled trial of metacognitive therapy for prolonged grief. BMJ Open, 9: e021409, 2019.

22）Nam IS: Effects of psychoeducation on helpful support for complicated grief: a preliminary randomized controlled single-blind study. Psychol Med, 46: 189-195, 2016.

23）Litz BT, Schorr Y, Delaney E, et al.: A randomized controlled trial of an internet-based therapist-assisted indicated preventive intervention for prolonged grief disorder. Behav Res Ther, 61: 23-34, 2014.

Ⅲ 悲嘆の治療とケア

24) Ahmadi SJ, Kajbaf MB, Doost HN, et al.: The efficacy of memory specificity training in improving symptoms of post-traumatic stress disorder in bereaved Afghan adolescents. Intervention, 16: 243, 2018.

25) Spuij M, van Londen-Huiberts A, Boelen PA: Cognitive-behavioral therapy for prolonged grief in children: Feasibility and multiple baseline study. Cognitive and Behavioral Practice, 20: 349-361, 2013.

26) Spuij M, Dekovic M, Boelen PA: An open trial of 'grief-help': a cognitive-behavioural treatment for prolonged grief in children and adolescents. Clin Psychol Psychother, 22: 185-192, 2015.

27) Boelen PA, Lenferink LIM, Spuij M: CBT for Prolonged Grief in Children and Adolescents: A Randomized Clinical Trial. Am J Psychiatry, 178: 294-304, 2021.

28) Dorsey S, Lucid L, Martin P, et al.: Effectiveness of Task-Shifted Trauma-Focused Cognitive Behavioral Therapy for children Who Experienced Parental Death and Posttraumatic Stress in Kenya and Tanzania: A Randomized Clinical Trial. JAMA Psychiatry, 77: 464-473, 2020.

29) Unterhitzenberger J, Sachser C, Rosner R: Posttraumatic Stress Disorder and Childhood Traumatic Loss: A Secondary Analysis of Symptom Severity and Treatment Outcome. J Trauma Stress, 33: 208-217, 2020.

30) O'Donnell K, Dorsey S, Gong W, et al.: Treating maladaptive grief and posttraumatic stress symptoms in orphaned children in Tanzania: group-based trauma-focused cognitive-behavioral therapy. J Trauma Stress, 27: 664-671, 2014.

31) Cohen JA, Mannarino AP, Knudsen: Treating childhood traumatic grief: a pilot study. J Am Acad Child Adolesc Psychiatry, 43: 1225-1233, 2004.

32) Cohen JA, Mannarino AP, Staron VR: A pilot study of modified cognitive-behavioral therapy for childhood traumatic grief（CBT-CTG）. J Am Acad Child Adolesc Psychiatry, 45: 1465-1473, 2006.

4 海外の遺族ケアガイドライン

A はじめに

　遺族支援に関するガイドラインや手引きは，いくつかの国において国立研究機関や自治体だけでなく NPO などの団体組織から発行され，さまざまに存在する．本項では，がん領域，特に緩和医療に携わる医療者に役立つ資料を，ガイドラインという名目にかかわらず，その一部を紹介する．加えて，遺族本人にとってセルフヘルプに役立つものや友人などの遺族を支えたい方に参考になるものを紹介するため，多くの方に参考にしていただきたい．

B 医療者による遺族支援

　ガイドラインはさまざまな形式で存在する．オーストラリアのガイドラインように，推奨文を作成して，学術的な手法により評価されたものから，カナダのガイドラインのように，利便性を重視して介入アルゴリズムやリスクアセスメントなどのツールを提示したものまで，さまざまである．支援内容については以下に詳細を説明するが，共通する内容として，がんで大切な人を亡くした遺族への支援は死別前，つまりは緩和ケアから始まり，リスクやニーズのアセスメントが重要とされる．一方，支援の対象が全員であるか否かや，支援の方法などについては，ガイドラインによってさまざまに示されている．

① オーストラリアの終末期患者の家族に対する心理社会的および死別後支援に関する臨床ガイドライン[1]

　オーストラリアのセント・ビンセンツ・ホスピタル・メルボルンは，終末期患者の家族に対する心理社会的支援に関するガイドラインを発行し，20 件の推奨文を示している．その半数以上が，家族の死別に関連する内容であり，死別前から死別後 6 ヵ月にかけて行う支援について説明されている（表Ⅲ-4-1）．死別前には，医療者同士が死亡時期を把握し，家族が死に向き合えるように支援をすることや，支援のニーズを評価することなどが記載されている．必要に応じて，死別後も継続的にリスク評価を実施することが示されている．

Ⅲ　悲嘆の治療とケア

表Ⅲ-4-1　オーストラリアの終末期患者の家族に対する心理社会的および死別後支援に関する臨床ガイドライン（Guideline 12-20 の抜粋）

Guideline12	死が間近に迫っていると思われる場合, 家族介護者が死を意識していることを確認する. 死に対する備えをアセスメントする.
Guideline13	家族介護者に, 死までの間や死後すぐにどのようなサポートを望むかを確認する.
Guideline14	短期的および長期的な死後対応を決定するために, 多職種チームは, 家族介護者と連絡を取る手段を特定する. 必要であれば, 外部の死別支援サービスの可能性を確認する.
Guideline15	多職種チームのメンバーに患者の死亡を適時に知らせる.
Guideline16	患者の死後, 可能な限り速やかに, 多職種チームのメンバーが家族介護者に連絡し, 弔意を表し, 問い合わせに対応する. お悔やみを述べ, 問い合わせに対応する. 患者が自宅で死亡した場合, 家庭訪問の必要性を評価する.
Guideline17	家族介護者のニーズ, 死亡前のリスクアセスメント, 死亡の状況（予期せぬ死亡や外傷性死亡など）に基づき, 事前に遺族ケア計画を作成する.
Guideline18	死後 3 ～ 6 週間目に, 家族介護者や他の家族に（必要に応じて）連絡し, ニーズを評価する. それに応じて死別ケア計画を調整する.
Guideline19	死亡から 6 ヵ月後に, 家族介護者とその他の家族（必要な場合）のフォローアップを行う.
Guideline20	患者の死亡後, 多職種チームは, 患者と家族介護者に提供されたケアの質と死亡の性質について（適切な時期に）話し合うべきである.

(Hudson P, Remedios C, Zordan R, et al.: Clinical Practice Guidelines for the Psychosocial and Bereavement Support of Family Caregivers of Palliative Care Patients. J Palliat Med, 15: 696-702, 2012 より作成)

② カナダのブリティッシュコロンビア州による緩和ケアに関するガイドライン[2]

　BCGuidelines.ca とは, カナダのブリティッシュコロンビア州の医師と保健省で構成される, Guidelines and Protocols Advisory Committee（GPAC）が発行する臨床診療ガイドラインを指す. その一つである,「難治性がん患者や進行性疾患患者の緩和ケア」のガイドラインの中で, 悲嘆および死別について説明されている. その中の主な提言は次のとおりである.

・誰もが喪失を悲しむが, 高齢者, 子ども, 社会的に孤立している人, 精神障害者, 権利を剥奪された人, 新移民や先住民のコミュニティなど文化的に多様なグループなど, 特に弱い立場にあるグループを認識することが重要である.
・通常の悲しみを変える必要はないが, 耳を傾け, 支えとなり, 情報を提供することは有用である.
・悲嘆とうつ病を区別し, 悲嘆に関連した大うつ病であると確信したら治療する.
・長引く悲嘆障害（複雑性悲嘆）の場合, 危険因子や懸念事項を評価し, 注意する.
・プライマリ・ケア提供者は, 患者の悲嘆反応の継続的なモニタリングにおいて重要な役割を果たし, 患者に悲嘆カウンセリングや治療法を紹介することができる.

③ イングランドにおける遺族サービスの委託に関するガイド[3]

イングランドの National Bereavement Alliance が，遺族ケアの委託を地域ごとに行う際に仕様書を作成する上で役立つガイドを公表している．遺族ケアは，医療と社会的ケアの責任にまたがるものであるため，総合的な遺族ケアを委託するのは難しい．そこで，本ガイドは，支援の包括的な枠組みを示しており，それが特徴的である．①普遍的サポート，②選択的サポート，③個別的サポートの3つのコンポーネントに分類し，それぞれの支援の対象者や提供者，具体的な支援内容を説明している（表Ⅲ-4-2）．

④ 米国国立がん研究所のがん情報データベース「悲嘆，死別，喪失への対処について」[4]

ほかにも，米国国立がん研究所（National Cancer Institute）が配信している世界最大で最新の包括的ながん情報データベースである PDQ®（Physician Data Query）において，悲嘆，死別，喪失への対処についての文書が掲載されている．ガイドラインではないが，包括的な臨床的対処方法について記載されており，日本語版が発行されている[5]．

C がんで大切な人を亡くした家族や友人のためのセルフヘルプ

多くの遺族は死別を自ら乗り越えられることから，軽度から中程度の精神的苦痛を抱える遺族への心理教育のツールが開発されている．このようなツールは遺族が支援リソースへのアクセスが難しい場合にも有効である．

① イギリスの国民保健サービス（NHS）による「死別と悲嘆のセルフヘルプガイド」[6]

悲嘆に関する心理教育や，認知行動療法や対人関係療法の理論を取り入れた悲嘆への対処法を記載している．また，死別対象を配偶者，両親・子ども，それ以外の家族や友人の場合に分け，その特徴についても述べている．内容の趣旨は以下のとおりである．
・死別後の悲嘆は誰にも起こりうるもので，あなたが弱いからではない．十分に悲しみに向き合う時間をもつことが大切であり，悲嘆が進んでも，故人は記憶の中で生き続ける．
・悲嘆によって身体症状，悲しみや不安など複雑な感情，後悔や自責感などの思考，回避や引きこもりなどの行動が生じうる．自分自身の心身の健康に気を配り，ケアすることが大切である．飲酒や薬物乱用には注意が必要である．
・悲嘆のプロセスが滞り，悲しすぎたり，逆に悲しむこともできなくなって仕事や家庭に支障がある場合は複雑性悲嘆の可能性があり，かかりつけ医や専門家に相談したほ

Ⅲ　悲嘆の治療とケア

表Ⅲ-4-2　イングランドにおける遺族サービスの委託に関するガイド

NICEコンポーネント	支援タイプ	対象者	支援の提供方法	委託内容
①普遍的	死別に関する情報とサポート資源	すべての遺族（ニーズが低い）	終末期ケアの専門家や家族に日常ケアを提供するあらゆる人から提供された情報（口頭，書面，オンラインを含む）	・現実的な問題や悲しみに関する，アクセスしやすく正確な情報提供 ・地域におけるエンパワーメント開発 ・医療・福祉専門家向けの死別に関する研修
②選択的	専門家以外によるサポート	一部の遺族（支援ニーズがある，または複雑なニーズが発生する恐れのある人）	②-1　ソーシャルサポート：セルフヘルプグループ，遺族会など	・グループでの支援の機会 ・サポートするためのリーダーシップ，組織基盤，トレーニング ・②-2 および③のサービスへの紹介経路
			②-2　訓練を受けた遺族支援ワーカー	・グループでの支援の機会 ・適切な支援レベルを決定するための評価 ・人選，研修，調整，監督を支えるリーダーシップと組織基盤 ・③のサービスへの紹介経路
③個別的	専門家による介入	さらに一部の遺族（高く複雑なニーズや長期化・複雑化した悲しみを抱える人）	③-1　死別専門カウンセラー	・適切なレベルとサポートの種類を決定するための評価 ・専門家による介入のための集団的な機会 ・サービス提供を支えるリーダーシップと組織基盤 ・臨床的スーパーヴィジョン ・①および②のサービスに従事する人々への研修提供
			③-2　死別に先立つ，あるいは死別が引き金となった精神的健康問題を抱える人々に対する，専門的な精神的健康支援／心理的支援	・メンタルヘルス対策 ・臨床的スーパーヴィジョン ・①，②，③-1 のサービスからの紹介経路

（Penny A, Relf M: A Guide to Commissioning Bereavement Services in England. National Bereavement Alliance, 2017 より作成）

うがよい.

・犯罪や事故，自殺による喪失や，予期しない死では特に悲嘆はつらいものとなる.

② Cancer Council Australia の「悲嘆の理解」（Understanding Grief）[7]

　　悲嘆の対処とは，死を乗り越えることではなく，喪失とともに生きる方法を見つけることであり，個別的な体験であるとしている.

悲嘆として起こりうる症状やリスク要因のほか，死別前からの予期悲嘆について述べており，悲嘆がもたらす感情や思考，身体症状，行動への対処や，社会とのつながりについて解説している．また，悲嘆のステージは悲しみに暮れる状況と，前に進もうとする状況を行き来するものとしている．抑うつや不安，薬物やアルコールへの依存，特に希死念慮や自傷行為に対しては早急に専門的サポートを受けるよう助言している．

死別の悲しみに暮れる周囲の家族や友人への援助について，安易に「気持ちはわかる」というのではなく，正直に「助けになりたい」「そばにいるよ」と伝えることを推奨している．巻末に，ピアサポートや専門的カウンセリング，ウェブサイトなどの情報がまとめられている．

〔竹内恵美，倉田明子〕

文　献

1) Hudson P, Remedios C, Zordan R, et al.: Clinical Practice Guidelines for the Psychosocial and Bereavement Support of Family Caregivers of Palliative Care Patients. J Palliat Med, 15: 696-702, 2012.
2) Guidelines and Protocols Advisory Committee: Palliative Care for the Patient with Incurable Cancer or Advanced Disease. Part 3: Grief and Bereavement. BCGuidelines. ca, 2017.〈https://www2.gov.bc.ca/assets/gov/health/practitioner-pro/bc-guidelines/palliative3.pdf〉［2025 年 1 月閲覧］
3) Penny A, Relf M: A Guide to Commissioning Bereavement Services in England. National Bereavement Alliance, 2017.〈https://nationalbereavementalliance.org.uk/wp-content/uploads/2017/07/A-Guide-to-Commissioning-Bereavement-Services-in-England-WEB.pdf〉［2025 年 1 月閲覧］
4) PDQ® Supportive and Palliative Care Editorial Board: Grief, Bereavement, and Coping With Loss（PDQ®）: Health Professional Version.〈https://www.cancer.gov/about-cancer/advanced-cancer/caregivers/planning/bereavement-hp-pdq〉［2025 年 1 月閲覧］
5) PDQ® 日本語版 最新がん情報．悲嘆，死別，喪失への対処（PDQ®）．がん情報サイト．〈https://cancerinfo.tri-kobe.org/summary/detail_view?pdqID=CDR0000062821&lang=ja〉［2025 年 1 月閲覧］
6) NHS inform. "Bereavement and grief self-help guide". NHS inform.〈https://www.nhsinform.scot/illnesses-and-conditions/mental-health/mental-health-self-help-guides/bereavement-and-grief-self-help-guide/〉［2025 年 1 月閲覧］
7) Cancer Council Australia. "Understanding Grief: A guide for family and friends when someone has died from cancer" Cancer Council Australia.〈https://www.cancercouncil.com.au/wp-content/uploads/2023/10/Understanding-Grief-2023.pdf〉［2025 年 1 月閲覧］

Ⅲ　悲嘆の治療とケア

5 行動活性化療法

　行動活性化療法は，これまでの精神療法が焦点を当てていたうつ病の病理やネガティブ
な思考や感情を扱うのではなく，その人が本来もち合わせていた健康的な側面や人的・社
会的資源の再活用を通した気分の改善と生活の再構築をねらいとした精神療法である[1]．
反芻を含めた抑うつの維持要因の機能分析を通じて，クライエントが行動と気分とのつな
がりを体験的に学び，自分自身の行動の機能に気づき対処できるようになることを目指し
ている．具体的なプロセスとして，①患者の行動抑制や嫌悪体験からの回避を引き起こし
ている生活場面における文脈に着目し，②その悪循環を断ち切り，③患者が本来望む目的
に沿った行動を促進・拡充することによって，④行動と状況との関係性（行動の随伴性）
を再認識することを通して，自らの行動が本来望んでいる結果に結び付いていくのだとい
う効力感を回復していくことを促す[1]．

A 行動活性化療法の効果

　行動活性化療法を用いた抑うつへの軽減効果は多くの研究で実証されており，メタ解析
で高いエビデンスを有することが確認されている[2]．また，国内のランダム化比較試験で
も抑うつへの軽減効果が示されている[3]．がん医療の領域では，乳がん患者やがんサバイ
バーを対象にランダム化比較試験において抑うつに対する効果が示されている[4, 5]．国内
でも行動活性化療法がケースシリーズ研究や前後比較試験で日本人のがん患者の抑うつと
不安の軽減に有効である可能性が示唆され[6, 7]，進行がん患者に対するランダム化比較試
験も進められている[8]．

　行動活性化療法は安価で簡易に実施可能な有用性の高い介入であり[9]，患者本人のみな
らず家族や遺族など幅広い対象に使用されることが期待される．海外で遺族の悲嘆に対す
る有効性が示された介入プログラムには，行動活性化療法が治療的要素として含まれてい
るものもある[10～12]．その作用機序は，世界的に支持されている「死別対処の二重過程モ
デル」[13]で解釈され，このモデルでは悲嘆過程において悲しみや心の痛みを経験しながら
喪の作業に取り組むこと（喪失志向）と，新しい人間関係や家事・仕事など，現実の生活
や新しい役割に向かうこと（回復志向）の両方がバランスよく交互に行われることが重要
とされている．行動活性化療法は「回復志向」の対処を強化して遺族の対処柔軟性を増大
させる．したがって，抑うつ症状がなくとも喪の作業（喪失志向）に没頭しすぎているよ
うな，過度に回避傾向のある遺族にも効果がある可能性がある．

B 日本における行動活性化療法

　国内のがん患者遺族における健康的および不健康的な対処行動パターンを同定することを目的に，821名の配偶者遺族を対象に，配偶者をがんで亡くした遺族の対処行動パターンと心理状態および精神的健康との関連が検討された[14]．その中で，不健康的な対処行動パターンである「絆の保持焦点型」から，対処行動の柔軟性の獲得を促し，健康的な2つの対処行動パターンである「気そらし型」または「全般的対処型」に変容させることが望ましいことが明らかにされた．「全般的対処型」への変容は，「絆の保持」を維持しながら「気そらし」および「社会共有／再構築」を増やしていくという点で，行動活性化療法の適用の可能性について考察されている[15, 16]．

　これらの先行研究に基づき筆者らは，がん患者に対して抑うつ軽減効果が実証された行動活性化療法を用いたプログラム[7]を遺族向けに修正した上で，遺族を対象に実施可能性と抑うつ軽減効果を検討した．その結果，プログラムに参加した遺族の脱落者が少なく実施可能であり，抑うつ軽減の効果も十分であることが示されている[17]．

〔平山貴敏，浅井真理子，小川祐子，藤森麻衣子，鈴木伸一〕

文　献

1) 鈴木伸一：行動活性化療法．臨床精神医学，41: 1001-1005, 2012.
2) Cuijpers P, Straten van A, Warmerdam L: Behavioral activation treatments of depression: a meta-analysis. Clin Psychol Rev, 27: 318-326, 2007.
3) Takagaki K, Okamoto Y, Jinnin R, et al.: Behavioral activation for late adolescents with subthreshold depression: a randomized controlled trial. Eur Child Adolesc Psychiatry, 25: 1171-1182, 2016.
4) Hopko DR, Armento MEA, Robertson SMC, et al.: Brief behavioral activation and problem-solving therapy for depressed breast cancer patients: randomized trial. J Consult Clin Psychol, 79: 834-849, 2011.
5) Fernández-Rodríguez C, González-Fernández S, Coto-Lesmes R, et al.: Behavioral Activation and Acceptance and Commitment Therapy in the Treatment of Anxiety and Depression in Cancer Survivors: A Randomized Clinical Trial. Behav Modif, 45: 822-859, 2021.
6) Hirayama T, Ogawa Y, Yanai Y, et al.: Behavioral activation therapy for depression and anxiety in cancer patients: a case series study. Biopsychosoc Med, 13: 9, 2019.
7) Hirayama T, Ogawa Y, Yanai Y, et al.: Feasibility and Preliminary Effectiveness of Behavioral Activation for Patients with Cancer and Depression in Japan. Palliat Med Rep, 4: 150-160, 2023.
8) Hirayama T, Ogawa Y, Ogawa A, et al.: Behavioral activation for depression in patients with advanced cancer: study protocol for a multicenter randomized controlled trial. BMC Cancer, 23: 427, 2023.
9) Richards DA, Ekers D, McMillan D, et al.: Cost and Outcome of Behavioural Activation versus Cognitive Behavioural Therapy for Depression (COBRA): a randomised, controlled, non-inferiority trial. Lancet, 388: 871-880, 2016.
10) Litz BT, Schorr Y, Delaney E, et al.: A randomized controlled trial of an internet-based therapist-assisted indicated preventive intervention for prolonged grief disorder. Behav Res Ther, 61: 23-34, 2014.
11) Eisma MC, Boelen PA, van den Bout J, et al.: Internet-Based Exposure and Behavioral Activation for Complicated Grief and Rumination: A Randomized Controlled Trial. Behav Ther, 46: 729-748, 2015.
12) Acierno R, Kauffman B, Muzzy W, et al.: Behavioral Activation and Therapeutic Exposure vs. Cognitive Therapy for Grief Among Combat Veterans: A Randomized Clinical Trial of Bereavement Interventions. Am J Hosp Palliat Care, 38: 1470-1478, 2021.

Ⅲ　悲嘆の治療とケア

13）Stroebe M, Schut H: The dual process model of coping with bereavement: rationale and description. Death Stud, 23: 197-224, 1999.

14）浅井真理子，松井豊，内富庸介：配偶者をがんで亡くした遺族の対処行動パターン．心理学研究，84: 498-507, 2013.

15）Asai M, Akizuki N, Fujimori M, et al.: Psychological states and coping strategies after bereavement among spouses of cancer patients: a quantitative study in Japan. Support Care Cancer, 20: 3189-3203, 2012.

16）小川祐子，平山貴敏，鈴木伸一，ほか：がんで配偶者を亡くした遺族のグリーフケア —心理状態と対処行動の視点から—．グリーフ＆ビリーブメント研究，1: 29-36, 2020.

17）Asai M, Ogawa Y, Hirayama T, et al.: Behavioral activation program for reducing depressive symptoms among the bereaved of cancer patients: A feasibility and preliminary effectiveness study in Japan. Palliative & Supportive Care, 23: e8, 2025.

6 対人関係療法

A はじめに

　大切な人との死別は，人生における最も深刻なストレス因の一つである．死別による喪失感に対する反応は悲嘆反応と呼ばれ，誰しも経験しうる正常な反応であり，頻度や強弱には個人差があるものの6ヵ月程度をピークに軽減するといわれている．しかし，遺族の中には，うつ病や遷延性悲嘆症（prolonged grief disorder：PGD），心的外傷後ストレス症（posttraumatic stress disorder：PTSD）と診断される状態となる場合がある．また，それらの精神疾患は併発率が高いといわれている．対人関係療法（interpersonal psychotherapy：IPT）は，うつ病・PGD・PTSDを同一治療戦略で治療することが可能であり，遺族に役立つ精神療法の一つとなることが期待される．

B IPT の歴史

　IPT は，1960年代末より，Klerman や Weissman らによって，うつ病外来患者を対象として開発された期間限定の精神療法である[1,2]．1984年にオリジナル・マニュアルが作成された後，IPT の効果検証が進められ，有効性のエビデンスは豊富に蓄積された．普及よりも効果検証を重要視して優先したために，長い間臨床研究の中にとどまった治療となっていた．しかし，1990年代から一般臨床への普及が加速度的に進んでいる．

C IPT のエビデンス

　1973年に施行された急性期うつ病に対する最初の臨床研究（ボストン―ニューヘイヴン研究）では，IPT 単独が抗うつ薬（アミトリプチリン）単独療法と同等の改善を示し，さらに IPT と抗うつ薬の併用は最も高い効果を示した[3]．また，1989年に National Institute of Mental Health にて施行された大規模多施設共同臨床研究試験では，IPT が認知行動療法（cognitive behavioral therapy：CBT）と同等の抗うつ効果を示した[4]．さらに，2016年に施行されたメタアナリシスでは，急性期うつ病治療において，発症前の予防・急性期・再発予防のいずれの段階においても IPT は有効であるという結果が示された[5]．以上のように，急性期うつ病に対する IPT のエビデンスは確立されており，CBT と双璧

Ⅲ　悲嘆の治療とケア

をなす精神療法として位置づけられている.

　死別の文脈におけるうつ病（死別関連うつ病）に対する IPT の有効性に関しては，複数の文脈におけるうつ病に対して IPT の有効性があるのと同様にその有効性があると考えられているが[6]，それに特化して IPT の有効性を評価した研究は比較的少ない．しかし，世界中の多くの IPT セラピストは，複数の文脈におけるうつ病に対して有効性が確立されているという事実に基づいて，死別関連うつ病に対して IPT を実施している.

　複雑性悲嘆（現在は，PGD という診断名に置き換わっている）に対する IPT は，専門的な複雑性悲嘆に特化した complicated grief therapy（複雑性悲嘆治療，現在は，prolonged grief disorder therapy〈遷延性悲嘆症治療〉と呼ばれている）と比較すると効果は劣るものの，複雑性悲嘆に有効性があることが示されている[7]．また，PTSD に対する IPT の有効性は，メタアナリシスにて確認されている[8]．

D IPT の実際

　IPT は「対人関係（人間関係）が原因で病気になる」と考える治療ではなく，遺伝・パーソナリティ・早期の人生体験・個人的ストレスなどの多因子が影響して精神疾患が発症・維持するという「多元モデル」を採用している．そのため，薬物療法についての必要性の検討も積極的に行う.

　主に 2 つの治療戦略を取り，精神疾患の改善を目指す．1 つ目の戦略としては，「患者は病気に罹患しており，それは治療可能なものである」ととらえる医学モデルを採用し，病者の役割を与えることである．このように医学モデルに基づいて疾患教育を行うことで，問題を明確にして，患者の自己非難を軽減する効果がある．また，病者の役割とは「病気は単に医学的状態であるだけでなく，社会的役割でもある（患者は『病人』としての役割がある）」ととらえる概念であるが，この概念では，患者は病気の症状によって機能障害があるため，通常の社会的義務（仕事や家事など）が免除される代わりに，病気の回復に向けて「病人」として治療を受ける義務があると考える．このように病者の役割を与えることで，患者の自己非難および周囲の人たちの患者への不満を軽減することができ，患者と周囲の人たちが協力して治療に取り組むことができる．2 つ目の戦略としては，「精神疾患は対人関係を契機として発症・維持される」と考え，「精神疾患（症状そのものや症状によるコミュニケーションの変化なども含む）と対人関係とが双方向に影響を与える」という治療モデルに基づき，4 つの問題領域（悲哀・不和・変化・欠如）のうち 1 つか 2 つに焦点を当てる．その上で，「症状」と「対人関係問題」を関連づけて，現在の対人関係問題に対処する方法を見つけることによって症状改善を目指す．通常，IPT は個人精神療法であり，週 1 回・50 〜 60 分／回，全 12 〜 16 回の期間限定治療として行われる.

　死別関連うつ病や PGD に対して IPT を施行する際には，大切な人との死別がうつ病の発症・維持に関連しているので，問題領域は「悲哀」を選択する．そして，「遷延した喪のプロセスの促進」と「新しい人間関係・興味の再構築」の 2 つを目標にして治療を進め

ていくが，この治療の進め方は二重過程モデルに合致している．「遷延した喪のプロセスの促進」を目指して，喪失について考え，死の前・最中・後の出来事の順序と結果（事実）を話し合いながら，それに関連するポジティブ感情・ネガティブ感情を含むさまざまな気持ちを引き出して評価を下さずに探索する．また，「新しい人間関係・興味の再構築」を目指して，大切な人の死によってできた「隙間」を埋めるために，周囲の人との新しいつながりを模索したり，以前興味があった活動に戻れるように手伝ったりする．

E 事 例

　架空症例を用いて，治療の一部を紹介する．

症　例：40 代の既婚女性（A さん）

病　名：死別関連うつ病

家族構成：50 代の夫と 10 代の長男と 3 人暮らし

問題領域：悲哀

生活歴：同胞なし．幼少期より，A さんは母親にどんな些細な出来事でも話しており，母親は A の気持ちに常に寄り添ってくれていた．A さんが結婚後も母親とは頻繁に連絡を取り合っており，「母はいつも自分の味方でいてくれる」という安心感をもっていた．

現病歴：X 年 3 月，母親が突然脳出血で死去した．死別後より A さんは気分が落ち込み，母親の体調の異変に気づけなかった自分を責め続けた．自分には生きる価値がないと考え，希死念慮を有していた．その希死念慮は，死があの世で故人と再会できるという思いだけではなかった．食欲が減退し，不眠になった．「誰とも悲しみを分かち合えないことがつらい」と語り，強い孤独感を感じていた．仕事にも集中できずに休みがちになり，心配した夫とともに X 年 7 月，当院当科に初診となった．薬物療法を施行したが，うつ病症状がわずかにしか改善せず，IPT を開始した．

治療経過（一部抜粋）：第一に，悲嘆のプロセスを促進するために，母親の死の前後に感じたことを表現するように促した．また，悲しみを表現したり分かち合ったりすることを避けている A さんにとっては，日常生活よりも日本文化の儀式の中で悲しみを表現するほうが心理的な負担が少なかったため，特に月命日や法要といった日本の死後の儀式への参加を促して，感じた気持ちを家族と分かち合えるように励ました．

　第二に，故人はあの世に魂として存在し，位牌・仏壇・墓を通して故人との関係をもつことができるという日本人の伝統的な死生観を治療に取り入れ，A さんの亡き母親に対する気持ちに加えて，亡き母親の A さん自身に対する気持ちを心の中で引き出すように働きかけた．例えば，A さんが仕事をフルタイム勤務から時短勤務に変更しようか悩み，仏壇の前で母親に話しかけるという出来事を語られた際には，セラピストは「亡くなられたお母様なら，時短勤務について A さんにどういう言葉をかけられますか？」と問いかけて，亡き母親の思いを頭の中で想像するように促した．もともと A さんと母親はお互いの気持ちをわかり合える間柄であったことで，A さんは亡き母親の思いを頭の中

Ⅲ　悲嘆の治療とケア

で想像しやすく，Aさんからは「母はいつも私が決めたことを応援してくれていたから，きっと時短勤務のことも『あなたが時短勤務にすると決めたなら，そうするといいよ．Aの決断を応援するよ』と言ってくれていると思います」という返答があった．その後，Aさんは夫とも相談して，時短勤務に変更することを決めた．

　第三に，社会的な孤立を防ぎ，興味や人間関係を再構築するために，夫や長男，Aさんの周囲の人たちとの新しいつながりを模索した．特に，亡き母親とは些細な出来事を語り合う中で情緒的関わりができて安心を感じられていたため，夫との間でもそのような関わりができないか探った．Aさんは，「『夫とゆっくり話したい』という思いはありますが，『夫は仕事で毎日疲れているから，自分のために時間を作ってもらうのは申し訳ない』と感じて，自分の思いを伝えたことはありません」と語られた．そのため，うつ病症状である罪悪感の心理教育をし，Aさんの気持ちを夫と共有することを検討した．その後，夫にAさんの気持ちを伝えたところ，夫からは「そんな風に思っていたなんて知らなかったよ．寝る前の時間なら大丈夫だよ」という返答があった．その後，Aさんと夫は寝る前に日々の些細な出来事を話す時間をもつようになり，Aさんは夫との間で以前より安心感をもてるようになった．

〔利重裕子〕

文　献

1) Weissman MM, Markowitz JC, Klerman GL: The guide to interpersonal psychotherapy: updated and expanded edition. Oxford University Press, 2017.
2) M.M. ワイスマン，J. C. マーコウィッツ，G. L. クラーマン：対人関係療法総合ガイド．水島広子（訳），岩崎学術出版社，2009.
3) Weissman MM: The psychological treatment of depression. Evidence for the efficacy of psychotherapy alone, in comparison with, and in combination with pharmacotherapy. Arch Gen Psychiatry, 36: 1261-1269, 1979.
4) Elkin I, Shea MT, Watkins JT, et al.: National Institute of Mental Health Treatment of Depression Collaborative Research Program. General effectiveness of treatments. Arch Gen Psychiatry, 46: 971-982, 1989.
5) Cuijpers P, Donker T, Weissman MM, et al.: Interpersonal Psychotherapy for Mental Health Problems: A Comprehensive Meta-Analysis. Am J Psychiatry, 173: 680-687, 2016.
6) Zisook S, Iglewicz A, Avanzino J, et al.: Bereavement: course, consequences, and care. Curr Psychiatry Rep, 16: 482, 2014.
7) Shear K, Frank E, Houck PR, et al.: Treatment of complicated grief: a randomized controlled trial. JAMA, 293: 2601-2608, 2005.
8) Althobaiti S, Kazantzis N, Ofori-Asenso R, et al.: Efficacy of interpersonal psychotherapy for post-traumatic stress disorder: A systematic review and meta-analysis. J Affect Disord, 264: 286-294, 2020.

7 セルフコンパッション

A セルフコンパッションとは

　セルフコンパッションは，Neff らによって提唱された「**困難な状況に対して，自己批判に終始することなく，自分に優しさを向け，状況をありのままに受け入れることにつなげる**」概念である[1]．人は，困難に直面したときに，出来事を極端に大きくとらえたり，不安や悲しみなどの否定的な考え方に支配され（過剰同一化），困難に直面しているのは自分だけだと感じ（孤独感），自分を責め続ける（自己批判）ことがある．これらに相対する概念がセルフコンパッションであり，「自分自身に優しい気持ちや言葉を向けること（自分への優しさ）」「つらい体験をしているのは自分だけではないことに気づくこと（共通の人間性の認識）」「自分の感情をありのままに受け入れること（マインドフルネス）」の 3 つの概念で構成される[1]．セルフコンパッションに焦点を当てた介入はこれまでに数多く報告され，近年ではその有効性が複数の系統的レビュー・メタアナリシスで実証されている[2~9]．

　セルフコンパッションを測定する手法として，妥当性・信頼性が確認された「セルフ・コンパッション尺度日本語版（Japanese version of the Self-Compassion Scale：SCS-J）」が報告されている[10, 11]．SCS-J は，「マインドフルネス」「共通の人間性」「自分への優しさ」とその対となる「過剰同一化」「孤独感」「自己批判」の 6 概念・26 項目から構成され，「1: ほとんど全く（そうしない）」から「5: ほとんどいつも（そうする）」までの 5 件法で回答を求め，測定される．

B セルフコンパッションと悲嘆

　死別への悲嘆反応として，セルフコンパッションの対概念である自己批判や孤独感，過剰同一化を経験する人は少なくない．例えば，「あのとき，自分がちゃんと病院に連れて行けば死なせることはなかった」や「最期に苦しませたのは，自分がちゃんとした病院を選ばなかったせいだ」などと過度に自責の念を抱くことや，子息や友人の支援があるにもかかわらず強い孤独感を抱えたり，「あの人のいないこの世には，何の意味もないし，どうやって生きていけばいいかもわからない」など不安が過度に高まり自身の未来に意味のなさを感じることなどである．

　このような状況に，セルフコンパッションに焦点を当てた介入は有望と考えられる．先

Ⅲ　悲嘆の治療とケア

行研究で，**セルフコンパッションのスコアが高い人は，悲嘆や抑うつ，心的外傷後ストレスのスコアが低いことが示されている**[12, 13]．また，がんで死別を経験した成人 25 名を対象にした英国の介入研究では，介入前後で，抑うつ，不安，セルフコンパッション，悲嘆，心的外傷後ストレスのスコアで，いずれも有意に改善したことが示されている[14]．

C セルフコンパッションに焦点を当てたオンライングループ心理療法の実際

　以上の先行研究を踏まえ，筆者らは**セルフコンパッションに焦点を当てたオンライングループ心理療法の実施可能性試験を実施した**[15]．対象者は，6 ヵ月以上前に死別を経験した成人であり，SNS などで研究の周知を行い，研究ホームページから参加申し込みを募った．介入として，10 時間以上の構造化された訓練を受けた公認心理師などが，1 回 2 時間 5 週間にわたり**表Ⅲ-7-1** に示すプログラムを提供した．グループワークでは，6 名の参加者に 1 名の心理師が対応した．アウトカムは，登録時・終了直後，4 週間後，12 週間後で測定し，主要評価項目は介入完遂割合（5 回中 4 回以上参加した人の割合）で，基準を 70% と事前定義した．副次評価項目は複雑性悲嘆質問票（Inventory of Complicated Grief : ICG），Patient Health Questionnaire-9（PHQ-9），Generalized Anxiety Disorder-7（GAD-7），セルフコンパッション尺度（SCS），ブリーフレジリエンス尺度（Brief Resilience Scale : BRS）であった．

表Ⅲ-7-1　セルフコンパッションに焦点を当てたオンライングループ心理療法

	内　容	方　法
第 1 週	・アイスブレイク／グランドルール ・あなたにとって「グリーフ」とは？ ・呼吸法	・レクチャー ・レクチャー／グループワーク ・レクチャー／個人ワーク
第 2 週	・グリーフ・不安・セルフケアに関する理解 ・マインドフルネスの理解と実践	・レクチャー／グループワーク ・レクチャー／個人ワーク
第 3 週	・セルフコンパッション ・3 つの感情システムの理解 ・セルフコンパッションを高めるイメージトレーニング	・レクチャー／グループワーク ・レクチャー／グループワーク ・レクチャー／グループワーク
第 4 週	・認知のゆがみ ・ABC モデルの理解 ・リフレーミングの理解と実践	・レクチャー／グループワーク ・レクチャー／グループワーク ・レクチャー／グループワーク
第 5 週	・ロス・ゲインラインの書き出し ・いたわりのある人からのメッセージ ・振り返り・今後に向けて	・レクチャー／グループワーク ・レクチャー／グループワーク ・グループワーク

（Uneno Y, Kotera Y, Kikuchi K, et al.: Self-compassion-based online group psychotherapy for bereavement-related grief: The COMPACT feasibility trial, Gen Hosp Psychiatry, 90: 116-123, 2024 より作成）

結果として，103名から参加申込があり，65名が登録された．参加者の類別で，親との死別（44.6%），がんによる死別（50.8%）の頻度が最も高かった．主要評価項目は83.1%（54/65）で，事前定義基準を満たした（開始前辞退を除くと90%〔54/60〕）．副次的評価項目は経時的に改善が示された（平均［95％信頼区間］登録時から12週後：ICG, 36.8［32.6-41.0］から30.1［25.1-35.0］；PHQ-9, 10.7［9.1-12.2］から7.3［5.6-8.9］；GAD-7, 7.1［5.7-8.5］から4.9［3.4-6.4］；SCS, 72.2［68.1-76.4］から79.2［73.6-84.7］）．BRSは明らかな変化はなく，重篤な有害事象は認められなかった[16]．

D　セルフコンパッションに焦点を当てたオンライン集団心理療法の経験

　筆者らは，前述の実施可能性試験の参加者を対象に，半構造化面接を行い，21名の参加者の経験を分析した．以下に質的分析結果の概要を示す．

　まず，セルフコンパッションの構成要素の一つである，「**共通の人間性**」に関する語りが多く認められた．具体的には，「悲しみを共有するというのも変なのかもしれませんが，共通の悲しみをもっている方と過ごすというだけでも心が癒されたと思います」などである．**参加者らはグループ心理療法を通して，似た境遇の参加者と出会い，自身の苦しみは一人だけのものではなく，他の人も同様の苦しみがあることがわかり，感情を調整する一助になったと考えられた**．先行研究では，グループ心理療法などでも観察されるピアサポートが，「共通の人間性」に作用することが示されており[17]，**グループ心理療法そのものが「共通の人間性」を高める手法と考えられた**．

　また，「**セルフケアの大切さへの気づき**」も多く語られた．本プログラムにおいては，呼吸法やリフレーミング，安心・安全のイメージトレーニング，いたわりのある人からのメッセージなど（**表Ⅲ-7-1**参照），「**自分への優しさ**」を向けるセルフケアに関する内容を多く盛り込んだ．これらを，事後課題としても取り入れることで，参加者が日常生活においてセルフケアを取り入れることを促した．特に，呼吸法の効果について21名のうち19名が言及しており，「興味をもって，いろいろやってみて，自分がよりわかるようになってきたというのはあります」というような変化の実感や自己洞察の深まりに関する語りが認められた．**体験的なワークは，参加者自らがスキルを習得することによって効果を示すが，心理師が安心安全な場を作るよう働きかけたことで，参加者の主体的な参画が高められたと考えられた．**

　一方で，この集団特有の課題や介入手法に関する課題も同定された．具体的には，安全な場所のイメージトレーニングなどで，「故人を思い起こした」という語りが認められた．故人を思い出すことで，「温かい思い出として心にしまわれている」とする語りや，「思い出すとつらい」という語りもあった．**グループ心理療法は，共通の人間性を感じられやすくなることや一度に多くの対象者に介入が可能な一方で，悲嘆の統合状況など，個別性へ**

Ⅲ　悲嘆の治療とケア

の対処に限界があることが課題として考えられた.

F｜今後の課題

　前述の実施可能性試験の経験から，セルフコンパッションに焦点を当てたオンライングループ心理療法は実施可能であり，その効果は有望であることが示唆された．筆者らは今後，同介入の効果を検証するためにランダム化比較試験を実施する予定である．重症度の高い人や他の精神障害（トラウマなど）の合併がある人は，より強度の高いケア（個人精神療法など）を勧め，グループ心理療法からは除外する必要性が検討される．また，前述のとおり，レジリエンスを高めることを意図して組み入れられたイメージトレーニングが，結果として BRS の向上を示さなかったことや一部の参加者の気持ちのつらさを高めた可能性があるため，レジリエンスを高める別の手法を検討することが望まれる．さらに，出口戦略として，産学連携などプログラムの社会実装に向けた方略を確立することも重要と考えられる.

〔采野　優，谷　晴加，小寺康博〕

文　献

1) Neff KD: Self-Compassion: An Alternative Conceptualization of a Healthy Attitude Toward Oneself. Self and Identity, 2: 85-101, 2003.
2) Kotera Y, Van Gordon W: Effects of Self-Compassion Training on Work-Related Well-Being: A Systematic Review. Front Psychol, 12: 630798, 2021.
3) Kılıç A, Hudson J, McCracken LM, et al.: A Systematic Review of the Effectiveness of Self-Compassion-Related Interventions for Individuals With Chronic Physical Health Conditions. Behav Ther, 52: 607-625, 2021.
4) Cha JE, Boggiss AL, Serlachius AS, et al.: A Systematic Review on Mediation Studies of Self-Compassion and Physical Health Outcomes in Non-Clinical Adult Populations. Mindfulness, 13: 1876-1900, 2022.
5) Crego A, Yela JR, Riesco-Matias P, et al.: The Benefits of Self-Compassion in Mental Health Professionals: A Systematic Review of Empirical Research. Psychol Res Behav Manag, 15: 2599-2620, 2022.
6) Hughes M, Brown SL, Campbell S, et al.: Self-Compassion and anxiety and depression in chronic physical illness populations: A Systematic review. Mindfulness, 12: 1597-1610, 2021.
7) Zessin U, Dickhäuser O, Garbade S: The Relationship Between Self-Compassion and Well-Being: A Meta-Analysis. Appl Psychol Health Well Being, 7: 340-364, 2015.
8) Chio FHN, Mak WWS, Yu BCL: Meta-analytic review on the differential effects of self-compassion components on well-being and psychological distress: The moderating role of dialecticism on self-compassion. Clin Psychol Rev, 85: 101986, 2021.
9) Ewert C, Vater A, Schröder-Abé M: Self-Compassion and Coping: a Meta-Analysis. Mindfulness, 12: 1063-1077, 2021.
10) Neff KD, Kinney S, Kirkpatrick K, et al.: The development and validation of a scale to measure self-compassion. Self and Identity, 2: 223-250, 2003.
11) Arimitsu K: Development and validation of the Japanese version of the Self-Compassion Scale. Shinrigaku Kenkyu, 85: 50-59, 2014.
12) Vara H, Thimm JC: Associations between self-compassion and complicated grief symptoms in bereaved individuals: An exploratory study. Nordic Psychology, 72: 235-247, 2019.
13) Lenferink LIM, Eisma MC, Keijser J, et al.: Grief rumination mediates the association between self-compassion and psychopathology in relatives of missing persons. Eur J Psychotraumatol, 8: 1378052, 2017.

14) Jerome H, Smith KV, Shaw EJ, et al.: Effectiveness of a Cancer Bereavement Therapeutic Group. J Loss Trauma, 23: 574-587, 2019.

15) Uneno Y, Kotera Y, Fujisawa D, et al.: Development of a novel COMPAssion focused online psyChoTherapy for bereaved informal caregivers: the COMPACT feasibility trial protocol. BMJ Open, 12: e067187, 2022.

16) Uneno Y, Kotera Y, Kikuchi K, et al.: Self-compassion-based online group psychotherapy for bereavement-related grief: The COMPACT feasibility trial. Gen Hosp Psychiatry, 90: 116-123, 2024.

17) Kotera Y, Newby C, Charles A, et al.: Typology of Mental Health Peer Support Work Components: Systematised Review and Expert Consultation. Int J Ment Health Addiction, 2023.

Ⅲ　悲嘆の治療とケア

8 生きる意味に焦点を当てた精神療法

　ミーニング・センタード・サイコセラピー（meaning-centered psychotherapy：MCP）は，Frankl のロゴセラピーに着想を得て，Breitbart ら[1] が開発した人生の意味に焦点を当てた精神療法である．進行がん患者の心理状態の改善，spiritual care と人生の意味の感覚の向上に有効であるとされ[2〜4]，また介護者の悲嘆を改善する効果[5] が報告されている．さらに MCP を基盤に，がんで子どもを亡くした養護者の悲嘆の軽減を目的とした，意味中心のグリーフ療法（meaning-centered grief therapy：MCGT）が開発されている[6]．

　しかし，これらの療法は，セッションの回数が多く，役割演技や多くの宿題が設定されているなど，対象者には難しい場合があり，参加者の脱落率も一定程度認められていた．Lichtenthal らは，完遂率を高める工夫として，簡便なショートバージョンの検討の必要性を述べている[6]．そこで心理療法を受けることに慣れていない日本人の高齢者にも参加しやすい簡便な方法の検討が必要であると考え，短縮版 MCP[7] を検討した．以下，原版MCP[8] とともに紹介する．

A ‖ MCP とは

　MCP は，対象者の語る物語を聞いて，統合していくことに主眼があり，半構造化された一定の質問が設定されており，その質問に対する対象者の語りを聞きながら，対象者の体験に焦点を当てて聞き取っていく．

　MCP は 7 回のセッションで構成されている．以下に各回のテーマの概略を示した．

　第 1 回は MCP の概要の説明と "人生の意味" の概念とその源について，対象者の体験から振り返る（Concepts and sources of meaning）．第 2 回はがんと "人生の意味"：がんと診断された前後のアイデンティティについて（Cancer and meaning：identity before and after cancer diagnosis）．第 3 回は人生の意味の源としての歴史を振り返る（Historical sources of meaning）．第 4 回は人生の意味の源としての態度：人生の限界に遭遇することと，そのときの態度について振り返る（Attitudinal sources of meaning）．第 5 回は人生の意味の源としての創造：人生に能動的に関わる創造的体験など（Creative sources of meaning）．第 6 回は人生の意味の源としての体験：愛・美・ユーモアを通して人生につながることの重要性を理解する（Experiential sources of meaning）．第 7 回は終結：振り返りと未来への希望（Transitions：final reflections and hopes for the future）である．

B ▎ 短縮版 MCP の構造

短縮版 MCP は全5回で構成され，半構造化面接の質問から対話を重ねる形式で展開される．原版 MCP の構造を基に，Lichtenthal ら[6] の MCGT も参考に，宗教的内容や高齢者にはやや難しい抽象的なテーマの課題やロールプレイ課題を減らし筆者らが作成した[7]．原版 MCP との比較を**表Ⅲ-8-1** に示した．短縮版 MCP はセッション回数を減らしてはいるが，原版 MCP のコンセプトは5回のセッションに凝縮して含まれている．

第1回は"人生の意味"の概念と源である．初回は，がん闘病の経緯・介護体験について，対象者の闘病体験の語りを共有することで治療同盟の形成に努める．対象者には，他人に悲嘆感情を語る準備段階となる．さらに対象者の人生における意味深い瞬間について，具体的な体験を想起して語ってもらう．これは人生の意味の感覚に少し触れる体験となる．

第2回はアイデンティティ感覚とがんが与えた影響である．対象者の役割，アイデンティティ感覚は何か？ 自分らしさについて質問していく．自己観察・人生の意味の再考につながる．さらにその自分の役割が，がん闘病の経過で変化したか？ またはしなかっ

表Ⅲ-8-1　短縮版 MCP の概要

セッション回数	テーマ	短縮版 MCP の内容	原版 MCP のテーマ
1	"人生の意味"の概念と源	1）短縮版 MCP の概要の説明 2）大切な家族のがん闘病の経緯・介護体験の語り 3）人生における意味深い瞬間について	MCP の概要の説明と"人生の意味"の概念とその源（session 1）
2	アイデンティティ感覚と役割	1）アイデンティティ感覚・自分の役割について 2）がん闘病前後での自分の役割の変化について	がんと"人生の意味"：がんと診断された前後のアイデンティティについて（session 2）
3	"人生の意味"の源としての歴史	1）人生で得た教訓，成果，大切に思っていること 2）宿題提示：人生における限界・制限・障壁と，その限界や障壁に対してどのような態度で臨み，対処したか	"人生の意味"の源としての歴史（session 3） "人生の意味"の源としての体験（session 6）
4	"人生の意味"の源としての態度	1）宿題の報告：人生における限界・制限・障壁と態度 2）大切な家族を看取る意味とがんの闘病体験 3）介護者自身にとってのがん闘病の意味について	"人生の意味"の源としての態度（session 4） "人生の意味"の源としての創造（session5）
5	未来への目標・希望	1）振り返りと未来への目標・希望	終結：振り返りと未来への希望（session 7）

Ⅲ　悲嘆の治療とケア

たか？について聞き取る過程で，緩やかに対象者の悲嘆に触れる作業を行う．

　第3回は"人生の意味"の源としての歴史である．対象者が人生で得た教訓，成果，大切に思っていることについて聞き取っていく．これは，現在・過去の自己をセルフモニタリングする作業となる．立派な成果を語ることが重要ではなく，日常的に，大切に思うことを丁寧に傾聴することに意味がある．また，第3回の終わりには「人生における限界・制限・障壁と，その限界や障壁に対してどのような態度で臨み，対処したか」が宿題として提示される．つらい考えの再評価を行い，悲嘆に向き合う作業となる．

　第4回は"人生の意味"の源としての態度である．まず，宿題の報告を受け話し合う．限界を再評価し悲嘆に向き合う姿勢が，"人生の意味"の源の一つである困難な状況に出会ったときの"態度"を喚起させる．悲嘆に向き合う作業となるため，悲嘆に直面する準備状態にない対象者は，テーマを逸らして語る場合があるが，対象者のペースで進めることが重要である．次に，亡くなった家族の立場ではなく，介護者だった対象者にとってのがん闘病の意味について聞き取っていく．闘病体験を自分の視点でとらえ直すことで，悲嘆感情の適正化や人生の意味の再認識が進む．

　第5回は未来への目標・希望である．クロージングセッションの意味があり，今後の生活や未来への目標について聞き取っていく．人生の目標の再設定，亡くなった家族との関係性や人生の意味の連続性の認識，再構築を目標とする．

C ▌ 事例提示

事　例：60歳代女性（以下，A），一人暮らし，姉の発病前まで姉と2人で宅配業，現在年金生活．

家族歴：姉の生前は姉妹2人暮らし，未婚，両親は既に他界，弟（他県在住）．

MCP導入までの経過：X-3年10月，Aの姉が肺転移を伴う卵巣がんを発症し，同年11月手術，肺転移に対して化学療法を開始．同年12月末，急性心筋梗塞を発症したため化学療法は中止，X-2年2月BSC（best supportive care）の方針で緩和ケア外来通院となった．同年3月在宅緩和に切り替えAが自宅で介護し，X-1年1月自宅で姉を看取った．死別後，自宅閉居した状態が続き，悲嘆反応が強いことを心配した訪問看護師の紹介で，X年2月短縮版MCP導入となった．

短縮版MCPの経過：第1回は①がん闘病の経緯・介護体験で，姉の卵巣がんに気づくのが遅れたこと，術後無理に歩くように勧めて心筋梗塞を起こさせてしまったことなど，闘病中の後悔や自責の念，さらに「今も何がよかったのかわからない」など自分の対応への迷いが語られた．②人生における意味深い瞬間については，姉が息を引き取る看取りの瞬間をあげた．

　第2回は，自分の役割や自分らしさについては，「お客様の荷物を責任をもって届ける．責任感をもって仕事を続けること」と姉と一緒に働いた20数年間を振り返った．この回はAが自分の役割を再認識することを促し，また，まじめに役割に取り組む姿勢は闘病

124

後も変わらなかったと再認識していった．このような人生の意味の再認識を図ることは，悲嘆をターゲットとした精神療法で改善のために必要な要素として指摘されている[6, 9, 10]．

第3回は，人生で得た成果，大切に思っていることについては，当初は，「たいした成果なんかない」「誇れることは何もない」と困惑する様子が窺えた．しかし，日常的で些細な特徴で構わないことを説明し，Aを励まし発言を促すことに努めると，せん妄状態の姉をベッドの中で抱えながら一緒に寝て息を引き取る瞬間を迎えた体験を語り，"成し遂げた"と受け止めていた．その一方で，初回と同じエピソードであるが，より具体的な場面と悲嘆感情が強く表出された．

第4回は"人生の意味"の源としての態度①宿題『人生における限界・制限・障壁に対する対応』では，「姉が亡くなる直前，食事が困難な状況で『食べたくない』と話す姉に，無理に食べさせていた．自分の自己満足，限界だったが，限界を認めたくなかった．認めるのが怖かった．今ならわかる」「自分の死後のことについて姉が話そうとしていたのに，姉と一緒に姉の死に向き合うことができなかったのが私の限界」と語った．人生の意味の核心の一つである，人生の限界とそれへの向き合い方についての洞察をもたらす回であった．②Aにとってのがん闘病体験の意味については，「がんの介護は，本人の思いと，家族の思いは，必ずしも同じではない．見守っているほうは，見守るほうでの思いがあるから，つらい」といった介護者の視点が初めて語られた．第4回は避けていた悲嘆感情への曝露と認知の再構成がなされており，これはBryantら[11]，Litzら[12]，Rosnerら[13]が指摘する悲嘆からの改善過程の内容とも一致する．

第5回MCP全体の振り返りでは，「自分は姉を支えていたつもりで，本当は介護しながら支えられていたのは自分だった」と語った．さらに今後の目標を語った．

また，3回以降からセッション前後に対象者の日常生活の報告の中で，葬儀後は避けていた姉の墓参りの再開や，姉の仏壇に向かって転居の相談をするなど，新たな故人との関係性の再構築が窺えた．Lichtenthalら[6]やBarreraら[14]も，悲嘆からの回復過程で故人との新たな関係性の再構築の重要性を報告している．

短縮版MCPを通して家族との闘病を振り返り，自分の人生や特徴をモニターする過程で，自己の悲嘆感情に直面し，がん闘病体験のとらえ直しや自身の人生の意味の再認識が促されたと推察される．複雑性悲嘆に関して悲嘆感情に曝露することは，心的外傷後ストレス症（posttraumatic stress disorder：PTSD）やその他の不安に対する曝露療法に比較して，有害反応をもたらすことは少なく，むしろ有効に作用するといわれている[11]が，悲嘆感情に適度に触れる有効性[15]が示されている．MCPは，半構造化面接で対象者が自由にテーマについて語るという形式が，悲嘆感情への"適度な曝露"，適正化につながり，対象者にとって侵襲性が低く，脱落率低下につながるのではないかと推察される．しかし逆に，悲嘆感情への直面化が自発性にゆだねられている側面があるため，回避傾向が強く重症度の高い対象者には不十分な効果しか得られない可能性があり，短縮版MCPの課題であると考えられる．また，実施の簡便さはあるが，短縮版MCPの有効性は十分に検討されておらず，今後検証が必要である．　〔幸田るみ子〕

Ⅲ　悲嘆の治療とケア

文　献

1) Breitbart W, Rosenfeld B, Pessin H, et al.: Depression, hopelessness, and desire for hastened death in terminally ill patients with cancer. JAMA, 284: 2907-2911, 2000.

2) Breitbart W, Rosenfeld B, Gibson C, et al.: Meaning-centered group psychotherapy for patients with advanced cancer: a pilot randomized controlled trial. Psychooncology, 19: 21-28, 2010.

3) Breitbart W, Poppito S, Rosenfeld B, et al.: Pilot randomized controlled trial of individual meaning-centered psychotherapy for patients with advanced cancer. J Clin Oncol, 30: 1304-1309, 2012.

4) Brietbart W, Pessin H, Rosenfeld B, et al.: Individual meaning-centered psychotherapy for the treatment of psychological and existential distress: A randomized controlled trial in patients with advanced cancer. Cancer, 124: 3231-3239, 2018.

5) Applebaum A, Kulikowski JR, Breitbart W: Meaning-Centered Psychotherapy for Cancer Caregivers (MCP-C): Rationale and Overview. Palliat Support Care, 13: 1631-1641, 2015.

6) Lichtenthal WG, Catarozoli C, Masterson M, et al.: An open trial of meaning-centered grief therapy: Rationale and preliminary evaluation. Palliat Support Care, 17: 2-12, 2019.

7) Koda R, Fujisawa D, Kawaguchi M, et al.: Experience of application of the meaning-centered psychotherapy to Japanese bereaved family of patients with cancer −A mixed-method study. Palliat Support Care, 21: 594-602, 2023.

8) Breitbart W, Poppito S: Individual Meaning-Centered Psychotherapy for Patients with Advanced Cancer: A Treatment Manual 1st Edition. Oxford University Press, 2014.（ウィリアム・S・ブライトバート，シャノン・R・ポッピート：ミーニング・センタード・サイコセラピー がん患者のための個人精神療法 ─人生の意味に焦点を当てた精神療法．藤澤大介，ほか（訳），大西秀樹（監訳），河出書房新社，2017.）

9) MacKinnon CJ, Smith NG, Henry M, et al.: Reconstructing Meaning with Others in Loss: A Feasibility Pilot Randomized Controlled Trial of a Bereavement Group. Death Stud, 39: 411-421, 2015.

10) Neimeyer RA: Searching for the meaning of meaning: grief therapy and the process of reconstruction. Death Stud, 24: 541-558, 2000.

11) Bryant RA, Kenny L, Joscelyne A, et al.: Treating prolonged grief disorder: a randomized clinical trial. JAMA Psychiatry, 71: 1332-1339, 2014.

12) Litz BT, Schorr Y, Delaney E, et al.: A randomized controlled trial of an internet-based therapist-assisted indicated preventive intervention for prolonged grief disorder. Behav Res Ther, 61: 23-34, 2014.

13) Rosner R, Pfoh G, Kotoučová M: Treatment of complicated grief. Eur J Psychotraumatol, 2, 2011.

14) Barrera M, O'Connor K, D'Agostino NM, et al.: Early parental adjustment and bereavement after childhood cancer death. Death Stud, 33: 497-520, 2009.

15) Shear MK: Clinical practice. Complicated grief. N Engl J Med, 372: 153-160, 2015.

9 遷延性悲嘆治療

A はじめに

　愛する人を亡くした後に，故人への苦痛を伴う持続的な思慕や囚われなどの症状を呈し，強い感情的苦痛や日常生活における機能障害を伴う場合に，遷延性悲嘆症（prolonged grief disorder：PGD）と診断されうる[1]．PGD は希死念慮や自殺企図，がんや心疾患，物質使用の増加，生活の質の低下など，心身の健康に支障をきたすことが報告されている[2]．PGD は 2019 年に ICD-11（International Statistical Classification of Diseases 11th Revision）にて精神疾患として位置づけられた[1]．成人遺族の有病割合は 9.8% である[3]．わが国においては，全国のホスピス・緩和ケアの利用者遺族を対象にした調査結果で 2.3% の有病割合が報告されている[4]．

B 遷延性悲嘆治療

　遷延性悲嘆症に対する認知行動療法の有効性が報告されている[5]．なかでも Shear らにより開発された遷延性悲嘆治療は複数の大規模試験で検証されており[6]，日本人を対象とした予備研究が報告されている[7]．

　遷延性悲嘆治療（prolonged grief disorder therapy：PGDT）は，対人関係療法，サイコドラマ，エクスポージャーなどの技法が含まれる認知行動療法である．週 1 回，50 〜 120 分の全 16 セッションからなり，導入・中間・終結の段階に分かれる（図Ⅲ-9-1）．導入段階では生育歴，対人関係，喪失，悲嘆の聴取を通して，事例定式化を共有する．この際，故人が本人にとっていかに大切な存在であったかを伺って，また，セラピストが一人の人間として今後の経過をサポートしていきたい旨を伝える．心理教育では，非適応的な認知と回避行動が喪失への適応を妨害し，その結果，急性悲嘆からの回復が妨げられ，遷延性悲嘆症として症状が維持されるという治療モデルについて説明する．本人を支える人（重要な他者）にセッションに来てもらい，治療の方針などについて話し合う．中間段階では，喪失に焦点を当てた悲しみに向き合い（喪失志向），並行して回復に焦点を当てた日常生活へも取り組んでいく（回復志向）．喪失志向のモジュールでは，"想像再訪問" により故人の死を知った瞬間の場面を繰り返し語り，さらに "状況再訪問" では死別以来避けている場所や活動に曝露し，故人についての "思い出と写真を見返すワーク""想像上の故人との会話" を経て，喪失の現実を受け入れ，回避を克服し，非適応的な認知の変

Ⅲ 悲嘆の治療とケア

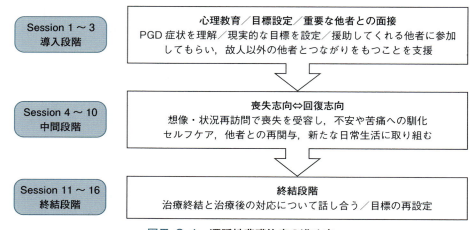

図Ⅲ-9-1 遷延性悲嘆治療の進め方

容を目指す．回復志向のモジュールでは，生きがいや目標を再構築するための"人生の目標を掲げるワーク"を通して，徐々に日常生活へ戻る練習をして，故人がいない世界でも喜びや楽しみを感じ，趣味などを再開できるよう取り組んでいく．終結段階では，治療の成果や今後の課題を確認し，学んだスキルの継続や回復を維持させる計画を立て，話し合う．

C 仮想事例

① 事例紹介

事　例：40代の会社員女性（以下，A）
死別対象：夫（当時50代）
主　訴：夫のことを思い出すと涙が止まらない，息ができなくなる，眠れない，食欲がない．
経　緯：幼少期から大きな問題はなかったものの，両親からあまり気にかけられてこなかったように感じていた．夫は同じ大学の吹奏楽部の先輩で，大学2年から交際した．夫のことは"生まれて初めて自分のすべてを受け止めてくれる存在"だと感じた．30代前半で結婚，2児を授かった．共働きのため，育児は夫と協力しながら行った．夫は金融会社勤務で，月末になると仕事が深夜に及ぶこともあり，遅くなりそうな日は車で出勤していた．X年6月末の夜，夫が交通事故を起こし救急搬送された．子どもたちを連れ，急いで病院へ行くも到着時には心肺停止状態で，蘇生は叶わなかった．「疲れて運転するのは危険だとわかっていたのに止めなかった」「夫に仕事も家事も頼りすぎていた」という罪責感に苛まれ，食欲不振になり，睡眠もあまりとれず，1年で10kgほど痩せた．仕事は続けているものの，ここ数ヵ月は職場でも家でも頻繁に流涙して手に

つかなくなることが増え，夫のもとへ行きたい気持ちも強くなったことから，X＋1年12月にB病院を受診，遷延性悲嘆症と診断され，遷延性悲嘆治療を実施することになった．

② 遷延性悲嘆治療の経過

（Aの言葉は「　」，セラピストの言葉は〈　〉で表記している．）

"想像再訪問"では，病院の集中治療室での蘇生術の実施から死亡宣告直後までを行った．当時の状況が視覚化されて話され，その際のショックや信じられない気持ち，呼びかけに反応しない夫の様子，手を握ったときの感触などが語られた．セッション4〜6にかけて同じ状況に取り組み，その録音を毎日ホームワークとして聴いてきた．セッションでは「自分のせいで夫は死んだ」という自己非難が語られたため，〈これまで夜遅く帰宅して交通事故に遭ったことは？〉「ない」〈ご主人が車通勤しようと決めた理由は？〉「深夜や早朝は道路が空いていて車通勤が楽だから」などと話し合っていった．

"状況再訪問"では，「遺品の整理をする」「家族と夫の好きな場所へ行き，思い出話をする」を課題とし，"想像上の会話"では，夫が「みんなに早く会いたくて急ぎすぎたかな．こんなことになってごめんな」と語りかけてくる場面があり，次第に罪悪感は処理されていった．そして，「もう一度フルートを吹きたい」という"人生の目標"を掲げ，Aは社会人楽団に入り，新しい仲間との付き合いも始まり外出することが増えた．また，夫の思い出を他者と共有することが可能になり，「自分には大切な家族や友人がいて一人ではない．そして，夫とも心の中でいつまでもつながっている」と話し，終結した．

③ セラピーの解説

本人にとって夫がいかに大切な存在であるかを伺うところから，遷延性悲嘆治療が始まった．想像再訪問は強い感情を引き起こす取り組みであったが，それを繰り返すことで夫が実際に亡くなってしまったのだということ，そのときに医療者含め皆が懸命に取り組んだことが認識されるようになった．また，夫に運転させていた自分を責めていたが，セラピストとの話し合いの中でその認知も変容していった．遺品の整理や，子どもたちと夫について話し合うことは回避されてきたが，状況再訪問を通してその機会をもつことで，亡くなった夫とのつながりやなつかしさを感じられるようになった．このように，遷延性悲嘆治療ではセラピストとの関係性の中で回避されていた感情に向き合い，自己非難や回避に取り組んでいく．

D ‖ おわりに

私たちはこの世に生を受けた時点で，多くの人は大切な人の死を経験する．悲嘆のセラピーにおいては，一人の人間としての共感を示し，クライエントにとって故人がいかに大切で，どんな人だったかを理解しようとすることが大切である．そして，悲嘆の過程をと

Ⅲ　悲嘆の治療とケア

もにしたい気持ちを伝え，クライエントのペースに合わせて，ともに歩んでいく関係を培っていく．このような他者との支えの中で，本人にとっての最愛の人との別れを認識し，そして，つながっている感覚を取り戻していく．遷延性悲嘆治療からはそのエッセンスを学ぶことができ，臨床現場で活かしていけるだろう．

〔片柳章子，伊藤正哉〕

文　献

1) World Health Organization: (Version 01/2024) 〈https://icd.who.int/browse/2024-01/mms/en〉［2025 年 1 月閲覧］.

2) Shear MK, Simon N, Wall M, et al.: Complicated grief and related bereavement issues for DSM-5. Depress Anxiety, 28: 103-117, 2011.

3) Lundorff M, Holmgren H, Zachariae R, et al.: Prevalence of prolonged grief disorder in adult bereavement: A systematic review and meta-analysis. J Affect Disord, 1: 138-149, 2017.

4) 坂口幸弘，宮下光令，森田達也，ほか：ホスピス・緩和ケア病棟で近親者を亡くした遺族の複雑性悲嘆，抑うつ，希死念慮．Palliative Care Research, 8: 203-210, 2013.

5) Wittouck C, Van Autreve S, De Jaegere E, et al.: The prevention and treatment of complicated grief: a meta-analysis. Clin Psychol Rev, 31: 69-78, 2011.

6) Shear K, Frank E, Houck PR, et al.: Treatment of complicated grief: a randomized controlled trial. JAMA, 293: 2601-2608, 2005.

7) 中島聡美，伊藤正哉，白井明美，ほか：日本における複雑性悲嘆の認知行動療法（CGT）の有効性についての予備的研究．精神神経学雑誌，S463, 2017.

10 遺族の心的外傷後成長

A はじめに

　ここでは，大切な家族を亡くした遺族の心的外傷後成長について説明する．最初に，心的外傷後成長の概要とそのモデルや尺度について解説する．次に，遺族の心的外傷後成長を促す介入研究の現状について触れ，その現状を改善するために筆者らが実施した研究結果について紹介する．最後に，看護の視点から遺族を成長する存在としてとらえた遺族ケアの今後の課題について述べる．

B 心的外傷後成長とは

　これまでストレスフルな体験ととらえられてきた悲嘆は遺族にとってポジティブな心理的変化をもたらす体験にもなりうることが指摘されるようになった[1]．ポジティブな心理的変化の表現は研究者によって異なり，ポジティブな心理変容（positive psychological changes）[2]，ストレス関連成長（stress-related growth）[3]，繁栄（flourishing）[4]，意味の発見（discovery of meaning）[5]，ポジティブな感情（positive emotions）[6] などがある．その中で，Tedeschi らは「心的外傷後成長」（posttraumatic growth：PTG）と表現し，PTG の実証的な検証を進め，理論モデルを構築した[7,8]．

　Tedeschi らは PTG を「心的外傷をもたらすような非常につらく苦しい出来事を経験した人がその経験をきっかけに人間として成長するそのプロセスおよび結果」と定義している[8]．彼らは PTG における心的外傷を心的外傷後ストレス症（posttraumatic stress disorder：PTSD）における心的外傷とは異なるとらえ方をしている．PTSD では精神的衝撃を受ける体験そのもの（例えば死別）を心的外傷ととらえているが，PTG では死別ではなく，死別によって生じる認知的・感情的な作業や人生の物語の基盤となる前提の崩壊を心的外傷ととらえている[9]．この心的外傷の考え方は，社会心理学者の Janoff-Bulman が提唱する「前提条件の粉砕理論（shattered assumptions theory）」[10]，つまり心的外傷となる出来事を経験することによって自分自身や世界の見え方が変わることに基づいている．ゆえに，**精神的衝撃を受ける体験そのものの大きさにかかわらず，その体験によってそれまでの自分の前提や信念が崩壊することによって初めて PTG プロセスは始まることになる**．さらに，PTG を理解する上で注意すべきことは，Tedeschi らが**心的外傷によるネガティブな側面を否定しているのではなく，痛みや苦しみとともにポジティブな心理的**

131

Ⅲ　悲嘆の治療とケア

変化としての成長が起こりうることを主張していることである.

C PTG のモデルおよび尺度開発による関連要因の探索

　Tedeschi らは 2004 年に成長モデル[11] を完成させ，このモデルを基に 2010 年には「悲嘆における成長モデル（A model of growth in grief）」を提示している[12]．この悲嘆における成長モデルでは，身近な人の死をきっかけに前提となる信念が問われ成長するプロセスが示されている（図Ⅲ-10-1）．この成長プロセスに影響を与える要因として，自己分析や自己開示のサポート，社会文化的影響があげられている.

　また，Tedeschi らが PTG を測定するための心的外傷後成長尺度を開発[13] すると，PTG の研究対象は拡大することになる[14]．さらに，開発した尺度にスピリチュアルな要素が不足しているとの指摘を受け，Tedeschi らがスピリチュアルな要素を追加した拡張版－心的外傷後成長尺度を 2017 年に開発すると[15]，それを契機に PTG の定量的研究は増加の一途をたどっている．定量的研究では，死因や故人との関係など遺族の状況によって PTG の影響要因は異なることが指摘され，子どもと死別した親[16~18]，親を亡くした子ども[19~21]，自死遺族[22~24]，がんなど慢性疾患により大切な家族を亡くした遺族[25~27] のように対象ごとに検証されている.

D 遺族の PTG を促す介入研究

　近年，PTG は自殺予防の観点からも注目されており，自覚的な重荷感や所属感の欠如を軽減する要因として認識されており[28]，今後，自殺リスクのある遺族にとって，PTG を促進する介入は有用となる可能性があると考えられる．しかし，遺族の PTG への積極的介入は人々が逆境を最大限に活用するのに役立つ可能性があるといわれる[29] 一方で，信頼性の低い研究が多く，介入による PTG への効果を増大させる要因についてはほとんど明らかにされていない[29]．さらに，新たな心理社会的介入の検証はされているが PTG を促進する効果は示されておらず[30]，喪失後の PTG は精神的健康への実質的な影響はなく死別後の PTG を増加させる特異的な介入の開発は時期尚早であることも指摘されている[31]．そのため，**がん体験者の PTG を促進する介入研究は散見される一方で，遺族のPTG を促進する介入研究はあまり進んでいないのが現状である.**

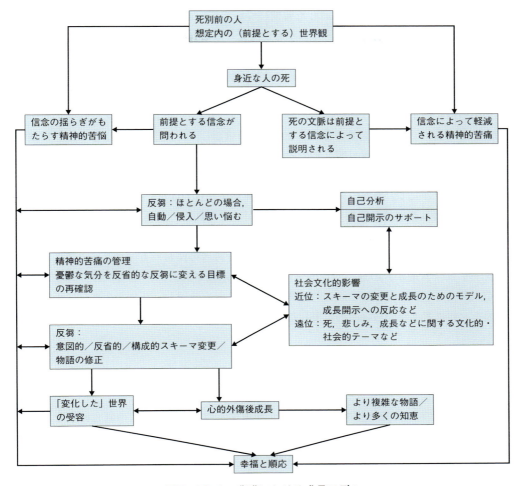

図Ⅲ-10-1　悲嘆における成長モデル
(Calhoun LG, Tedeschi RG, Cann A, et al.: Positive outcomes following bereavement: Paths to posttraumatic growth. Psychologica Belgica, 50: 125-143, 2010 より)

E がんで配偶者を亡くした遺族のPTG

　遺族のPTGに関する研究では，遺族の成長に関する経験を理解することが先決である．そのため，筆者はあらためて日本の遺族にとって成長とはどのような経験か，遺族のPTGへの理解を深める必要があると考えた．そこで，現象学的アプローチを用いてメルロ＝ポンティの習慣性の考えを基に，習慣の組み換えの視点からがんで配偶者を亡くした遺族のPTGとは何かを明らかにする研究を行った[32]．その結果，がんで配偶者を亡くした遺族の成長のありようは3つの局面からなるプロセスであることが明らかとなった．初めに，遺族は生前の配偶者への病名・予後告知または死別により新たな環境に追いやられると，配偶者との習慣を問われ，信念の揺らぎがもたらす精神的苦痛を経験する．次に，

Ⅲ　悲嘆の治療とケア

遺族は苦悩し，もがきながら意識した習慣について問い直す（自問する）ことを通して，配偶者とのつながりを再認識し，それが心の支えとなる（一人ぼっちではない）ことに気づき，習慣の組み換えが起こる．最後に，習慣が組み換えられることにより遺族は新たな環境における今の自分に納得する．このように**遺族にとっての成長は，それまでの配偶者との習慣が揺らぐまたは崩壊することによって始まり，配偶者のいない新たな環境における今の自分に納得できる状態に至ることを特徴としていた**．そして，遺族は習慣の問い直しによる成長によって，**配偶者とのつながりを再確認し，一人ぼっちではないことに気づくことにより，悲しみを乗り越えるのではなく，悲しみとともに生きて行くことが可能となること**が明らかとなった．

　新たな視点として，**遺族のPTGプロセスは死別後からではなく死別前から始まること，死別前の経験は死別後の経験に影響すること**が示唆された．また，PTGプロセスにおける死別後の経験には，死別前の家族介護者の死のとらえ方（死生観）の違い，家族介護者自身の負担への対処法の違い，患者に対する家族介護者の関わり方（パターナリズム的かマターナリズム的か）の違いが影響する可能性が示唆された[33]．そのため，医療者は患者が生前のときから配偶者の成長が始まっていることを意識し，死別後の経験に影響する要因を念頭に置きながら継続的に関わる必要がある．

F ‖ 遺族ケアへの今後の課題

　今後，遺族のPTGを促進する介入方法を検討するためには，筆者の研究結果を基にした実践的な取り組みが不可欠である．そのためには，介入による遺族への侵襲性や危険性を考慮した上で，遺族の成長に関わる局面をケア提供者がいつ，どのようにとらえるべきかを明確にするためのさらなる研究が必要である．今後，実装研究を通して，遺族を成長する存在としてとらえたケアの方法が確立され，遺族ケアがさらに進展することを期待している．

〔近藤めぐみ〕

文　献

1) Frantz TT, Trolley BC, Farrell MM: Positive Aspects of Grief. Pastoral Psychology, 47: 3-17, 1998.
2) Yalom ID, Lieberman MA: Bereavement and heightened existential awareness. Psychiatry, 54: 334-345, 1991.
3) Park CL, Cohen LH, Murch RL: Assessment and prediction of stress-related growth. J Pers, 64: 71-105, 1996.
4) Ryff CD, Singer B: Interpersonal flourishing: A positive health agenda for the new millennium. Pers Soc Psychol Rev, 4: 30-44, 2000.
5) Bower JE, Kemeny ME, Taylor SE, et al.: Cognitive processing, discovery of meaning, CD4 decline, and AIDS-related mortality among bereaved HIV-seropositive men. J Consult Clin Psychol, 66: 979-986, 1998.
6) Folkman S, Moskowitz JT: Stress, positive emotion, and coping. Curr Dire Psychol Sci, 9: 115-118, 2000.
7) Tedeschi RG, Calhoun LG: Trauma & transformation: Growing in the aftermath of suffering. pp.29-88, SAGE Publications, 1995.
8) Tedeschi RG, Park CL, Calhoun LG: Posttraumatic growth: Conceptual issues. In: Tedeschi RG, Park CL, Calhoun LG. (Eds), Posttraumatic growth: Positive changes in the aftermath of crisis, pp.1-22, Lawrence

Erlbaum Associates Publishers, 1998.

9) Calhoun LG, Tedeschi RG: The Foundation of Posttraumatic Growth: New Considerations. Psychol Inq, 15: 93-102, 2004.

10) Janoff-Bulman R: Assumptive worlds and the stress of traumatic events: Applications of the schema construct. Soc Cogn, 7: 113-136, 1989.

11) Tedeschi RG, Calhoun LG: Target Article: "Posttraumatic Growth: Conceptual Foundations and Empirical Evidence". Psychol Inq, 15: 1-18, 2004.

12) Calhoun LG, Tedeschi RG, Cann A, et al.: Positive outcomes following bereavement: Paths to posttraumatic growth. Psychol Belg, 50: 125-143, 2010.

13) Tedeschi RG, Calhoun LG: The Posttraumatic Growth Inventory: Measuring the positive legacy of trauma. J Trauma Stress, 9: 455-472, 1996.

14) Helgeson VS, Reynolds KA, Tomich PL: A meta-analytic review of benefit finding and growth. J Consult Clin Psychol, 74: 797-816, 2006.

15) Tedeschi RG, Cann A, Taku K, et al.: The Posttraumatic Growth Inventory: A Revision Integrating Existential and Spiritual Change. J Trauma Stress, 30: 11-18, 2017.

16) Waugh A, Kiemle G, Slade P: What aspects of post-traumatic growth are experienced by bereaved parents? A systematic review. Eur J Psychotraumatol, 9: 1506230, 2018..

17) Albuquerque S, Narciso, Pereira M: Posttraumatic growth in bereaved parents: A multidimensional model of associated factors. Psychol Trauma, 10: 199-207, 2018.

18) Titlestad KB, Kristensen P, O'Connor M, et al.: Paths to positive growth in parents bereaved by drug-related death: A mixed-method study. Front Psychol, 13: 982667, 2022.

19) Salloum A, Bjoerke A, Johnco C: The Associations of Complicated Grief, Depression, Posttraumatic Growth, and Hope Among Bereaved Youth. Omega (Westport), 79: 157-173, 2019.

20) Poya B, Esmaeili M, Naghavi A: Post-traumatic growth of Afghan adolescents after traumatic loss of father. J Child Health Care, 2023.

21) Arslan BS, Özer Z, Buldukoğlu K: Posttraumatic growth in parentally bereaved children and adolescents: A systematic review. Death Stud, 46: 111-123, 2022.

22) Levi-Belz Y, Lev-Ari L: Attachment Styles and Posttraumatic Growth Among Suicide-Loss Survivors. Crisis, 40: 186-195, 2019.

23) Lev-Ari L, Levi-Belz Y: Interpersonal theory dimensions facilitate posttraumatic growth among suicide-loss survivors: An attachment perspective. Death Stud, 43: 582-590, 2019.

24) Levi-Belz Y: Growing together: interpersonal predictors of posttraumatic growth trajectory among suicide-loss survivors. Anxiety Stress Coping, 35: 284-297, 2022.

25) Li J, Sun Y, Maccallum F, et al.: Depression, Anxiety and Post-traumatic Growth Among Bereaved Adults: A Latent Class Analysis. Front Psychol, 11: 575311, 2021.

26) Takedomi Y, Tabuchi Y, Kumagai Y, et al.: Post-traumatic growth of family members of deceased cancer patients and related factors in Japan: A cross-sectional study. Eur J Oncol Nurs, 55: 102058, 2021.

27) Hirooka K, Fukahori H, Taku K, et al.: Examining Posttraumatic Growth Among Bereaved Family Members of Patients With Cancer Who Received Palliative Care at Home. Am J Hosp Palliat Care, 35: 211-217, 2018.

28) Yasdiman MB, Townsend E, Blackie LE: Examining the protective influence of posttraumatic growth on interpersonal suicide risk factors in a 6-week longitudinal study. Front Psychol, 13: 998836, 2022.

29) Roepke AM: Psychosocial interventions and posttraumatic growth: a meta-analysis. J Consult Clin Psychol, 83: 129-142, 2015.

30) Roepke AM, Tsukayama E, Forgeard M, et al.: Randomized controlled trial of SecondStory, an intervention targeting posttraumatic growth, with bereaved adults. J Consult Clin Psychol, 86: 518-532, 2018.

31) Eisma MC, Lenferink LIM, Stroebe MS, et al.: No pain, no gain: cross-lagged analyses of posttraumatic growth and anxiety, depression, posttraumatic stress and prolonged grief symptoms after loss. Anxiety Stress Coping, 32: 231-243, 2019.

32) Kondo M, Kihira T, Sakaguchi Y, et al.: Growth Experience Bereaved of a Spouse by Cancer: Relying on Merleau-Ponty's Reorganization of the Body Schemes. Omega (Westport), 2023. (in press)

33) Kondo M, Sakaguchi Y, Kihira T, et al.: Posttraumatic Growth as a Process Beginning Before Bereavement: New Perspectives on Theory Development. Omega (Westport), 2023. (in press)

Column

グリーフから希望を

　読者の皆さんは，喪失を経験したとき，そこから生まれてきたものはありましたか．その喪失があって，出会ったもの，こと，人はあるでしょうか．

　私自身は 2003 年に母の自殺を経験し，2012 年に兄の不詳死を経験しました．その喪失の痛み，グリーフはもちろん癒えきることはありません．ただ，私の中で「グリーフから希望を」というものがこの 20 年近くの歩みを通して，信念のようなものになってきました．この本もその現れの一つかもしれません．母の死がなければ，読者の皆さんと今，出会うことはなかったでしょう．

　私は母を亡くしてから 1 年後に，あしなが育英会から奨学金を借り，国内外の遺児支援活動に携わる中で，グリーフケアと出会いました．そして 2009 年に「グリーフケア・サポートが当たり前にある社会の実現」を目指してリヴオンという団体を立ち上げ，活動をしてきました．これまでに出会ってきた，喪失を経験してきた多くの人たちが「表現」や「出会い」を通じて，その場に「ケア」が立ち現れてくるのを幾度となく目にしました．誰がケアをする，支援をするわけではなく，皆，喪失を抱えながら生きる者として集う場に生まれてくるあたたかなもの．互いの国の大人に親を殺された子どもたちの間にさえ「平和への祈り」が生まれるのを目の当たりにしました．それはこの世界をつくっていく希望になっていくと感じました．遺児や遺族，大きな喪失を経験した人たちは，周りの人から「かわいそう」というまなざしを向けられることがよくあります．また「グリーフを希望へ」と変えていかせようとする「前向きに」「乗り越えて」といったプレッシャーに晒されるかもしれません．しかし当事者が求めているのはそうした「同情」のまなざしやプレッシャーではなく，自分たちの苦しみとともにあろうとする共感・共苦（コンパッション）の支えだと思います．

　グリーフと希望は別々のものではありません．「グリーフから希望を」というのは，グリーフの中にすでに「種」のようなものがあって，その種を育てていくことで希望が大きくなっていくようなイメージです．専門的には心的外傷後成長（posttraumatic growth: PTG）の考え方にも似ているかもしれません．喪失体験やグリーフ，トラウマ自体が消えるわけではなく，その経験からこそ生まれてくる良き何かがあるということです．

　それではどのような社会であれば「グリーフから希望を」育んでいけるのでしょうか．そのヒントは「ノーマライゼーション」にあると思います．私は 2016 年からイギリスの大学院に進学し，社会学，社会政策学の視点からグリーフサポートの研究を

しています．イギリスのグリーフの研究者，専門家たちや，実践者たち（NPO など
の民間団体の支援者）の間で重要視されているのは「グリーフはノーマルだ」という
ことを広めること，すなわちノーマライゼーションです．20 世紀はグリーフの専門
家たちによって「乗り越える」「受容」がゴールとされ，「亡き人との絆を断つ」こと
が強調された理論の影響が大きかったことで，21 世紀になってからもそれが社会の
規範化している側面があります．医療化，心理化はイギリスでも課題となり，グリー
フを「問題」とみなすことが批判されてきました．もちろん喪失と回復の二重過程理
論や，継続する絆モデルの登場により，最新の理論や研究の知見が当事者の実感によ
り近いものになったり，多様性を反映できるようになってきたのは喜ばしいことと思
います．ゆらぎも含め，なくしたことを大切にしながら生きていくこと，そして，社
会がそれを支えていけるようなまなざしをもてれば，グリーフから希望を育んでいく
ことは可能になるのではないでしょうか．前述したコンパッションはまさに希望を育
む土壌となることでしょう．

　もちろんノーマルではないグリーフを支える精神医学，心理学の専門家が増えるこ
とも求められます．まだまだ日本の中で複雑化したグリーフを扱える専門家は少ない
のが実情で，苦しんでいる当事者から紹介を求められてもごくわずかの紹介先しかあ
りません．精神医学はもちろん，医学教育の中でグリーフの基礎と，複雑化したグリー
フ，それぞれの学びが必要なのではないでしょうか．ただ，複雑化したグリーフを抱
えた人であっても，治療を終えれば，グリーフに終わりがくるわけではなく，なくし
た存在が大きければ大きいほど，グリーフは何度も何度も立ち現れてきます．そうし
たグリーフとともに生き，希望のようなものを見いだせるための支えは，この社会の
すべての人が担えるのではないでしょうか．世界の中では悲しい喪失が絶え間なく生
まれ続けていますが，それでも諦めず，一人ひとりが，自分自身と他者の喪失を大切
にできるよう，私も歩みを続けていきたいと思います．

〔尾角光美〕

Column

脳科学と悲嘆

はじめに

　悲嘆（grief）とは，失われた誰かもしくは何かに人を引き寄せる感情と定義される[1]．例えば，親しい人との死別は，いるべき人がいないという期待と現実の乖離の認識とともに，故人を追い求め，故人の考えに没頭するといった悲嘆の感情を引き起こしうる．それでは，悲嘆の機能的な意義とは何であろうか．ヒトの健康や疾患において悲嘆はどのような役割をもつのか．さらに，悲嘆の進化論的な意義とは何か．現在のところ，こうした基本的な問いに的確に答えることは難しい．

　脳科学はヒトを含む動物の脳（および神経系）の機能および障害について明らかにする学問であり，社会的に極めて個人的な事象である悲嘆を，より一般化可能な現象として理解するためのアプローチとして，近年関心を集めている．悲嘆はペットロス（異種間の喪失）や自身の肢体喪失を含む多様な喪失を契機とするが，ここでは同種間の死別後の悲嘆について論じる．

死別の医学モデル

　ヒトにとって死別は著しい心理的苦痛をもたらしうる出来事である一方で，社会を構築して生活する動物種においては，生命に時間的な限りがある以上，極めて普遍的な事象といえる．この普遍性のためか，死別の影響を医学モデルの中で理解する動きは，1960年代以降にようやく明確となった．死別の疫学的知見が示唆するのは，死別が，おそらく脳への直接的な影響を介して，認知・行動のみならず，身体に深刻な影響を及ぼしうることである．例えば，英国における調査により，配偶者と死別した高齢男性では，対照群に比べ，死別から半年以内に総死亡リスクが実に40%増加することが示された[2]．興味深いのは，冠動脈血栓症をはじめとする心血管疾患や感染症による死亡率が，自殺による死亡率を上回っている点である．これらが示すのは，他の哺乳類と同様に，ヒトもまた社会的な絆（social bond）に強く依存しながら生活しており，生体がその変化に対して高い感受性をもつことである．

悲嘆の脳科学モデル

　悲嘆の脳科学は，2000年代を黎明期として発展途上にある新興分野であり，磁気共鳴画像（magnetic resonance imaging：MRI）など脳の客観的評価法を用いて遺族

を対象とした臨床研究，および齧歯類の喪失モデルを用いた基礎研究がこれを支えている．2019年以降に遷延性悲嘆症（prolonged grief disorder：PGD）が国際的な疾患分類体系（International Statistical Classification of Diseases 11th Revision 〈ICD-11〉および Diagnostic and Statistical Manual of Mental Disorders, 5th Edition, Text Revision 〈DSM-5-TR〉）に相次いで追加されたことも，この発展を後押ししている．これらの脳科学研究は，いわゆる正常悲嘆（急性悲嘆）の神経基盤の探索に始まり，これが臨床的に問題となる悲嘆（PGD）の神経基盤といかに異なるかを検討するに至っている．MRIを用いたヒト研究により，悲嘆の調節においては，帯状回や眼窩前頭皮質といった痛みや愛着に関わる脳回路が役割をもつこと，さらに臨床的に問題となる悲嘆の形成・維持においては，側坐核をはじめとする報酬に関わる脳回路が関与することが示唆されている[3]．これに一致する基礎的知見がある．オキシトシンは哺乳類の複雑な社会行動を媒介する神経ペプチドである．脳内のオキシトシン受容体は，一夫一婦制を営むハタネズミにおいて，一夫多妻制を営むハタネズミに比べ，より広範囲かつ高密度に発現しており，特に側坐核のオキシトシン受容体がペア間の絆の形成に重要な役割を担う[4]．これらの知見は，死別が特定の脳回路を過剰に活性化することで，故人を嘆き求め，故人の考えに没頭するといった悲嘆症状が形成・維持されるという見解を支持する．しかし，この見解は悲嘆にみられる愛着対象への接近行動をよく説明する一方で，死の現実に向き合うことを避ける**喪失関連回避**（loss-related avoidance）をうまく説明することができない．この回避行動は，PGDの主たる治療標的であり，悲嘆の遷延機序としても重視されている．

悲嘆における共感性の役割

社会的な絆の形成・維持には**共感性**（empathy）が重要な役割を担う．共感性は他者に利益をもたらす向社会的行動を促し，その調節には前帯状回や島皮質などの脳回路とともに，オキシトシン系が関与することが知られている．共感性には特性および状態としての二つの側面があり，表出される共感性の高さは人によって異なるだけでなく，場面によっても異なる．例えば，他者の痛みを自身の痛みとして感じる程度や関連する脳回路は，その他者が親しい友人か否か，もしくは同じ人種か否かによって異なり，二者間の社会的背景が類似した条件下において，他者の痛みはより自身の痛みに近い情報として脳内で処理されることがヒト研究により示唆されている[5]．

それでは，悲嘆は共感する脳にいかなる影響をもつのであろうか．遷延する悲嘆を有する遺族は，故人への共感を強く維持する一方で，死別後に家族や親しい人に共感的に関わり，新たな人間関係を築くことに困難を伴うことが少なくない．つまり，先

Column

述の知見に反して，故人と同程度に親しい人に十分な共感を向けることが図らずも困難になると考えられる．筆者らの研究グループは，故人，存命家族，および他人の顔写真を用い，それぞれが痛みを受けている場面を疑似的かつ認知閾値下に作り出し，悲嘆症状がこれら顔条件とともに共感行動および共感回路に及ぼす影響を，死別から1年以上経過した遺族を対象として，MRI 撮像下に評価した[6]．その結果，日常生活における悲嘆症状が強い遺族ほど，故人の痛みに対してのみより強い共感を表出した（**図1 左**）．他方で，悲嘆症状が強い遺族ほど，存命家族の痛みに対して右背側前帯状回を中心とする共感回路の活性化が乏しかった（**図1 右**）．その活動パターンは他人の痛みへの活動パターンに類似していた．さらに，故人の痛みへの共感が，故人への思慕をはじめとする悲嘆の主症状と関連する一方で，存命家族や他人の痛みへの共感回路の活動は，**喪失関連回避**と関連した．これらの所見は，ともに暮らす家族や職場の人など，他者や現実との結びつきを維持・回復させる遺族支援の必要性とともに，喪失関連回避を PGD の治療標的とすることの脳科学的な合理性を示唆する．

おわりに

死別研究の礎を築いた英国の精神科医 Parkes はある著書の中で，悲嘆は関わりの対価（the cost of commitment）であると述べている．二個体間に形成・維持される社会的な絆の神経生物学的な性質を理解することが，PGD を含む死別に関連する健康障害の病態解明に深く寄与することは想像に難くない．哺乳類の中でも特にヒトで

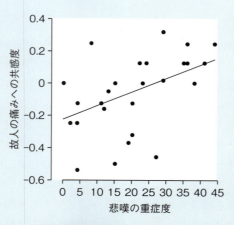 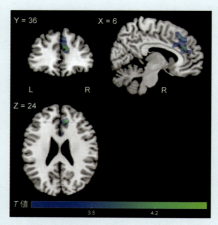

図1 遺族の悲嘆症状と他者の痛みへの共感性の強さ（左）および共感回路の活動度（右）の関係

高度かつ複雑に発達した社会的な絆の神経基盤は，特定の個体との間に強固な結びつきを可能にする一方で，その個体が失われた際にこれを再配置し，新たな対象を希求することをかえって難しくした可能性を否めない．悲嘆の脳科学は，悲嘆のより客観的な理解を可能にしヒトの健康増進に寄与しうる学問といえ，今後の発展が期待される．

〔吉池卓也〕

文　献

1）Porkes CM: Bereavement as a psychosocial transition: Processes of adaptation to change. In: Stroebe MS, Stroebe W, Hansson RO, et al, eds, Handbook of Bereavement: Theory, Research, and Intervention, pp.91-101, Cambridge University Press, 2010.

2）Parkes CM, Benjamin B, Fitzgerald RG: Broken heart: a statistical study of increased mortality among widowers. Br Med J, 1: 740-743, 1969.

3）O'Connor MF, Wellisch DK, Stanton AL, et al.: Craving love? Enduring grief activates brain's reward center. Neuroimage, 42: 969-972, 2008.

4）Lim MM, Murphy AZ, Young LJ: Ventral striatopallidal oxytocin and vasopressin V1a receptors in the monogamous prairie vole（Microtus ochrogaster）. J Comp Neurol, 468: 555-570, 2004.

5）Meyer ML, Masten CL, Ma Y, et al.: Empathy for the social suffering of friends and strangers recruits distinct patterns of brain activation. Soc Cogn Affect Neurosci, 8: 446-454, 2013.

6）Yoshiike T, Benedetti F, Moriguchi Y, et al.: Exploring the role of empathy in prolonged grief reactions to bereavement. Sci Rep, 13: 7596, 2023.

IV
遺族支援の実践

Ⅳ　遺族支援の実践：実践編

A　実践編 ━━━━━━━

1 悲嘆支援のエッセンス ―すべきこと・すべきでないこと―

A ‖ すべきこと

① 支持・傾聴を基本とし，心理教育とモニタリングを併せて行う

　悲嘆の感情の緩和には，大切な人を亡くした人（ご遺族）が自身の気持ちを表現し，他者と共有することが大きな役割を果たす．医療者はご遺族の気持ちの共有相手として重要な役割を担える可能性がある．自身の気持ちを話すことにためらいがあるご遺族も少なくないが，医療者との対話を通じて，「気持ちを他者に話してもよい」「話すことで気持ちが軽くなる」という体験ができると，医療者以外とも気持ちを共有してみようと考えられるようになる．ご遺族がそのような思いをもてるように，医療者は支持・傾聴的に接することが求められる．

　悲嘆の回復には，喪失志向性（喪失に目を向けること）と回復志向性（喪失以外の事柄に目を向けること）の両方が大切である[1]．ご遺族の語りを支持・傾聴する際にも，ご遺族の喪失志向的な側面に焦点を当てる（例：悲しみの思いを聴く）だけでなく，回復志向的な側面にも焦点を当てることが大切である．後者の例の一つは後述する心理教育である．支持・傾聴と心理教育を行いつつ，さらに，より専門的な介入が必要な状態に陥っていないかを，継続的に評価すること（モニタリング）も重要である．

② 悲嘆の症状や経過について心理教育を行う

　ご遺族に対して，悲嘆の症状や経過について説明しておく（心理教育を行う）ことは，ご遺族が自分の状況を理解し，将来の見通しをもつ上で大切である．ご遺族を支える人々（その人たちもまたご遺族であることも多い）に対しても心理教育を行うことで，ご遺族をより適切にサポートすることができる．心理教育の目的や心理教育に含めたい内容には以下がある[2]．

・悲嘆には心身のさまざまな症状があること，それは異常でないこと．
・通常は時間とともに軽快していくが，少なくとも半年程度はかかること．
・回復にかかる時間は人それぞれであり，他者と比較をしないこと．
・症状は行きつ戻りつ改善していくこと，記念日などに増悪することがあること．
・生活に支障が出るような状況には，さらなる治療が可能であり必要であること．

144

③ ご遺族が自分でできる対応（セルフケア）を教示する

生活を維持し，悲嘆からの回復を助けることに役立つ行動（セルフケアの方法）を伝えることは大切である．例えば以下が含まれる[3]．

・喪失志向的な時間（悲しんだり，思い出に浸ったり，悲嘆にまつわる気持ちを話したりする時間）と，回復志向的な時間（日常のルーチン，気晴らし，仕事などの悲嘆以外に目を向ける時間）の両方をもつこと．
・基本的な生活様式（食事，睡眠，整容，社会活動など）を保つこと．
・自分に"スペース"を与えること（気持ちの整理には時間と場所が必要なこと）．
・運動や社交などのセルフケアを行うこと．
・記念日反応（anniversary reaction）に備えること（命日や思い出の日は悲嘆症状がぶり返すことがあると知ること，誰かと一緒に過ごすなどの対策を練っておくとよいこと，など）．
・自分のストレスの程度を評価し，程度が強くなった場合は相談してほしいこと．

④ 気持ちを表現することを勧める

悲嘆にまつわる感情の存在を認め，表現し，他者と共有することは，悲嘆の緩和につながる．感情を無理に出す必要はないが，できれば胸の内にとどめず共有できるとよいことを伝える．悲嘆の感情があまりに強く，話すことでかえって心的負担が増す場合には，自身が許容できる範囲とペースで話せばよい旨を助言する．気持ちを表現する方法には，話す以外にも，気持ちを書いたり絵を描いたりするなど，人それぞれのやり方があることも伝える．

⑤ 生活の実用上の問題も念頭に置く

死別による生活環境の変化は，ご遺族の心理状態に大きく影響する．例えば，家計の変化，相続の問題，故人が果たしていたさまざまな役割を引き継がなくてはならないこと，などが問題となる．そういった生活上・実用上の問題も，ご遺族の気持ちのつらさに大きく影響を及ぼす．ご遺族と接する際には，生活の様子を把握し，ご遺族が抱えている生活上・実用上の問題についても相談にのり，必要な支援につなげることが大切である．

⑥ サポート資源について説明する

ご遺族を支えるサポート資源について説明しておく．通常は，家族や友人などが対象となるが，遺族会やサポート・グループなども利用できる．最近は，地方自治体や非営利団体などが主催する遺族のサポート・グループが増えている．

⑦ 症状を評価し，専門治療の必要性を判断する

悲嘆に併存したり，後続したりする精神障害に留意する．それらが同定された場合に

はただちに適切な治療を行う．特に留意すべき疾患には，うつ病，心的外傷後ストレス症（posttraumatic stress disorder：PTSD），物質使用障害（アルコール関連障害など），遷延性悲嘆症（prolonged grief disorder：PGD）がある[4]．

　一般的には，上記の疾患の症状について，患者や家族に心理教育を行っておき，該当する状態が疑われた際に再受診するよう指導することが多いが，高齢者などの脆弱性が高いご遺族や，ソーシャルサポートが乏しい事例（単身生活者など）では，経過観察のために継続受診してもらうことも検討する．

B すべきでないこと

① 画一的な対応を避ける

　悲嘆の経験や経過は人それぞれであり，ご遺族一人ひとりに合わせた対応が大切である．心理教育を行う際には，その内容はあくまでも「一般的」なことであることを伝え，ご遺族一人ひとりの思いや体験をないがしろにしないよう注意が必要である．

② 傷つける言葉に注意する

　がん患者のご遺族を対象とした調査などによれば，周囲からの，「故人の病気がどんな経過だったのか尋ねられた」「時間が解決してくれるといわれた」などの言葉かけによって，二次的な苦悩を経験することが少なくない．ご遺族に向けられたunhelpfulな（役に立たない，有害な）言葉かけとして，「がんの詮索」（故人の病気の経過を尋ねたり，がんの家族歴を尋ねたりすること）や「回復へのアドバイス」といった2つのカテゴリーがあげられている[5]．後者は，善意から出た言葉であると推測されるが，ご遺族が望むものと一致していない声かけは，かえって心理負担につながる可能性があることに注意する．医療者においても，遺族への言葉かけの際は，当該のご遺族の意向について細心の注意を払う必要がある．

③ 好ましくない生活・行動習慣を避ける

　英国国民医療サービス（National Health Service：NHS）は，死別後に避けるべき生活・行動習慣として，以下を掲げている[6]．
・すべてのことを一気にやろうとしないこと：無理なくできる小さな目標を立てましょう．
・変えることができない事柄に注目しないようにしましょう：自身の気持ちが楽になることに役立つことに時間とエネルギーを使いましょう．
・独りぼっちだと考えないようにしましょう：大切な人を亡くした後で悲しい気持ちになるのは当然のことで，手助けがあります．
・悲しみを癒す目的で，アルコール，たばこ，ギャンブル，ドラッグ〔違法薬物〕を用いないようにしましょう．かえって精神状態を悪化させてしまいます．

C 子どもの悲嘆のケア

　医療者は，子どもの悲嘆に直接接する機会もあり，成人のご遺族が自身の子どもとの接し方に悩んだり戸惑ったりすることへの支援にあたることもあるため，子どもの悲嘆に関する知識は大切である．

　死別に対する子どもの反応は年齢や発達レベルに応じて変わる[7]．身近な人の死に対するよくある子どもの心配は，①死んだのは自分のせいではないか？ ②自分も死んでしまうのではないか？ ③自分の世話を誰がしてくれるのか？ というものである．子どもの不安や疑問に対して周囲の成人がきちんと答えることは大切である．死に関する子ども向けの書籍や資材も活用するとよい．死のプロセスや死別について子どもに率直に話し，関連する行事（生前の見舞い，看取り，葬儀，法事など）に子どもも含めてあげることも，子どもの悲嘆の緩和に役立つ．

　死別に対する子どもの反応は成人のそれと異なる部分が多い．悲しんでいたかと思えば，次の瞬間にはケロッとしていることがあるが，それは受け止めきれない感情を処理する子どもなりの心の防御反応である．死を理解していなかったり，忘れたりしたわけではない．

　悲しみの感情を直接表現するよりも，ひきこもりや，何かの活動への没頭などの行動の変化として現れることが多い．怒りや苛立ちや死の恐怖などの形で表現されることも多い．年少者ではお葬式ごっこのような遊びで表現されることもある．死別から時間が経過した後も，人生の節目節目（長期休暇，卒業，結婚など）で悲嘆の感情がよみがえることもある．おおむね9～12歳頃には成人に近い形で死を理解できるようになる．死別に対する子どもの反応は，性格や発達などという子ども自身の特性だけでなく，周囲のケアのあり方，死別をめぐる感情を周囲と共有できるか，死別後の家族の生活の安定性，両親や親族がどのように悲嘆に向き合っているか，などによって異なる．子どもの悲嘆については，Ⅳ-A-9「子どもを亡くした親へのグリーフケア」（p.178）およびⅣ-A-10「親（大切な人）を亡くした子どもへのグリーフケア」（p.184）も参照してほしい．

D まとめにかえて

　愛する人がいる限り人生には別れと悲嘆がある[8]．本項が，専門家としての冷静な判断を内包しながらも，一人の隣人として，大切な人を亡くした人の心と暮らしに寄り添う手掛かりとなれば幸いである．

〔藤澤大介〕

Ⅳ　遺族支援の実践：実践編

文　献

1) Stroebe M, Schut H: The dual process model of coping with bereavement: rationale and description. Death Stud, 23: 197-224, 1999.

2) PDQ® Supportive and Palliative Care Editorial Board: PDQ Grief, Bereavement, and Coping With Loss A Bethesda, MD: National Cancer Institute. Updated 〈06/26/2024〉〈https://www.cancer.gov/about-cancer/advanced-cancer/caregivers/planning/bereavement-hp-pdq〉［2025 年 1 月閲覧］

3) Litz BT, Schorr Y, Delaney E, et al.: A randomized controlled trial of an internet-based therapist-assisted indicated preventive intervention for prolonged grief disorder. Behav Res Ther, 61: 23-34, 2014.

4) Zisook S, Mohamad S, Johnson G, et al.: Clinical implications of co-occurring prolonged grief disorder in patients with treatment-resistant major depressive disorder. World Psychiatry, 20: 303-304, 2021.

5) Ishida M, Onishi H, Morita T, et al.: Communication Disparity Between the Bereaved and Others: What Hurts Them and What Is Unhelpful? A Nationwide Study of the Cancer Bereaved. J Pain Symptom Manage, 55: 1061-1067, 2018.

6) NHS: Grief after bereavement or loss. 〈https://www.nhs.uk/mental-health/feelings-symptoms-behaviours/feelings-and-symptoms/grief-bereavement-loss/〉［2025 年 1 月閲覧］

7) ポーラ・ラウフ，アンナ・ミュリエル：子どもを持つ親が病気になった時に読む本 —伝え方・暮らし方・お金のこと．慶應義塾大学医学部心理研究グループ（訳），創元社，2018.

8) Prigerson HG, Kakarala S, Gang J, et al.: History and Status of Prolonged Grief Disorder as a Psychiatric Diagnosis. Annu Rev Clin Psychol, 17: 109-126, 2021.

A 実践編

2 トラウマと悲嘆

A はじめに

　死別による悲嘆は，おそらくわれわれが経験する苦悩のうちで最もつらく，困難な体験の一つである．それでも，多くの場合でこのような悲嘆反応は自然かつ正常な反応であり，時間とともに喪失直後の激烈な情動の温度は下がり，その色を変えてゆく．しかし，何らかの要因で悲嘆の処理が滞ることがある．その要因の一つに心的外傷後ストレス症（posttraumatic stress disorder: PTSD）がある．悲嘆には少なからずトラウマ的な側面があるが，PTSD にみられるような極度の恐怖や不安により故人との死別場面の記憶が回避対象となってしまうと，PTSD が悲嘆の"防止弁"のごとく機能し，悲嘆のプロセスが阻害され，喪の作業に取り組むことができなくなる．ここでは，遷延する悲嘆に PTSD を合併した症例に対して認知行動療法を実施した症例をもとに，トラウマ的な側面が強い悲嘆に対するアプローチを検討したい．

B 悲嘆とトラウマ

① 遷延性悲嘆症

　悲嘆を病理化することへの懸念の一方で，これまでの研究からは通常の反応や経過とは異なる悲嘆が存在することが明らかになり，悲嘆反応が強く遷延して生活に支障をきたし続ける状態は複雑性悲嘆（complicated grief）という概念にまとめられた[1]．2018 年に公開された ICD-11（International Statistical Classification of Diseases 11th Revision）では，複雑化し，遷延する悲嘆は遷延性悲嘆症（prolonged grief disorder: PGD）として採用された．PGD の診断基準，その有効性が示されている複雑性悲嘆治療（complicated grief treatment: CGT）[2] の詳細については I -1「悲嘆の精神医学の歴史」（p.2），II -1「精神医学と悲嘆の歴史」（p.48）および III -9「遷延性悲嘆治療」（p.127）を参照されたい．

Ⅳ　遺族支援の実践：実践編

② PTSD

　突然で，暴力的な死別・喪失体験はいうまでもなくトラウマ的な体験であり，PTSDを引き起こすことがある．例えば，故人が亡くなるまさにその瞬間を目撃したり，対面した故人の遺体がひどく傷ついていた場合などである．トラウマ体験の後，多くの人はトラウマ受傷時に獲得した恐怖条件づけに対して再学習をし，条件刺激に触れて不安が惹起されても，繰り返し向き合っていくうちにそれが現実の危険ではないことを学んでゆく．ところがPTSDはこの安全の再学習が何らかの理由でうまくいっておらず，特に回避は再学習を妨げ，トラウマ反応を遷延させる要因となると考えられている．PTSDへの治療法はいくつも存在するが，中でも持続エクスポージャー療法（prolonged exposure therapy: PE)[3] はPTSDに対する治療法として各種ガイドラインで最も強く推奨された認知行動療法であり，日本でも2016年4月から健康保険適用になっている．PEは感情処理理論[4] のもと，「恐怖」という感情，「危険」という意味づけに焦点を当てる．回避が再学習を妨げトラウマ反応を遷延させる要因であるととらえ，診察室の中ではトラウマ記憶を語り（想像エクスポージャー），現実場面で回避している状況に段階的に取り組んでゆく（現実エクスポージャー）．治療の目標は，トラウマを思い出すことは危険ではないこと，トラウマは過去に起こった極めて特殊な出来事であり，それすなわち現在の自分が無力で，世界が完全に危険な場所であることには**ならない**という実感，セルフコントロールの感覚を取り戻すことである．

③ 症例提示

倫理的配慮：症例提示の同意が得られた症例を元に，個人情報保護の観点から本質が損なわれない範囲での改変を加えている．

背景情報・病歴：33歳女性．同胞なし．最終学歴は大学卒業．事務職として就職．26歳時に社内で出会った男性（3歳上）と結婚し，27歳で1男を授かった．夫は寡黙だがおおらか，穏やかな性格で，夫婦仲は良好であった．30歳で新居を購入し，3人で生活していた．X-1年（32歳）の12月某日の明朝，泣いている子どもの泣き声で目を覚ましたところ，寝室で一緒に寝ていた夫が心肺停止となっているところを発見．本人は救急要請し，人工呼吸，心臓マッサージを施した．夫は地域の救急病院に搬送されたが，そのまま帰らぬ人となった．死因は心不全とされたが，それに至った原因はわからなかった．葬儀では喪主を務めた．その後もさまざまな手続きに追われながら，仕事，家事と育児をこなした．一方で，心肺蘇生をしている際の夫の様子がすぐに浮かんでくるため，思い出さないように努め，生活の中でも夫を思い出すものを避けていた．それでも不意に夫の表情が想起されて恐怖感が湧き上がり，動悸，息切れなどの自律神経症状に襲われた．普段は感情に霞がかかったような感覚になり，現実感が乏しくなった．眠れず，内科を受診してベンゾジアゼピン系の睡眠薬を処方されたが，不安抑うつが強まり，X年10月に当院を受診した．

初診時の様子・評価：理路整然と経過を話すことはできるが，淡々としており，感情が

伴っていない．夫が急にいなくなったことに対する寂しさや悲しさはもちろんあるが，それよりも夫の最期を想起すると非常に強い恐怖感が湧き上がることに苦しみ，内的・外的な回避につながっている．夫の遺品は箱にしまいこまれ，夫の書斎は開かずの間になっている．医療系の番組，ドラマや事故のニュースを見られない．夜は寝室に入れず，リビングで子どもと寝ている．長男との間でも夫に関する話題が実質的にタブーとなっており，長男も不自然なほどに父親の話題を出さなくなっているという．「夫の異変を早く発見できなかったから，心臓マッサージや人工呼吸がうまくできていなかったから夫は死んだ」という強い罪悪感がある．

診断：PGD，PTSD

治療経過：副作用の出ない程度の少量の抗うつ薬を使用した．PE を実施．夫に心臓マッサージ，人工呼吸を実施する場面の語り（想像エクスポージャー）を診察室で行い，自宅では夫の写真や遺品など，夫の思い出に触れてゆく作業を進めた（現実エクスポージャー）．最初は思い出すことに強い恐怖感を感じていたが，徐々に馴化が起こり，当時の状況を詳細に語ることができるようになった．つまり，突然放り込まれた極限状態の中で，何が最善なのかと思考をフル稼働させながら状況に対処しようとしていたことや，いつもどおりほろ酔いで気持ちよさそうに眠りについた夫に，その後致命的な事象が起こると予見することなど誰にもできなかったことの確認作業を行った．母親が亡き夫の思い出に向き合う作業を進めていくと，長男の様子にも変化が生じた．急に「お父さんがいなくて，寂しい」と言って母親に泣きついたり，「なんでお母さんはお父さんを助けられなかったの？」と母親に怒りをぶつけたりもした．そうして 2 人して涙することが続いた．長男はときに"心臓マッサージごっこ"をするようになった（posttraumatic play）．本人は夫の書斎をミシン部屋に改造し，「夫は怒っているかもしれないけど，私を残していったんだから，これくらいは許してもらわないと」と述べ，内的な故人との対話が始まっていることが窺えた．治療の終盤になると，夫が写っている動画を子どもと見て，声，表情や空気感に触れ，2 人して笑い，大泣きした．また，想像エクスポージャーでは葬儀の場面も扱い，夫を偲んだ．トラウマ記憶に対するコントロール感覚が強まり，回避せずとも生活できるようになった．

　全 15 回の PE セッションを終え PTSD の症状は改善したが，逆に夫のいない寂しさ，つらさは強まり，ひしひしと悲しさを感じるようになった．さまざまな現実的な問題が浮き彫りになり，抑うつ状態が強まって，PE を終えて 3 ヵ月ほどして，2 ヵ月の休職に入った．その間に，現実課題の問題解決について話し合うとともに，母親として，女性としての生き方について話し合った．本人は「母親として子どもが父親のことを思い出し笑いたいときには笑わせてあげて，泣きたいときには泣かせてあげたい．ときには一緒に泣いてもいい」「夫が好きだった景色を子どもにも見せてあげたい．子どもと旅行に出かけて，夫がいなくなったこの世界を楽しみたい」「母親としてだけではなく，一人の女性として，人間として，自分の人生を考える視点をもちたい．今の自分だからこそできることもあるかもしれない」と話すようになった．X＋2 年 3 月に治療終結となり，通院治療を終えた．

IV 遺族支援の実践：実践編

C ┃┃ トラウマとしての悲嘆に対するアプローチ

　PGD においても PTSD と同様に侵入的な想起が起こり，その苦痛を緩和するための内的／外的な回避がみられる．前述のように，突然の外傷性の死別には恐怖感情が伴うことが少なくないため，強い恐怖と悲しみが複合的・相互補完的に影響し合い，より回避を強固にしてしまう．また，罪悪感や怒りが，悲しみをマスクしている場合もある．PGD と PTSD が併存する場合には，まず記憶に触れられる感覚を取り戻し，罪悪感や怒りの奥にある悲しみと向き合うスタート地点に立つことが目標となる．必然的に，恐怖とともに悲しみに対する回避を促していた PTSD が解除されれば，悲嘆の"防止弁"が外れ，自然と悲嘆が強まる可能性に留意しておく必要がある．

　悲嘆の進み方に正解はなく，千差万別である．悲嘆はその人が自身のペースで，故人のいない世界に歩き出すための助走である．しばしば，その歩みには長い時間や労力が必要になるだろう．悲嘆には"治療"という文脈がそぐわず，医療者としては無力感を感じるかもしれないが，こちらも防衛的になったり，回避的にならず，悲しみと付き合ってゆくことになるその人に，そっと暖かく伴走する姿勢をもっておきたい．

〔須賀楓介〕

文　献

1) Stroebe M, Schut H, Stroebe W: Health outcomes of bereavement. Lancet, 370: 1960-1973, 2007.
2) Shear K, Frank E, Houck PR, et al.: Treatment of complicated grief: a randomized controlled trial. JAMA, 293: 2601-2608, 2005.
3) Foa EB, Rothbaum BO: Treating the Trauma of Rape: Cognitive-Behavioral Therapy for PTSD. The Guilford Press, 1997.
4) Foa EB, Kozak MJ: Emotional processing of fear: exposure to corrective information. Psychol Bull, 99: 20-35, 1986.

A 実践編

3 患者を亡くしたスタッフへのグリーフケア

A はじめに

　医療が患者のさまざまな疾患を扱う以上，医療従事者は患者の死と切っても切り離せない立場にいることが多い．死別が家族に与える影響に関しては多くの研究がなされているが，一方，医療従事者に与える影響あるいはそのケア（グリーフケアを含む）に関しての知見はほとんどない．喪失の定義が「かけがえのない対象を失うこと」であり，医療従事者も人間であることを考えると，自身が担当していた患者の死別後にさまざまな悲嘆（グリーフ）が生じることもありうる．一方，医療現場では冷静さが重要視され，特定の患者の死に特別な反応を示すことはおそらくタブーに近いと考えられていることもあり，ほとんど研究も存在せず学会などで扱われることもなかったのではないだろうか．

　また，少ない知見のほとんどは患者の自死後の医療従事者のケアについてのものである．「自死」という出来事の衝撃の大きさと特殊性を考えると，患者の自死が医療従事者に複雑な影響を与えることは想像に難くない．学会で患者の自死後の医療従事者のケアについてのシンポジウムなどに登壇すると，必ずといっていいほど，シンポジウム終了後に個別的な経験についての質問などがある．特に自身の経験は個別性が高いため，大勢の前で質問もしにくいのだと思われる．実際，医療現場というある意味非日常的な環境で，医療従事者が担当していた患者が自死するという関係性は極めて特殊であるため，これらを一般化するのも難しいのが現状である．

　以上のような経験から，患者を亡くした医療従事者へのグリーフケアも想像以上に重要である一方，普段の医療現場では扱うことが難しいのではないかと思われる．

　本項では，医療従事者を念頭に，患者の死別と自死後のグリーフケアについて私見をまじえて概説した．

B 患者の死別後の医療従事者のグリーフケア

① 医療従事者としての自身の経験

　まず自身の経験を紹介したい．本書の「発刊によせて」でも書かせていただいたよう

Ⅳ　遺族支援の実践：実践編

に私は，同僚の他学部の教員であった H 先生が進行した前立腺がんに罹患されたことを契機に，担当診療科の医師から紹介された（なお，本項の H 先生とのエピソードは，中日新聞「未完の論文」に含まれるものである．本書の，安藤氏のコラム「彼が生きた意味 ─続・未完の論文」〈p.273〉も参照のこと）．初めてお会いした際に，奥様がうつ病で，自分が進行がんに罹患したことにより奥様にもたらされる影響を心配しておられた．以降 2008 年から 2014 年に亡くなられるまで，2 ～ 4 週に一度程度の頻度で診療をしていたが，薬剤の処方などは必要もなく，希望もなかったため一度もしなかった．その H 先生に極めて苦悩に満ちた出来事が複数回起きた．最初の出来事は，2012 年，奥様が一人息子（小 6）をうつの精神病症状のため殺害した，というものであった．この際，H 先生からお電話をいただき，混乱した状況の中でその出来事が起きたことをお聞きした．奥様は，懲役 3 年，執行猶予 5 年の判決を受けた後，治療のために医療観察法病棟に入院された．H 先生は，奥様も責めることなく，むしろがんに罹患した自身を責めておられた．奥様のところには定期的に面会に行かれていたが，その奥様が 2014 年 5 月に病棟内で自死された．H 先生ご自身も病状が徐々に悪化し，がんの転移で歩行ができなくなり車いすの生活になったものの，独居を続け，教壇に立ち続けておられた．病状は徐々に進行し 2014 年 6 月に 55 歳で死亡された．H 先生は診察の際には涙をみせることが多く，私自身がこれら経緯を年余にわたり聞き続けた．同じ性別で職業や年齢が近かったこともあり，この期間を通して私自身が自分の感情のコントロールに苦しんだ．職業柄，他人に話すことはしなかったが，自身がグリーフについて学ぶようになり，自分自身の精神的な動揺は悲嘆にまつわる問題であったことに気づいた．一方，多かれ少なかれ，同じような経験をしたことがある医療従事者も少なくないのではないだろうか．

② 医療従事者のグリーフ（悲嘆）

下稲葉が自身の看護師を対象とした質的研究の経験に基づき，緩和ケア病棟の看護師が経験する喪失，グリーフを 4 つに類型している（**表ⅣA-3-1**）[1]．「関係が築かれた患者さんの死・その後の悲嘆」は，患者さんと「人対人」の関係を築いた後に，その対象を喪失した際に起こるグリーフである．「喪失を予測しての悲嘆（予期悲嘆）」は文字どおりの予期された悲嘆ではあるが，医療従事者としての特徴は，ケアを提供する中で，入院時と比べて身体状況の悪化を目の当たりにし死別を予期することによる．「個人の喪失としての重なり」は，ケアを提供している患者さんの年齢や性別，家族の状況などが自身の経験した死別した家族などと重なり生じるものである．「専門職としてのセルフエスティームの喪失」は，患者さんにもっと何かできたのではないかといった不全感

表ⅣA-3-1　医療従事者（緩和ケア看護師）の経験するグリーフ（悲嘆）

1. 関係が築かれた患者さんの死・その後の悲嘆
2. 喪失を予測しての悲嘆（予期悲嘆）
3. 個人の喪失としての重なり
4. 専門職としてのセルフエスティームの喪失

から生じるものである．先に紹介した自身の経験は，前述の「関係が築かれた患者さんの死・その後の悲嘆」「喪失を予測しての悲嘆（予期悲嘆）」「専門職としてのセルフエスティームの喪失」に関係している．

さらに医療従事者の喪失の特徴として，「悲嘆が蓄積する」ことと「社会に認められない」，という2つがあるとされている[1]．後者は，患者さんと医療従事者の関係が，喪失や悲嘆を経験する関係であると社会的に認められにくいことを背景とする．

医療従事者が前述のようなグリーフを経験しても，一般的には専門的な医療が必要な精神疾患に発展することはまれであると思われる．一方，もともと対人援助，感情労働といった側面からストレス負荷が強い医療現場において，職業人としての機能を維持し続けるためには，やはり医療従事者の悲嘆に対しても適切なセルフケアやサポートが必要である．以上から考えると，グリーフに限らず医療従事者全般に必要な十分な心身の休息，良好な職場の人間関係，悲嘆が強い場合に気軽に相談できるシステムやサポート体制などが求められるのではないだろうか．

C ┃ 患者の自死後の医療従事者のグリーフケア

① 自死がもたらすもの

残念ながら病院で患者の自死を完全に予防することはできない．一方，ひとたび自死が起こるとその衝撃は家族のみならず，医療従事者にとってもはかり知れない．医療従事者も自責感，自信喪失，不安感，怒りなどさまざまな心理状態を経験することが知られており，実際，うつ状態や重い悲嘆反応などをする危険性も高くなる．一方，自死発生後に医療従事者に対するケアを含めた組織的対応が行われている施設は極めて限られており，今後の重要な課題である．

② 自死の原因と予防

以下に自死に関して医療従事者として知っておきたい情報を記載した．先行研究からは80〜90%の自死者には何らかの精神疾患が認められ，うつ病，アルコール使用障害，統合失調症の頻度が高いことが示されている[2]．身体疾患患者に併存する精神疾患で最も頻度が高いものはうつ状態であることから考えると，一般病棟に入院中の患者に生じる自死の場合は，中でも背景にうつ病やうつ状態が存在することが多いことが推測される[3]．また，わが国の一般病院を対象として行われた自死に関してのサーベイランスの結果から，入院患者の自死事例が罹患していた身体疾患は，がんが最多であったことが報告されている[4]．一方，うつ病やうつ状態にあっても実際に病棟に入院中に自死する患者はごく一部であり，個々の患者の自死の危険性を事前に的確に予測することは極めて難しく，また国際的にも確立された自死の予防法はいまだに存在しない．

Ⅳ　遺族支援の実践：実践編

③　自死の与える衝撃

　　患者の突然の予期せぬ死に直面することは，担当していた医師や看護師の心理的な衝撃も極めて大きい．加えて，患者に関与したすべての医療従事者に大きな影響を与える可能性がある．精神科医を対象に患者の自死がもたらす心理的な衝撃を検討した研究からは，患者の自死を経験した後の心理的反応として，驚愕，否認，孤立感，離人感，自責感，自信の喪失，不安感，怒りなどさまざまな強い心理的苦痛が経験されることが示されている[5]．一般医や看護師も同様の苦痛をグリーフとして経験することが示されており，専門分野や職種に限らず患者の自死が医療従事者に与える影響が大きいことが報告されている[6,7]．

　　以上のように自死が周囲の者に与える影響は広くそして深い．それゆえ，自死が起きた後にはポストベンション（後介入）と呼ばれる適切な介入が必須であり，その中には医療従事者も含まれるべき存在であることを理解しておくことが重要である．さまざまなサポートがあり，その医療従事者に対する最も重要なポストベンションとして同僚からのサポート[8]に加えて次に述べる医療機関が開催するミーティングがあげられる．

④　自死における緊急ミーティングの実際

　　本項では，名古屋市立大学病院で実施している自死事例に対しての緊急ミーティングの実際について紹介した（図Ⅳ A-3-2）．なお，最も自死が生じやすいのは精神科病院だと思われるが，本書の読者には一般病棟に勤務する医療従事者も多く含まれるであろうことを念頭におき，主として身体疾患で一般病棟に入院中の患者が自死した場合を想定したことに留意いただきたい．当院のマニュアルを元に気をつけたいポイントを紹介した．

a. 目的を明確にする

　　自死はまれな現象であるため，実際的には自死が生じた際のミーティングに参加する機会も極めて少ないと思われる．一方で，病棟で自死事例に遭遇したことのある医療従事者には想像が容易だと思うが，自死がひとたび生じると，多くの医療従事者が患者の態度や状態に過度に敏感になったり，複雑な感情を内向させてしまう結果，病棟全体に独特の緊張感や閉塞感が漂うことになる．また，通常のミーティングとは異なり，多くの医療従事者にとって，予期せぬ突然もたらされた状況，かつ“何もできなかった”という圧倒的な無力感にさいなまれている心理状態のもとでの開催となる．したがって，「悲痛な体験から学び，今後のケアや医療に生かしていくためのミーティング」であることを明確にし，「誰も責めないという約束」のもとに多くの医療従事者が抱いている複雑な感情を発散させ，医療チームとして再び結束を固める場としてミーティングを機能させる必要がある．

b. ミーティングの実際

　　以下に当院で行っているミーティングの進め方を紹介する．

ⅰ）可能な限り早期に関与したできるだけ多くの医療従事者を集めて開催する

3 患者を亡くしたスタッフへのグリーフケア

表IVA-3-2　病棟での自死発生後の医療従事者のためのミーティング

実施順	実施事項	具体的な内容
1	参加者自己紹介，ミーティングの目的紹介	参加者の自己紹介を行うとともに本ミーティングが今後のサポートの目的であることを伝える
2	黙とう	故人に対する哀悼
3	守秘の確認	ミーティングで話された内容が守秘されることを説明
4	情報共有	ケア担当者からの事例紹介
5	レクチャー	自殺企図，自死に関する医学的な解説（精神科医，心理士，専門看護師など）
6	悲嘆反応に対する心理教育	医療者の経験する悲嘆反応などについて説明（精神科医，心理師，専門看護師など）
7	今後のケアの提供とアクセス方法	メンタルヘルスの不調により生活などへの支障が出た際の対処法とアクセス法について説明
8	これからの患者対応	群発自殺の予防
9	相互扶助の勧奨	医療者が互いにサポートすることの重要性の説明
10	リラクゼーション	ミーティング終了時にリラクゼーション（心理士，作業療法士など）
11	介入	必要があれば，ミーティング後に，メンタルヘルス不調者に対して介入

（名古屋市立大学病院院内自殺防止対策マニュアルより改変して抜粋）

　ミーティングは，担当医，担当看護師，当該病棟の看護師長をはじめ関係医療従事者の出席を可能な限り促し，できるだけ早期に開催するように心がける．筆者は，できるだけ3日以内，遅くとも自死後1週間以内に実施するように働きかけている．

ⅱ）ミーティングの進行

　この際，司会は可能な限り直接の担当ではない医療従事者が行う．協力が得られるようであれば精神科医や，臨床心理士，専門看護師などに司会を依頼するとよい．ミーティングに参加する者の不安を軽減させ，特定の医療従事者がスケープゴートにされないようにするために十分な配慮を行うことがまず何よりも重要である．当院では，本説明の前にまず故人に対する黙とうをささげるようにしている．

ⅲ）情報共有－患者の経過について振り返る

　担当医療従事者に依頼することになることが多いが，率直に治療経過を振り返ることが重要である一方で，医療従事者の重圧や気持ちのつらさに十分配慮して進行する．この際，可能であれば，精神科医や公認心理師など精神保健の専門家の出席を求め，適宜，皆にとって有用な自死に関しての一般的なレクチャーを織り込みながら進めるとよい．

ⅳ）悲嘆反応に対する心理教育

　ミーティングの中で，悲嘆反応に対する心理教育を行いながら，医療従事者の抱く複雑な感情の表出を促す．その際，発言をしていない医療従事者にも気を配り，できる

Ⅳ　遺族支援の実践：実践編

だけミーティングに出席した全員のメンバーに感じたことなどを話してもらうようにする．他の医療従事者が自分と同じような心理を経験していることを知ることは，自身の心理的負担を軽減する上でとても有用である．

　以上のようにミーティングを進めていくと，多くの場合，自死に関しての一般的な知識を学びながら自死の背景にある医学的な問題が整理され，そして皆の経験している複雑な気持ちが共有され，医療従事者に一体感が生まれてくる．そのような雰囲気が醸成されたら，話し合われたことや皆が経験してきた気持ちについてまとめ，そして今回の経験を今後の患者ケアに生かすことを皆で確認して，ミーティングを終了する．

　また一部の医療従事者は，気持ちの負担からうつ状態や外傷後ストレス症状などを経験することもあるので[9]，こういった症状のために職務に支障をきたすような状態であれば，すぐに専門家へ相談を行い，個別的で継続的なケアを提供してもらう．

〔明智龍男〕

文　献

1) 下稲葉かおり：医療者のグリーフとレジリエンス〜私たち医療者にケアは必要ですか？〜．看護科学研究, 16: 90-95, 2018.
2) Hirschfeld RM, Russell JM: Assessment and treatment of suicidal patients. N Engl J Med, 337: 910-915, 1997.
3) Akechi T, Okuyama T, Sugawara Y, et al.: Suicidality in terminally ill Japanese patients with cancer. Cancer, 100: 183-191, 2004.
4) Kawanishi C, Iwashita S, Sugiyama N, et al.: Proposals for suicide prevention in general hospitals. Psychiatry Clin Neurosci, 61: 704, 2007.
5) Chemtob CM, Hamada RS, Bauer G, et al.: Patients suicides: frequency and impact on psychiatrists. Am J Psychiatry, 145: 224-228, 1988.
6) Clark S, Smith N, Griesbach A, et al.: Supporting general practitioners and practice staff after a patient suicide: A proposal for the development of a guide line for general pnactice. Aust J Gen Pract, 49: 261-268, 2020.
7) Takahashi C, Chida F, Nakamura H, et al.: The impact of inpatient suicide on psychiatric nurses and their need for support. BMC Psychiatry, 11: 38, 2011.
8) Croft A, Lascell K, Brand F, et al.: Effects of patient deaths by suicide on clinicians working in mental health: A survey. Int J Ment Health Nurs, 32: 245-276, 2023.
9) Akechi T, Sakuma K, Okamura M, et al.: Trauma in a nurse after patient suicide. Psychosomatics, 44: 522-523, 2003.

A 実践編

4 悲嘆とナラティヴ

A ‖ 悲嘆とリ・メンバリング

　さまざまな支援活動においてナラティヴなアプローチが採用される．その際には，暗に，相談に来た人が作家で，支援者が読者，そして相談内容はテクストに例えられている．読者の手本とされる批評理論の多くは異国生まれであるため，新しいほどその応用は容易となる．執筆時の筆者には，Sedgwick の「修復的読解」がそれに該当する[1]．

　ナラティヴ・セラピー（以下，ナラティヴ）において最初に悲嘆理解を明らかにした論考は White の「もう一度こんにちわと言う：悲嘆の解決における失われた関係の取り込み」[2]であり，そこから「リ・メンバリングする会話」が展開した．事例の一つには，今なら「遷延性悲嘆症」と診断されるであろう夫を亡くした妻が提示されている．彼女の主訴は無感覚であり，6 年間の徹底操作と薬物療法は効を奏さなかった．White は亡夫にさよならを言うよりもこんにちわと言うほうがマシなのではないかと言い，面接はそれまでと 180 度反対の方向に向かう．例えば，重要な人間関係を取り戻すのを援助する上で役立つ「経験の経験」質問がなされた．「もしもあなたがたった今，亡夫の目であなた自身を見るなら，あなたが評価できる自分自身というものについてどんなことに気づくでしょう？」．大切な人が自分をどのようにポジティヴに経験していたのかを詳しく話すよう誘う．そこで語られる記憶がオルタナティヴなストーリーへと再著述されていくわけだが，「リ・メンバリングする会話」の「・」が示すのは「思い出す」ことと「再びメンバーになる」ことを目指すダブルミーニングである．

　ナラティヴをほかのアプローチから最も際立たせるのは Foucault のいう言説（特定の事柄に関わる知識や諸制度の総体）への着目である．悲嘆に関するドミナントな言説（例えば，Freud，Kübler-Ross，Worden，DSM など）が援助者の実践のみならず社会的規範となってクライエントの選択肢をも拘束することは明確に批判される[3]．最近では，「喪失への美的反応を構成すること」"Constructing Aesthetic Responses to Loss" が注目されている．「死があたり一面に散乱させた瓦礫の山にも，多くの人々が大切な一瞬を見つけることができる．痛みと喪失の瞬間を見出すことができる．私見では，援助職の人々は，そのような美の瞬間が治療的であり，良いカウンセリングが達成を目指すべき事柄でもあることを発見している．それが，援助職実践を生き生きさせる倫理なのである」[4]．そんな美の瞬間を捉えた作品として Andrew Wyeth の『1946 年，冬』がある．

Ⅳ　遺族支援の実践：実践編

B ワイエスと悲嘆

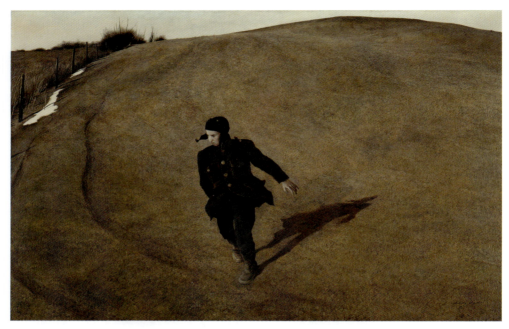

© 2024 Wyeth Foundation for American Art/ARS, New York/JASPAR, Tokyo X0332

　28歳のWyethは，列車との衝突事故で師でもあった父を亡くし多大なショックを受ける．この絵『1946年，冬』は，その1ヵ月後に事故現場近くで水彩画に取り組んでいたWyethの前を軍服にパイロット帽をかぶった少年が駆け下りてきた，その瞬間をとらえている．彼はこう考えた．"That black shadow --- like the eyelid of night --- the pale face --- there's a little safety pin gleaming --- patches of snow, dying winter."「その黒い影—夜のまぶたのような—青白い顔—小さな光る安全ピン—雪溜まり，冬が終わりかけている」[5]．これは，その詩のような言葉からも想像されるように，正しく「美の瞬間」であり，「痛みと喪失の瞬間」をとらえている．ここに描かれた瞬間は情動であり，Wyethほどの画家であればそれを描くことも可能なのだろうが，一般の人々はその情動をゆっくり悲嘆へと練り上げる．Wyethの自作自註[5]によれば，「それは茫然自失の私だった．少年の宙に浮いた手は私の自由な魂だった．私の手は手探り状態で実際に全てのものから断絶されていた．あの丘のでっぱりはまるで息をしているように上下していて，まるで父親がその下にいるかのようだった．父親が生きているような気がしたのだ」[5]．坂を転がるように降りてくる少年がWyethであり，それを観て絵にするWyethは父親に成り代わっている．それは「もう一度こんにちわを言う」の経験の経験質問「もしもあなたがたった今，お父さんの目であなた自身を見るなら，あなたが評価できる自分自身というものについてどんなことに気づくでしょう？」が自問されたに等しい．

C ▌ 悲嘆と恐怖

血液がんでフォロー中の50代女性が，2ヵ月前に入り婿の夫が就寝中の脳出血で突然死して以来調子が悪いと紹介されてきた．食欲なく1ヵ月で体重は4kg減り，睡眠時間も4時間程度，起床時には涙が出る．当日の夜の夫の異常に気づいてあげられなかった後悔が続き，一緒によく出かけたスーパーで同年輩の夫婦を見かけたりすると気分が落ち込んで途中で帰宅するようになった．対話の端々に溢れていたのは，その夜，その1週間前に嫁いだ一人娘の部屋に寝ていたということに代表される幾つかの偶然に対する驚きである．2週後の再診で睡眠と食欲の改善が報告されたが，後悔の念は，夫の異変に気づいてやれなかったことから（無呼吸がらみではなかったかという循環器の医師の言葉に沿って）その日に限らず日頃から健康管理ができていなかったことへと変わり，諦めの割合が大きくなったことで，気持ちが楽になりつつあった．「後悔がマシになったわけ？」と応じたものの，親族には無呼吸症候群の患者が2名いるという偶然への驚き．さらに2週後には，無気力対策として週に一度娘宅に食事を届けながら会食することにし，若くして未亡人になった親戚や友人に誘われて外出してみると気持ちが楽になることもあった．ひと月後には，自宅に夫のコーナーを作って遺品を飾るようになったが，百日法要では悲しみに区切りをつける日であることを知り，気にしてもいた．然るべき期間内の悲嘆の癒しという言説への目配り．夫の死後半年が経つと，夫を失った心の穴はずっと空いたままであるが，その穴をほかの物で埋めようとするのは止めたと言う．理由を問うと，「この穴は夫にしか埋められないので夫とは共存するしかない」と語られた．開き直りへの驚き．

大きな変化につながる会話は9ヵ月目に訪れた．結婚記念日・夫の誕生日が来るのでどう過ごしたらいいかと問われ，夫はあなたがどうしていたら喜ぶかという視点で考えるよう提案したのである．彼女はその真珠婚式に，昔，夫と娘と3人で行ったリゾートへ娘夫婦と出かけた．すると「そこは様変わりしていて，初めての場所に来たみたいで，楽しく食事をして，でも夫は付いてきませんでした．どこにいても付いてきたのに，そんなことは初めてでした．ひとりぼっちの寂しさには馴れ，一人の時間にも馴れてきたけれど，この楽しみを一緒に味わえない寂しさはありますよね．先生に『いま生きていたらどうするではなくて，夫が喜ぶことをあなたがしたらいいんですよ』と言われて，もし夫が見てくれていたとしたら夫が喜ぶだろうことをやってみて，気がつくと，自分が好きなことばっかりやっていました．自分をオープンにすることを夫が望んでいる気がして，周りがどう思おうと，夫が良ければいいやって感じで，今まで我慢して言えなかったことも言うようになりました．活動範囲を広げてみると，そこで出会う人も順風満帆ではないことを包み隠さず話してくれることに気づきました．夫を失って友人関係が深まったようです」．

死後1年が経ち，その間に夫の同僚何人かの訪問を7回受けた．職場での夫の様子を初めて聞き困惑するため，2，3日は調子を崩すものの立ち直りは早く，もしも夫が生きていたらきっと一生，知ることのないことも知らされ，夫をいろんな角度から見ることができた．短い夫婦生活だったと悲劇のヒロインみたいな気持ちでいたけれど，30年間一

緒に居られたことに自分は幸せだった，感謝しないといけないと思えるようになった．ト
ラゾドン中止．**1年半後**，ノスタルジアというのは今の自分と比べて過去が楽しかったと
思うことだけれど，「過去」というより20代から50代の人生の中で「一番良かったとき
を夫が一緒に過ごしてくれたんだと思うようになった」と言うので，「夫がいたから一番
いい時になったということ？」と聞き返すと，首肯．**2年目**にしてようやく彼女は，延命
措置を不要とする選択が難しかったことを詳しく語った．夫にはドナーカードがあったか
らできたことではあったが，後日，義妹から「どんな形でも生きていてほしかった」と言
われたのはこたえたし，手術しないことを決めるまでの医師とのやりとりの場面が何度も
フラッシュバックしてきたと．娘宅への週一の食事宅配は続き，娘夫婦や妹家族は力になっ
てくれる．85歳で免許更新した父親には安全機能付きの新車を提案し「今世紀最大の大
げんか」になったものの，妹の仲裁で和解．3ヵ月後には納車される．「いろんなことが
何とかなっていくのは家族のおかげかなと思います」

　執筆終了時，患者に本項を読んでもらって表現の修正を求めると，朱入れとともに丁寧
な手紙を頂戴した．第一に，「期間内の悲嘆の癒し」からの解放を経験したこと．第二に，
夫が喜ぶであろう暮らしという視点は何度も思い出し，それに「夫のために何かをする」
という条件を加えて，仏壇に花を飾ることと夫を早くに亡くした知人との絵手紙交換を続
けていると．絵手紙は2通ずつ描かれる．そして，これは面接では一度も語られなかった
ことだが，偶然の重なりに驚く私の傍で，彼女はずっと（悲嘆ではなく）恐怖に耐えてい
たと．親しい人の死の知らせを受けたとき，その瞬間に落ちこむあの自失の感触は情動で
あり，それはいつしか感情となる[6]．悲嘆は数ある感情のうちの一つである．今は亡き母
も，恐怖に耐えていたのであろうか．私が父を亡くしたのは13歳の冬であった．

〔小森康永〕

文　献

1) Sedgwick EK: Paranoid Reading and Reparative Reading; or, You're So Paranoid, You Probably Think This Essay Is about You. Touching Feeling. pp.123-151, Duke University Press, 2002. (イヴ・コソフスキー・セジウィック（著），岸まどか（訳），タッチング・フィーリング：情動・教育学・パフォーマティヴィティ，pp.195-241，小鳥遊書房，2022.)

2) White M: Saying hullo again.: The incorporation of the lost relationship in the resolution of grief. pp.7-11, 1988. ／ White M: Narrative Therapy Classics, Dulwich Centre Publications, 2016. (もう一度こんにちわと言う ─悲嘆の解決における失われた関係の取り込み．M.ホワイト（著），小森康永（訳），ナラティヴ・セラピー・クラシックス ─脱構築とセラピー．金剛出版，2018.)

3) Hedtke L, Winslade J: Re-membering Lives: Conversations with the Dying and the Bereaved. Baywood Publishing Company, 2004. (ロレイン・ヘッキ，ジョン・ウィンスレイド（著），小森康永，石井千賀子，奥野光（訳），人生のリ・メンバリング ─死にゆく人と遺される人との会話，金剛出版，2005.)

4) Hedtke L, Winslade, J: The Crafting of Grief: Constructing Aesthetic Responses to Loss. Routledge, 2016. (ロレイン・ヘッキ，ジョン・ウィンズレイド（著），小森康永，奥野光，ヘミ和香（訳），手作りの悲嘆 ─死別について語るとき〈私たち〉が語ること，pp.iv-ⅴ，北大路書房，2019.)

5) Meryman R: Andrew Wyeth: A spoken self-portrait. Distributed Art Pub Inc, 2013.

6) 小森康永：ナラティヴ情動実践に向けて．小森康永，D・デンボロウ，岸本寛史，ほか（著），ナラティヴと情動，北大路書房，2023.

A 実践編

5 主治医・看護師などの非精神・心理専門職が行うグリーフケア

　主治医・看護師などと遺族は，患者の生前からの関わりがあり，信頼関係がすでに構築されている場合が多い．さらに，診療を通して得られた家族背景や社会的状況についても熟知していることが多いため，グリーフケアの担い手としては重要な立場といえる．しかし，医師のグリーフケアにおける役割に関する国内の調査では，生前の家族へのケアは95％程度で「いつもできている」「ほぼできている」と自己評価する一方で，**約90％において死別後の関わりはできていないと回答している**[1]．さらに，医師が死別後のグリーフケアに取り組む必要性については，実に92％が必要だと考えているものの，52％で現状では難しいと回答している．難しい原因として，遺族の助けになるのか，傷つけてしまうのではないか，などの不安や，何をすればよいかわからない，などの意見があげられた．また，複雑性悲嘆のリスクファクターとして，「急死」などは多くの医療者が認知しているものの，社会的・経済的背景についてはあまり認知されておらず，**医師・看護師などにおいてもグリーフケアに関する教育・研修機会の不足が示唆されている**[1]．さらに，死別に関連して，医療者の80％前後が無力感や自責の念を経験しているにもかかわらず，半数以上が特別な対処をしていないことが示されており，**医療者は「自身のグリーフ」にもときに向き合う必要がある**[1]．

A グリーフケアに取り組む医療者に必要な基本的な知識とスキル

　精神・心理専門職ではない医療者が，どの重症度までのグリーフを支援するかに関して，一致した見解は形成されていない．しかし，主治医や看護師などがグリーフケアを行う場合には，「**通常の悲嘆を有する人に，共感的態度でしっかりと対話すること**」を基本とした上で，「**通常から逸脱する悲嘆を有する人を，適切な治療が行える精神・心理専門職に紹介すること**」が重要と考えられる．

　本書でも繰り返し述べられているように，悲嘆は疾患ではなく，あくまで通常の反応（「通常の悲嘆」）であり，多くの遺族は数週間から数ヵ月で悲嘆は統合されていく．よって，**悲嘆を積極的な治療対象とするのではなく，悲嘆が統合される過程を支援することが，医療者に求められる基本的な態度といえる**．非精神・心理専門職が行うグリーフケアのわが

IV 遺族支援の実践：実践編

国における実態は十分にわかっていないものの，緩和ケア病棟などでの遺族会の開催や希望する遺族が来院した際に外来などで面談することが多いと考えられる[1]．その際，医療者が行う支援として，表IVA-5-1[2,3]にあげられるような共感的態度でしっかりと遺族と対話することが望まれる．

　一部の遺族は，死別後，強い悲嘆反応とそれに関連するさまざまな症状が遷延化する場合がある．**医療者は，悲嘆の重症化や遷延化の徴候を見落とさないことが重要である**．また，複雑性悲嘆のリスクファクターの有無にも留意する．該当するリスクファクターが悲嘆反応に強く影響している場合は，心理社会的な側面も含めて総合的にアセスメントする．アセスメント手法としてII-5「治療が必要な遺族に対するアセスメントツール」（p.74）の中には，一般の医療者にも使用できるものもあるので参考にされたい．

　特に強い症状に対しては，本人のニーズを確認した上で，精神・心理専門職への紹介を検討する．通常から逸脱する悲嘆に対する評価や治療は，精神症状が多彩で，アプローチも多様であるため，専門的な知識が必要となる．病態の評価は特に大切であり，治療が必要な病態としては，複雑性悲嘆以外にも，うつ病や適応障害，心的外傷後ストレス症（posttraumatic stress disorder：PTSD）などがある．また，食欲不振や身体的愁訴もみられることから，身体疾患なども含めて適切に鑑別診断を行える遺族の診療に詳しい専門家と連携することが重要である．複雑性悲嘆の治療に関するエビデンスはまだ少ないが，現在のところ，薬物療法は推奨されておらず，心理療法（非薬物療法）は比較的有効とされる[4]．ただし，抑うつや不安障害など何らかの診断名がつく場合には，薬物療法を検討する場合もある[4]．一方，有効な心理療法（非薬物療法）に関するエビデンスの蓄積が進んでいるが，異質性が高く，標準的な介入方法は確立していないため，実施する場合は症例ごとに慎重な検討が望まれる[4]．

B 死亡診断時の医療者の立ち居振る舞い

　医師・看護師が行うグリーフケアとして，その重要性が見落とされがちな行為に死亡診断がある．**患者死亡時の医療者の立ち居振る舞いは，遺族への最初のグリーフケアとなる**[5]．しかしながら，わが国では緩和ケア病棟においても22〜33％の遺族が医療者の態度に対して改善の必要性を感じており，**不適切な死亡診断時の振る舞いは遺族の気持ちのつらさを高める可能性が示されている**[6〜9]．改善すべき点として，「担当医の身なりが不適切であった」「（主治医でない場合）死亡診断前に担当医の自己紹介がなかった」「必要な家族メンバーが全員そろっているかの確認がなかった」「死亡診断の診察を今から始めるという予告がなかった」「死因についての説明がなかった」「家族への共感がなかった」などがあげられている．わが国では，この分野の研究が精力的に行われてきた経緯があり，望ましい死亡診断時の振る舞いに関する具体的な推奨やどのような水準にある医師が死亡診断を担当してよいかなど，さまざまな研究成果が報告されている[10,11]．すべての死亡診断に主治医が立ち会うことは難しいが，主治医以外の医師の死亡診断では，遺族が改善の

164

5 主治医・看護師などの非精神・心理専門職が行うグリーフケア

表IVA-5-1　グリーフワークを促進するための医療者のスキル

スキル	スキルの内容と解説
家族にとっての真実を尊重して聴く姿勢（受容と共感）	いま，その人にとっては真実であること（心的現実）を理解し，その人の真実を尊重し，話を否定せず傾聴する．
自然な反応であることを保証する	悲嘆から回復するためには，泣くことや語ることが大切なことであることを伝える．
語ることを支える	遺族の多くは家族を亡くした悲しみを他者に話すことができないため，安心してさまざまな思いを語ることができるように支援する．
泣くことを支える	遺族の多くは，泣くことは自分の弱さを意味することだと思っていたり，忙しくすることで悲しみを感じないようにしている．泣いてもよいことを保証し，泣くことができるだけの場と時間を用意する．
怒りを受け止める	怒りの表出は，悲嘆から回復していくための大切な感情表出である．怒りの感情から逃げないで向き合うことが大切である．
ねぎらう	長期にわたる療養生活を支えてきた家族の介護や献身に対して敬意を払い，言葉と態度でねぎらいを伝える．
知識を提供する	悲嘆からの回復のプロセスについての資料を提供することも助けとなる．遺族は悲嘆過程について知ることにより，自分が歩んできた道を振り返り，悲しみから回復するために必要な過程であることを知ることができる．
有益なアドバイスを行う	気持ちが不安定なときには大きな決断をしないほうがよいことを助言したり，薬物療法が必要なときには専門家を紹介する．
直面化を行う	家族が亡くなったという事実に直面することが必要なときもある．新しい人間関係や生活を築くために，故人へ手紙を書くことは，悲嘆の情緒における創造的な表現であり，感情の処理を可能にする．
"いま"に焦点づける	「いま，ここにご主人がいるとしたら，何と言いたいですか？」などの問いかけを行い，故人に対して言えなかった心残りを伝えると同時に，"いま，ここで"を強調し，いまを生きられるよう支援する．
身体および精神症状を把握する	悲嘆は精神と身体に影響を及ぼす．「食欲はどうですか？」「夜は眠れていますか？」などと質問し，自然な反応として見守れる範囲かどうか，状態を把握する．
患者本人の満足を物差しに，人生の終焉のプロセスを振り返る	かけがえのない一人の人としてこの世に生を受け，生涯にわたりその人らしい人生を送り，医療の選択を含めたその終焉におけるプロセスは，その人自身を反映している．人生の終焉のプロセスにおいて，患者本人の意思の表出とそれを尊重した家族のかかわりを振り返ることにより，後悔や自責の念といったマイナスの感情を昇華することができる．
患者との関係性から「感じたこと・学んだこと」を話し合う	人生の先輩である患者本人と家族・友人などとの親しい関係性のなかで，患者本人の人生にかかわったことが，みずからにとってどのような意味がもたらされたかを話し合う．
医療者の素直な気持ちを伝える	たとえ言葉が十分でなく短いものであったとしても，ケアを担当した医療者の気持ちを素直に家族に伝える．人生の終焉であるその場をともにしたことをとおして，人間対人間として，心からの言葉を交わす真実の対話から，家族と医療者がお互いを認め合い，癒しを得ることができる．
新しい生活の営みを支援する	遺された家族が，サポートを得ることができなくて現実の生活に困ることがある．高齢者や配偶者の喪失の場合には，生活のなかで何か困っていることがないか，折に触れて言葉をかける．ソーシャルサポートには，情緒的サポート，道具的サポート，情報的サポート，評価的サポートの4つの側面がある．不足しているサポートを見きわめて新しいサポートを模索し，生活のなかに取り込むことができるように支援する．
患者の人生の統合を支える視点を提供する	死は人生の統合に不可欠なものである．発達課題として，患者の人生の統合を支える役割が家族にあるという視点を，家族みずからがもつことにより，悲嘆のプロセスを促進することができる．

（大賀由花：グリーフ・ケア．透析ケア，20: 1050-1053, 2014 より転載）

必要性を感じる割合が，統計学的に有意に高いことが示されており，より多くの医療者にその重要性を周知すべきといえる[6]．

C 医療者が自身のグリーフと向き合う

生命を脅かす疾患の診療は，「専門職としての喪失」を伴う[12]．患者を担当してきた医療者は，それまで治療・ケアを提供した患者を亡くした点において，死別の体験者であり，喪失体験者でもあり，専門職としての自尊感情（自分自身を価値あるものとして尊重する感覚）をも喪失することがある[13]．また，医療者は，死別を日常的に経験し，患者の死別には慣れていると考えられる傾向にあるため，医療者の悲嘆は「公認されない悲嘆」とされている[12]．さらに，広瀬らは，「自身の感情を切り捨ててきた支援者」として，医療者が悲しみなどの感情を表出してはいけない感情ルールの中にあることを指摘している[14]．自尊感情の喪失は，医療者の燃え尽きや離職の危険因子であることが知られており，特に死別の多い診療科や病棟では，組織としてサポート体制の整備が望ましく，また，個人としてもセルフケアの方法を知っておくことが望まれる[12, 13]．前者はIV-A-3「患者を亡くしたスタッフへのグリーフケア」（p.153）を参照されたい．個人として行うセルフケアとして，自身の思いを言語化し書き留めること，自分の中のカウンセラー（自分の中でクライエント役とカウンセラー役を作って対話すること），考え方へのアプローチ（自分の考え方の癖を知り，それを変えていくこと），マインドフルネスなどがあげられており，詳細は参考文献を参照されたい[14]．

〔采野　優，瀬藤乃理子〕

文　献

1) 寺田明佳，市場博幸，田中裕子，ほか：「グリーフケアにおける医師の役割」意識調査．近畿新生児研究会会誌，23: 31-36, 2015.
2) 大賀由花：グリーフ・ケア．透析ケア，20: 1050-1053, 2014.
3) 広瀬寛子：悲嘆とグリーフケア．医学書院，2011.
4) Akechi T, Kubota Y, Ohtake Y, et al.: Clinical practice guidelines for the care of psychologically distressed bereaved families who have lost members to physical illness including cancer. Jpn J Clin Oncol, 52: 650-653, 2022.
5) Okamoto S, Uneno Y, Mori M, et al.: Communication with Families in the Last Days of a Patient's Life and Optimal Delivery of a Death Pronouncement. In: Molloğlu M, ed. Palliative Care. CHAPTER 4, IntechOpen, 2019.
6) Hamano J, Masukawa K, Tsuneto S, et al.: Need for Improvement in Death Pronouncements in Palliative Care Units. Palliat Med Rep, 4: 350-357, 2023.
7) Hatano Y, Morita T, Otani H, et al.: Physician Behavior toward Death Pronouncement in Palliative Care Units. J Palliat Med, 21: 368-372, 2018.
8) Shinjo T, Morita T, Hirai K, et al.: Care for imminently dying cancer patients: family members' experiences and recommendations. J Clin Oncol, 28: 142-148, 2010.
9) Mori M, Fujimori M, Hamano J, et al.: Which Physicians' Behaviors on Death Pronouncement Affect Family-Perceived Physician Compassion? A Randomized, Scripted, Video-Vignette Study. J Pain Symptom Manage, 55: 189-197, 2018.

10) Kusakabe A, Naito AS, Hirano K, et al.: Death Pronouncements: Recommendations Based on a Survey of Bereaved Family Members. J Palliat Med, 19: 646-651, 2016.

11) Kessoku T, Uneno Y, Urushibara-Miyachi Y, et al.: Development of a list of competencies and entrustable professional activities for resident physicians during death pronouncement: a modified Delphi study. BMC Med Educ, 22: 119, 2022.

12) 下稲葉かおり：医療者のグリーフとレジリエンス〜私たち医療者にケアは必要ですか？〜．看護科学研究，16: 90-95, 2018.

13) 土橋功冒，辻丸秀策，大西良，ほか：看護職者に生じる悲嘆反応と対処行動．久留米大学心理学研究，3: 99-112, 2004.

14) 瀬藤乃理子，広瀬寛子：グリーフケアとグリーフカウンセリング ―死別と悲嘆へのサポート実践ガイド．日本評論社，2023.

IV　遺族支援の実践：実践編

A　実践編 ─────────────

6　医師と心理職の連携

　筆者の所属する施設では，当院だけでなく他院にがんの治療でかかる患者のご家族やご遺族を対象にした家族・遺族ケア外来を2012年より開設している．本外来では，家族と遺族の受診は同数であり，死別前から受診して死別後も継続している受診者も少なくない．2023年からは，医師だけでなく心理職によるカウンセリングも提供している．受診者の希望に応じて，担当の専門家がカウンセリングを実施するが，その専門性に合わせて担当者を受診者に提案している．

　心理職が医師と連携を行う上で注意している点がある．一つ目に，カウンセリングが進む中で，それぞれの専門性による支援が必要な場合には双方が連携して支援を提供できるよう，文書での説明および同意を受診者から得ている．二つ目に，医師と心理職の間で定期的なカンファレンスを開き，ケース報告ができる体制を整えている．あわせて，心理療法士は他の心理職によるスーパービジョンも受けている．三つ目に，希死念慮が切迫している場合や強い抑うつ症状を呈する場合などを適宜評価しながら，薬物療法や入院が必要な遺族を見落とさないように注意している．

　医師との連携を実施するケースについて，仮想症例をあげて心理職の視点から説明する．

A┃┃身体症状を伴う場合

　夫と一年前に死別した60代女性は，涙を流せないことを主訴に受診された．受診の理由の一つとして，死別後に逆流性食道炎により内科に通院しており，その医師から精神保健専門医への受診を勧められて当外来を受診した．初診時は，緊張感が強く，呼吸が浅く，肩に力が入っており，話し方も多弁で前のめりになって話される印象があった．医師から，心理職とのカウンセリングにてリラクセーションの定期的実施と，数回に1度の医師診察を勧められた．医師と心理職それぞれの役割として，医師は精神疾患の評価に加えて，身体症状の経過を評価すること，心理職は心理カウンセリングの実施を主とした．心理職のカウンセリングでは，リラクセーションの実施に加え，主訴である「涙を流せないこと」について深く話し合う中で，その根本にある苦痛を探りながら感情の明確化を図った．数回の心理職のカウンセリングの中で，緊張感が解れた様子がみられ，テレビドラマを見て涙を流せたことが語られ，感情が少しずつ開放される様子がみられた．また，「涙を流すことが必ずしも必要でないこと」に気づいたという発言があり，認知変容が促された様子

168

もあった．その後の医師の診察では，体のこわばりや呼吸の浅さなど身体症状に加えて精神疾患の評価が行われ，悲嘆反応について正常な経過をたどっているかの評価が行われた．それにより，心身ともに良好な経過をたどっていることが確認され，医師の診察はいったん休止とし，心理職のカウンセリングを継続することになった．

B ┃ 薬物療法が必要な場合

　妻を失った悲しみが一年以上遷延している50代男性は，妻を亡くした孤独感や寂しさが強く，生活の中で流涙することも少なくない．入眠時には亡くなった当時のことを思い出して寝つけないことが多く，翌日の仕事を考慮して睡眠薬を必要としている．日常的なアルコールの摂取や長距離運転を行う仕事をしていることから，睡眠薬の使用について注意が必要であり，医師の定期的評価や指導が必要であった．一方で，日常生活は送れているが，悲嘆反応が強く，死を受け入れられず苦しんでいたことから，グリーフケアを心理職が主に行った．心理職のカウンセリングでは，最愛の人を亡くした悲しみをノーマライズした上で，亡くなった当時を振り返り，感情に徐々に慣れていくことを行った．次第に，今の生活に関する話が出てくるようになってからは，過去や現在の話を基に，本人の価値観を探りながら，今の生活での活動をともに考える時間が増えている．睡眠薬については問題になるような服用は認められず，また，飲まずに眠れる日も増えてきている．

〔竹内恵美〕

IV　遺族支援の実践：実践編

A　実践編

7　遺族外来の試み

A　悲嘆反応について

　大切な人を失う体験は非常に大きな精神・心理的苦悩をもたらすことが知られている[1]．こうした死別体験に伴う心の反応は悲嘆反応と呼ばれ，誰にでも起こりうる自然な反応ではある．その反応としては悲しみ，絶望感，孤独感，不安感，怒りなどさまざまな感情がみられ，非常に個別性が高い．また，人によっては身体症状や社会機能の障害をもたらすこともあり，苦痛の程度や生活への支障の度合いにより専門家による支援を要する場合もある．米国精神医学会（American Psychiatric Association；APA）の診断基準であるDSM-5 では，2013 年の改定において死別体験に伴う抑うつ反応をうつ病に含めることとなり，精神疾患の一つとして薬物療法の恩恵を受ける人も出てきた．しかしながら，医療機関において悲嘆反応を専門的に扱っている施設は限られている．

　本項では，筆者らの遺族外来での取り組みを紹介し，公認心理師が行う精神・心理的支援と精神科医療との連携について述べることとする．

B　グリーフケア外来

　当院の遺族外来は「グリーフケア外来」と標榜し，死別に伴う心理・社会的な問題を相談できる場として 2020 年 10 月に開設された．本外来の対象は，大切な人との死別を経験しており，かつ，精神・心理的苦悩を抱えている方とし，亡くなった方の死因や続柄などを限定せず幅広い方を対象としている．また，予約方法は，病院のホームページ上にも掲載されている予約窓口に連絡をすることで，誰でも予約を取得することが可能である．外来は初診から支援まで一貫して公認心理師が対応し，週 1 日 1 枠 50 分の完全予約制，診療費用は自費負担として運営されている．

　これまで外来が開設されて以降，3 年間の診療実績を図IVA-7-1 に示した．外来開設後 1 年後から外来受診する遺族が増加した．これは，COVID-19 のまん延や芸能人の訃報など社会的な出来事が重なり，メディアの中で精神・心理的苦悩について相談窓口で相談を受けるよう繰り返し推奨するような呼びかけがあり，こうした広報の影響があったのではないかと考えている．また，3 年間で 120 名の遺族の受診（延べ 736 件）があり，その

170

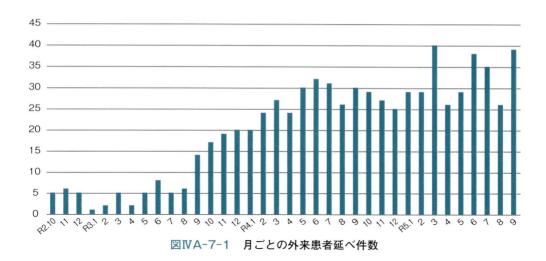

図ⅣA-7-1　月ごとの外来患者延べ件数

表ⅣA-7-1　遺族の社会的背景（N=120）

(単位：％)

初診時年齢	50代	41
	60代	25
	30代	21
	40代	20
性　別	女性	80
続　柄	配偶者	48
	子	28
	親	18
死　因	がん	34
	それ以外の病気	28
	自死	18
	突然死	8
	事故死	7

背景について表ⅣA-7-1に示した．当外来受診の多くが50代前後の女性であることも特徴である．

C　外来へのアクセス

　受診されたほとんどの遺族は自身が抱えている死別に伴う心理・社会的な問題について，専門機関で相談できるとは思ってもいなかったと口にされ，専門家による支援にたど

IV 遺族支援の実践：実践編

り着く遺族は数少ないと思われる．そのため，まず初めに当院の遺族外来では，広報に力を入れて取り組んだ．当外来が幅広い方の目に留まるよう病院のホームページに掲載するとともに，案内用のパンフレットを作成し，関連する医療者や地域医療機関に配布した．当院から終末期ケアで連携を図っている医療機関や訪問看護ステーション，保健センターなどに積極的に配布し，必要とされる遺族に支援の手が回るよう勘案しながら広報を試みている．

院内での広報においては，パンフレットを受付窓口や待合スペースに設置したり，死亡診断時に家族へお渡しする書類に付け加えるなど，部署ごとで遺族の目に留まりやすいような工夫を行って取り組んでいる．さらには，支援に積極的な部署では，亡くなられた直後の家族にスタッフがコミュニケーションする機会をもつためのツールとしてパンフレットを利用したりもしている．外来を設置することが，院内医療者と家族との死別後のコミュニケーション向上に寄与しているところもある．

D 遺族への心理的支援

先述のとおり，遺族の抱えている苦悩は個別性が高いため，当外来では基本的に個人の悲嘆反応に焦点を当てた心理療法のスキームを用いている．心理療法の技法としては支持的精神療法[2]を基盤とし，理論的な背景としてはStroebeらが提唱する二重過程モデル[3]を中核にして，支援を提供している．具体的には，悲しみ，怒り，恐怖感，無力感，罪悪感などの遺族が経験している感情を丁寧に聴き，遺族が自身のペースで悲嘆と向き合うことに寄り添いながら，日常生活へ適応していく過程を援助している．心理療法において，取り扱われる死別にまつわるテーマは遺族によって異なるため，遺族のニーズに応じて治療構造や技法を柔軟に行うよう心掛けている．例えば，亡くなった他者との関係性に焦点が当たる遺族の場合は対人関係療法[4]を推奨し，提供する場合もある．また，治療の選択肢を増やすために2023年5月から「サポートグループ」と呼ばれる集団精神療法の場も開設し，自助作用を期待できる遺族へは集団精神療法への参加を積極的に推奨することもある．できるだけ一人ひとりの遺族のニーズに応じた支援を行うことで，遺族自身が死別体験と向き合い，対処していく過程を支援している．こういった心理療法の最初の治療目標は，日常生活への適応とすることが多いが，心理療法の経過の中で，対象喪失後の遺族自身のアイデンティティ再構築を最終的な治療目標とすることもあり，長い時間をかけて心理療法を要する遺族も珍しくない．

E 精神科医療との連携

当外来は医療機関で行われていることから，遺族の悲嘆反応の心理学的な理解だけではなく，精神医学的な診断基準を用いて精神疾患として評価し，必要に応じて，精神疾患に

関する心理教育も並行して行っている．Simon らは，悲嘆に関連する精神疾患を p.280 の図のように示している[5]．当外来においても，関連が高いとされる精神疾患であるうつ病，心的外傷後ストレス症（posttraumatic stress disorder: PTSD），複雑性悲嘆については，注意しながら評価を行い，薬物療法の適応になりうる方を見逃さないよう心掛け，支援を行っている．具体的な評価ツールとしては，Patient Health Questionnaire-9（PHQ-9），Impact of Event Scale-Revised（IES-R），Inventory of Complicated Grief（ICG）などの心理検査を用いて繰り返し評価を行い，精神疾患が疑われる方には Structured Clinical Interview for DSM-IV（SCID）を一部用いた精神医学的診断面接を行うよう運用している．その際，精神症状が強く治療が必要だと判断される方とは，薬物療法を受けることについて話し合い，院内外の精神科への紹介も積極的に行っている．しかしながら，遺族が呈している精神症状が，死別体験に伴う自責感などの想いと密接に関連しており，自分を罰することで対処をしたり，症状緩和に対して強く抵抗を感じていたりする場合が多く，すぐに受診に結びつくケースは多くない．そのため，希死念慮が切迫していたり，身体症状や社会機能の障害，現実検討力の低下など，重篤な精神症状がないか注意深くモニタリングし，受診勧奨をしながら，丁寧に心理療法を提供している．

F おわりに

　医療機関において公認心理師が実践する遺族外来での取り組みについて紹介した．外来診療の中でグリーフケアを実践する際には，心理療法のスキームを活かすことができると考えられる．今後の課題として，福祉や民間企業などが行っているグリーフケアとも連携を図り，幅広い支援の在り方を模索していくことも必要であると考えている．

〔伊藤嘉規〕

文　献

1) 日本サイコオンコロジー学会，日本がんサポーティブケア学会（編）：遺族ケアガイドライン 2022 年版．金原出版，2022.
2) Winston A, Rosenthal RN, Pinsker H：動画で学ぶ支持的精神療法入門［DVD 付］．大野裕，堀越勝，中野有美（監訳），医学書院，2015.
3) ロバート・A・ニーマイアー（編）：喪失と悲嘆の心理療法：構成主義からみた意味の探究．富田拓郎，菊池安希子（監訳），金剛出版，2007.
4) 水島広子：臨床家のための対人関係療法入門ガイド．創元社，2009.
5) Simon NM, Shear KM, Thompson EH, et al.: The prevalence and correlates of psychiatric comorbidity in individuals with complicated grief. Compr Psychiatry, 48: 395-399, 2007.

Ⅳ　遺族支援の実践：実践編

A　実践編 ───────────────

8 看護職が行うグリーフケア

　看護師は，遺族になってからではなく，家族のときからケアできる立場にある．本項では，遺族ケアにつながる家族ケアを中心に論じる．

A ┃ 遺族へのグリーフケア①：家族ケア

　坂口ら[1]の調査から，多くの看護師が遺族ケアの必要性を感じつつも，実際には遺族ケアをほとんど提供できていない現状が浮き彫りになった．しかし，遺族ケアができないからといってグリーフケアができないわけではない．遺族が精神的健康を維持するためには家族ケアが重要であり，家族ケアが遺族ケアに通じる．

① 看護師に必要な基本的姿勢

a. 寄り添うこと

　一般病棟での看取りにおいて看護師の半数以上が，「悲しんでいる家族へどのように声かければよいかわからないとき」にストレスを感じていた[2]．家族への決まった言葉かけなどはなく，「最後までよく頑張りましたね」「ご家族に側についていてもらって，きっと安心して旅立つことができたのではないかと思います」など，そのときの素直な気持ちを伝えればよい．言葉が出ないときは，アイコンタクトやそっと家族の肩に手を置くなどの非言語的コミュニケーションでもよい．患者を尊重した丁寧なエンゼルケアを行えば，家族に思いは伝わるだろう．

　看護師に必要な基本的姿勢は，以下に示すような相手の心情に寄り添うことである．

b. 予期悲嘆の理解

　家族が患者の死が近いことを予期したときに生じる悲嘆のことを予期悲嘆という．予期悲嘆は心の整理や準備に役立つ面もある[3, 4]が，死の予期が死別後の悲嘆の軽減になるとは必ずしもいえない．「覚悟なんてあろうがなかろうが，1人残された寂しさって同じですね」という遺族の言葉は，予期悲嘆を経験していれば死別後の悲嘆が軽減されるわけではないことを教えてくれる．

② 家族の心情とケア

　広瀬は，遺族のサポートグループに参加した人の家族だった頃の心情とケアについて

174

以下のようにまとめた[5,6].

①告知の仕方など，医療者の言動で傷ついた体験やつらかったエピソードはいつまでも残る.

②みてもらっている立場のために医療者に遠慮して，医学用語で説明されてわからなくても確認できないことがある.

③見舞いに行ったときにその日の様子を教えてもらえるだけでも，家族は安心できる.

④医療者は説明したつもりでも，家族には誤解されていることがある．例えば，病状悪化で飲食を制限していたことを「飲ませてもらえなかった」ととらえ，遺族になっても故人を苦しめたこととして残っていることがある.

⑤「男だから何もしてやれなくて．病院に行ってもただ座っているだけ．だけど，看護師さんが顔と手を拭いてあげてくださいって，タオルを渡してくれた．そしたら，妻が気持ちよさそうな顔をしてくれた．嬉しかった」など，患者へのケアの経験は悲嘆の中にある遺族を支える.

⑥「ドアを閉めますって言うんで，始まったんだなって」など，他の患者の出棺に家族は気づき，自分たちの番がいずれ訪れる苦悩を感じている.

⑦自分の気持ちに直面しないことで，なんとか自分を保っている家族もいる.

⑧せん妄になった患者の様子をつらく感じている.

⑨頭では理解できても，家族の心情としては「こんなに早く逝ってしまうとは思っていなかった」という気持ちになる.

⑩「家に帰してあげられなかった」「もっと話をすればよかった」「看取ることができなかった」など，遺族はたくさんの後悔を背負っている.

⑪「もうほとんど意識がなくて，こんな状態で身体をさすっても仕様がないだろうと触らなかったことを，いまだに後悔している」など，看取りのときに思うようにできなかったことは悔いとして残る.

⑫息を引き取るときに側にいたいと願う家族にとって，臨終に間に合わなかった悲しみは深い.

⑬「顔をみた瞬間，穏やかで．苦しまなかったって聞いて，ああ，よかったって」など，看取れなくても，苦しまないで逝けたと思えることで楽になれる.

⑭死後のケアによって患者がより安らかな表情になることで，気持ちが救われる.

⑮「病院を出るときたくさんの人が見送りに来てくれて，こんなに多くの人から夫は大切にされていたのだと嬉しかった」など，医療者のお見送りに感謝している.

⑯死別前の予期悲嘆を経験しているから死別後の悲嘆が軽減されるというものではない.

臨終に間に合えずに悲しんでいる家族にはその気持ちを受け止めつつ，ぬくもりの残った「手を（顔を）触ってあげて下さい」など，今，できるお別れを促す．苦しまなかったという事実と一人で逝ったのではないことを聞くだけでも，家族は安堵できる．このように故人が安らかに亡くなったと思えることは，遺族の精神的健康によい影響を与える[7]．また，死が近づきつつある中でも大切にケアされた体験は，悲嘆の中にあって

Ⅳ　遺族支援の実践：実践編

も温かい思い出として，その後の遺族を支える．

　一方，闘病中の傷つきなどの感情は消えることはない．病院に足を踏み入れたときからの医療者の関わりが，その先もずっと患者や家族に影響を及ぼすことを知って，関わっていくことが大切である．

③ ある家族への看護師の関わりの事例

　以下に示す事例は，実際の事例を元に作成した架空の事例である．

> 　Aの妻の死が迫っていた．Aは就学前の子どもを連れて見舞いに来ていたが，表情が硬く，居づらそうだったので，看護師はシャボンラッピングや洗髪を一緒に行うことを促した．妻も気持ち良さそうな表情になり，Aにも次第に笑顔がみられるようになった．「写真や動画を残したい」と言うので，Aの携帯で病室での3人の様子を撮った．
>
> 　「子どもはどこまでわかっているのか，どう説明したらいいのか……」と悩むAに，『わたしだって知りたい！～親が"がん"になったとき　子どもに何を伝え，どう支えるか～』[8]と絵本『わすれられないおくりもの』[9]を渡した．子どもと一緒のときには気丈に振る舞っていたAであったが，あるとき病室で1人，涙を流していた．看護師が妻の身体をマッサージしながら側にいると，Aは自身の苦悩や妻との思い出を語り始めた．
>
> 　妻の誕生会を行う予定だったが，病状が悪化．ある祝日，看護師は今，実行しないと間に合わないと判断．看護師は子どもと一緒に飾りを作成し，病室で3人の手形を取り，動画に収めた．
>
> 　その日の夜に妻は亡くなった．Aは「間に合って良かった．パンフレットを読んで，子どもにはっきり伝えたんです．そしたら泣いちゃって．でも，その後にちゃんと誕生会に参加してくれたし」．出棺時，絵本『いつでも会える』[10]を貸し出した．
>
> 　後日，Aは絵本を持って病棟を訪れ，感謝の気持ちを語った．Aは同じ体験をした人との語り合いを望んでいたが，この病院ではサポートグループを行っていなかったので，他のサポートグループの情報を提供した．

　この事例は，24時間，患者のケアに携わる看護師だからこそ行えたグリーフケアといえる．

B 遺族へのグリーフケア②：患者ケア

　コロナ下での面会制限で家族と会える機会が減ったことも，家族ケアの困難さに影響している．家族と会える機会を積極的に生かしつつ，患者ケアを誠実に行うことが重要である．家族は患者の苦痛のない心地よいケアを受けられることを望んでいる[11]．患者ケアが家族ケアになり，さらにそれが遺族ケアにつながっていく．

176

C ‖ 遺族へのグリーフケア③：遺族ケア

わが国のホスピス・緩和ケア病棟における遺族ケアプログラムとして実施の件数が多い順に，カード・手紙送付，追悼会，電話相談，個別カウンセリング，葬儀参列，知識や情報の提供，家族カウンセリング，家庭訪問，サポートグループがある[12]．各施設でできることから始めればよい．例えばサポートグループは，場を提供することの大切さやグループの進め方などのポイントを理解すれば，看護師だけでも行うことができる[13]．

看護師は患者や家族にとって一番身近な存在であり，グリーフケアの担い手として期待される．一方，看護師は看取りケアにストレスを感じ，遺族ケアに関わることへの精神的負担を懸念しており[1,2]，看護師のグリーフケアも重要課題といえる[14,15]．

〔広瀬寛子〕

文　献

1) 坂口幸弘，野上聡子，村尾佳津江，ほか：公立総合病院の一般病棟における遺族ケアの現状と看護師の意識．看護実践の科学，30: 72-77, 2005.
2) 坂口幸弘，野上聡子，村尾佳津江，ほか：投稿　一般病棟での看取りの看護における看護師のストレスと感情体験．看護実践の科学，32: 74-80, 2007.
3) Worden JW: Grief counseling and grief therapy: A handbook for the mental health practitioner, 5th ed, Springer Publishing Company, 2018. (J. W. ウォーデン（著），山本力（監訳），悲嘆カウンセリング［改訂版］—グリーフケアの標準ハンドブック．pp.224-229, 誠信書房，2022.)
4) Rando TA: Clinical Dimensions of Anticipatory Mourning: Theory and Practice in Working With the Dying, Their Loved Ones, and Their Caregivers. pp.4-5, 51-101, Research Press, 2000.
5) 広瀬寛子：遺族ケアにつながる患者や家族へのケアとは．日本サイコオンコロジー学会，日本がんサポーティブケア学会（編），遺族ケアガイドライン2022年版．pp.41-42, 金原出版，2022.
6) 広瀬寛子：入院中の家族のアセスメントとケア．瀬藤乃理子，広瀬寛子：グリーフケアとグリーフカウンセリング—死別と悲嘆へのサポート実践ガイド，pp.73-86, 日本評論社，2023.
7) 坂口幸弘：配偶者との死別における二次的ストレッサーと心身の健康との関連．健康心理学研究，14: 1-10, 2001.
8) NOVARTIS：わたしだって知りたい！　〜親が"がん"になったとき　子どもに何を伝え，どう支えるか〜．〈https://www.novartis.com/jp-ja/sites/novartis_jp/files/2022-05/disease-onc-03-want-know-201408.pdf〉［2025年1月閲覧］
9) Varley S: Badger's Parting Gifts, HarperCollins, 1984. (スーザン・バーレイ，小川仁央（訳），わすれられないおくりもの．評論社，1986.)
10) 菊田まりこ：いつでも会える．Gakken, 1998.
11) 安藤悦子：終末期がん患者の家族が認識する望ましい看護．日本ホスピス・緩和ケア研究振興財団，「遺族によるホスピス・緩和ケアの質の評価に関する研究」運営委員会（編），遺族によるホスピス・緩和ケアの質の評価に関する研究2, pp.82-87, 日本ホスピス・緩和ケア研究振興財団，2013.
12) 坂口幸弘：増補版 悲嘆学入門—死別の悲しみを学ぶ，pp.136-138, 昭和堂，2022.
13) 広瀬寛子：遺族へのグループアプローチ．瀬藤乃理子，広瀬寛子：グリーフケアとグリーフカウンセリング—死別と悲嘆へのサポート実践ガイド，pp.103-119, 日本評論社，2023.
14) 広瀬寛子：悲嘆とグリーフケア．医学書院，pp.148-216, 2011.
15) 瀬藤乃理子，広瀬寛子：グリーフケアとグリーフカウンセリング—死別と悲嘆へのサポート実践ガイド．pp.174-199, 日本評論社，2023.

Ⅳ　遺族支援の実践：実践編

A　実践編

9 子どもを亡くした親への グリーフケア

A┃┃はじめに

　医療の進歩に伴い，生命を脅かす病気を抱えながらも，多くの子どもが生存することが可能となった．そのような病気とともにある子どもの数は，日本には約2万人いると推計されている[1]．しかしながら，1年間にそのうちの約10%の子どもたちが亡くなるとされている[2,3]．こどもホスピスにおいては，グリーフケアは重要なケアの一つである．友として寄り添い，地域の中での子どもと家族の「軌跡」や「生きた証」を支え続けることが，こどもホスピスならではのグリーフケアのかたちであると考える．

B┃┃親にとっての子どもの死

　大切な人を亡くすという経験は，人生の中で，誰もが遭遇しうることであり，決して特別なことではない．しかしながら，愛する家族との死別の中でも，特に親にとって子どもを亡くすという経験は，最もつらく悲しい出来事であり，それに伴う悲嘆（グリーフ）は当然の反応である．

　親にとっての子どもの死は，未来を失うことであり[4]，家族のこれからのかたちを大きく変えるものである．子どもを亡くした親は，「病気になったのは自分のせいだ」「障がいのある子に産んでしまって申し訳ない」などと自責の念にとらわれ，そしてそれが，「なぜわが子でなくてはならなかったのか」と絶望感を抱くことがある．子どもとの死別は，自分自身の親や配偶者と死別する場合よりも，より強く長きにわたるグリーフを引き起こすといわれている[5,6]．

　子どもとの死別は，単に愛着対象の喪失のみならず，親としての役割やアイデンティティ，これまで築いてきた家族の生活やかたちなど，自身を構成する最も重要な部分を根こそぎ奪い去られる体験である[7]．また，子どもの死が予期される段階から死別後にわたり，自分自身のグリーフと向き合いながらも，家族の中での親という立場から，亡くなりゆくわが子やきょうだいに向けたグリーフケアを求められることもある．

178

C｜子どもの死の理解

「死」は，「不可逆性：死んだら生き返ることができない」「機能の停止（最終性）：生きているときに行っていることすべてが死によって終わる」「普遍性（不可避性）：誰でもいつかは死ぬ」「因果性：死には肉体的・生物学的な要因がある」の4つ概念から成り立っている[8]．子どもにとっての死の概念的理解は，年齢，発達に伴って変化する．一般的には9歳以上になると大人と同じように理解できるようになる（表IVA-9-1）．

死について何も伝えないことは，その話がタブーであることを示唆し，子どものグリーフの解決にはならない．子どもの年齢と発達段階に応じた説明や誠実に接することが重要である（表IVA-9-2）．

表IVA-9-1　子どもの各時期別にみた死の理解と悲嘆の表現

年　齢	死の理解	悲嘆の表現
0〜2歳	死は理解できない．母子分離が変化を引き起こす	沈黙，不機嫌，活動量低下，睡眠減少，体重減少
2〜6歳	死は眠りに似ている	多くの質問をする．トイレットコントロールにおける問題．見捨てられることへの恐れ
	故人は何らかのかたちで生きて機能している．死は一時的なもので，終結ではない．故人は生き返りうる	魔法の力によるというような考え（「僕（私）が考えたこと，僕（私）がやったことが原因で死んじゃったの？」「お前なんか嫌いだとか，お前なんか死んじゃえとか僕（私）が言っちゃったから？」）
6〜9歳	死は，ある人間または精神（骸骨，幽霊，ブーギーマン）として擬人化される	死に対する好奇心．具体的な質問をする．学校に対して過大な恐怖を抱くことはある
	死は終結で恐ろしいもの	攻撃的行動を示すことがある（特に男児）．架空の病気に不安を抱くものがいる
	死は他者には起こるが，自分には起こらない	見捨てられたと思うことがある
9歳以上	誰もが死ぬ	感情的高まり，罪悪感，怒り，恥ずかしさ，自己の死に対する不安の増大，気分の動揺
	死は最終的で変えられないものである	拒絶されることへの恐れ，仲間と違うことを嫌う
	自分も死ぬ	食習慣の変化，睡眠における問題，退行的行動（戸外の活動への関心喪失），衝動的行動，生存していることへの罪悪感（特に，きょうだいあるいは仲間の死に対して）

（グリーフ・サバイバー：子供に死をどう伝えるか．〈http://www.grief-survivor.com/study/deathandchild.html〉，および神戸医療産業都市推進機構：悲嘆，死別および喪失（PDQ®）．〈https://cancerinfo.tri-kobe.org/summary/detail_view?pdqID=CDR0000062828〉より作成）

Ⅳ　遺族支援の実践：実践編

表ⅣA-9-2　子どものグリーフを支えるために：CHILD

C：Consider （考慮する）	・子どもにはおのおのユニークな状況や考え方がある ・理解力がどの程度の発達段階なのかを考慮する ・困っていることはないか・何を考えているか・どんな気分なのか・きょうだいとの関係はどうか考慮する
H：Honesty （正直に）	・「死」「死ぬ」「死ぬこと」など，はっきりとわかりやすい言葉で話す ・「お亡くなりになった」「神に召された」「永眠した」など子どもが混乱するような遠回しな言い方は避ける ・亡くなった人が「どこかに行った」とか「旅行に行った」などの表現は避ける ・亡くなった人が「眠っている」という説明をするのは避ける
I：Involve （関わる）	・大切な人が死に逝く過程から「今何が起こっているのか」を正直に説明する．何気なく話したことや，遠回しに言ったことで，子どもがそこから察して死を理解することはない ・死因については正しく説明する ・死に逝く人，亡くなった人に対して，子どもが「さようなら」を言えるように関わる ・葬儀に参列するか否かは，子どもに選択してもらう
L：Listen （聴く）	・子どもに自分の想いを語ってもらう ・どんな質問でも受け入れ，質問に答える前にその子が本当に何を聞きたいのかを理解した上で答える ・死について話したくないのであれば，無理に話す必要はないことを伝える ・子どもに話すこと以外に，グリーフを表現する場をつくる：芸術・絵画・演劇・手紙を書く・詩を書く・物語を書くなど ・死んだ人とまた会うことができるなど，現実に起こりえないような考え方をしていないか注意する ・子どもの態度や考え方を聴き，自殺のリスクがあるか否かを年齢にかかわらず注意する ・子どもが「自分が悪い行いをしたから死んでしまった」とか「（故人を）いなくなってしまえと思ったことがあるから死んでしまった」など，自分の行いや考えの結果からその人が死んでしまったと思っている子どもには必ずそのためではないと訂正し，罪悪感や深刻なグリーフ反応が生じるのを防ぐ
D：Do it over and over again （何度も何度も繰り返し行う）	・大人は自分のグリーフの表現をする：子どもはグリーフを表現してもよいという許可とロールモデルがなければグリーフワークを行うことはできない ・子どもは，大人たちが自分たちの感情を正直に表現するのを見る必要がある ・子どもの死を理解するという理解度や発達段階を考慮しながら，年齢に応じた対応を行い続ける

（Davies B, Orloff S: Bereavement issues and staff support. Oxford Textbook of Palliative Medicine, 3rd ed. Doyle D, Hanks G, Cherny NI. et al eds, p.838, Oxford University Press, 2003 より作成）

D こどもホスピスにおけるグリーフケアの実践

　こどもホスピスは，生命を脅かす病気や状態（life-threatening conditions: LTC）によって治療や療養を中心とした生活を送る子どもと家族を対象とする施設である（図IVA-9-1）.
　LTCの子どもと家族は，制度の狭間で孤立し，心理社会的に大きな負担を抱えている．自宅と病院以外に過ごせる居場所が限られ，同世代の子どもが経験するような"遊び"や"学び"の機会が制限されやすくなる．病気や治療によって，病院以外の場での子ども同士の交流や社会参加が難しい子どもがいる．
　LTCの子どもと家族の「豊かな時間」を支え，地域とのつながりを育むのが，コミュニティ型こどもホスピスである．

事例：Aちゃん（小児がん，0歳女児）

　ある日，Aちゃんの母親が3歳の姉のBちゃんを連れて，「娘の病状が厳しい．家族の時間をできるだけもちたいが，きょうだいや祖父母が病院に入れない．家族で会えない．家族が一緒に過ごせる場所として，こどもホスピスを利用できないでしょうか」と，こどもホスピスに駆け込んできた．
　家族がAちゃんとともにこどもホスピスを利用できた期間は半年足らずであった．治療の合間に家族で過ごし，親族がそろう誕生日会では家族写真を撮ったりした．
　Aちゃんが亡くなった日，母親から一本の電話がかかってきた．そして，「悲しいけど，やりきったという気持ちです．全部やったから，1ミリも後悔はないです」と．「Aちゃんを家に連れて帰って来て，姉はちょっと混乱している．『ずっと寝ているね』と言ったり，『お空に行っちゃったね』と言ったり．寒くしている部屋なのに自分の

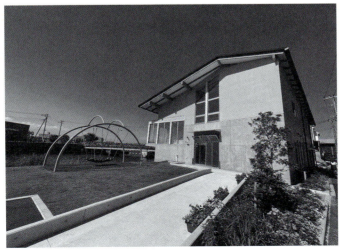

図IVA-9-1　「横浜こどもホスピス～うみとそらのおうち」外観

タオルケットを持ってきて隣で寝ていたり，病院の先生や看護師さんがBちゃんにも説明してくれたけど，まだ死を理解するのは難しいですよね」と話された．スタッフは，自宅に訪問し，Aちゃんの生きた証をのこすレガシーワーク（思い出づくり）として，Bちゃんと一緒にAちゃんとおそろいのブレスレットを作った．Bちゃんは，「Aちゃんは小っちゃいのに，すっごくがんばったよね」「Aちゃんは死んじゃったんだよね」「ママは死なない？ パパは死なない？」「わたしも死なない？」とぽつりぽつりと自分の思いや不安をこぼしながら，状況を受け止めていったようにみえた．その言葉を聞きながら，母親も父親も，居合わせたスタッフも，Aちゃんとの時間に思いを馳せていた．

しばらく後に，母親が「病院の看護師さんが，生前に，Aちゃんとのお別れをお星さまになるという絵本で説明をしてくれたから．Bちゃんは夜になるとよく星を見上げています．雨が降って星が見えないときは，『今日は雨だから土に潜っちゃっているのかな』と言ったりしています．休まず保育園にも通っています」と話してくれた．

こどもホスピスの玄関を入ってすぐの壁には，子どもたちの手形や足形がスタンプされている．母親は，こどもホスピスを訪れる度に，ときには涙を浮かべながら，わが子の足形に触れられていく．

グリーフは，「喪失に対する全人的な反応（精神的，行動的，社会的，身体的，スピリチュアル），その経験のプロセスである」といわれている．喪失や悲嘆は，他者と比較ができない個人的なものであり，時間をかけて経験するプロセスである．

グリーフケアは子どもが亡くなってから始まるわけではなく，亡くなる前から始まっている．子どもの死を予期した頃から，親のグリーフは始まる．終末期における関わりは，子どもにとって重要なだけでなく，子どもが亡くなった後の家族の支援にもつながるものである．

こどもホスピスは，生命を脅かす病気を抱えながらも，子どもが子どもらしく生命を輝かせる場所である．こどもホスピスにおいてすべてに共通する大事なケアの要素は，「友として寄り添う」ということである．すなわち，友として，心を寄せて近づいて，側にいるというケアである．

こどもホスピスが提供するグリーフケアは，グリーフという言葉では整理しきれない，子どもと家族が抱える思いを，ありのまま受けとめることにある．これまでどのようにがんばってきたのか，今がんばっているのか，子どもと家族の「命の軌跡」を確認し，思いを寄せていく．「私たちは，あなたが，あなた達が，がんばっていることを知っているよ」「生きることをがんばっていることを知っているよ」というメッセージを送り続ける．そして，「いつでも来てね」と，どのようなときも変わらずそこでお迎えする．子どもとのお別れの後も，家族が訪れ，その子の「生きた証」を確認できる．家族が，それぞれに自分自身の感情や状況に向き合い，喪失や悲嘆と自分なりの形で折り合いながら，自分の人生を取り戻し自分らしく生きることを見守り，ときとしてそっと後押しするような，地域の中にある「第二のおうち」としての場や人であり続けるということではないかと考えている．

E おわりに

こどもホスピスが提供するケアの一つとして，グリーフケアは欠かせない．限りある時間の中であっても，その子どもらしく，また，その家族らしく「生きる」を支えることで，子どもの生前にも死後にも，子どもと家族の紡ぐ「軌跡」に思いを寄せて，地域の中で子どもが「生きた証」を感じられるような居場所としてあり続けることは，こどもホスピスができる重要なグリーフケアである．

〔津村明美〕

文 献

1) がん情報サービス：小児がんの患者数（がん統計）．〈https://ganjoho.jp/public/life_stage/child/patlents.html〉［2025 年 1 月閲覧］

2) Hunt A, at al. The Big Study for Life-limited Children and their Families: Final research report. Together for Short Lives, 2013.

3) Department of Health. Palliative Care Statistics for Children and Young Adults. London: Department of Health; 2007.

4) Grollman EA: What Helped Me When My Loved One Died. Beacon Press, 1982.

5) Sanders CM: A Comparison of Adult Bereavement in the Death of a Spouse, Child and Parent. Omega (Westport), 10: 303-322, 1980.

6) Middleton W, Raphael B, Burnett P, et al.: A longitudinal study comparing bereavement phenomena in recently bereaved spouses, adult children and parents. Aust N Z J Psychiatry, 32: 235-241, 1998.

7) Rando TA: Parental Loss of a Child. Research Pr Pub, 1986.

8) Smilansky S: On Death: Helping Children Understand and Cope. Peter Lang Pub Inc, 1988.

Ⅳ　遺族支援の実践：実践編

A　実践編

10　親（大切な人）を亡くした子どもへのグリーフケア

A ┃┃ はじめに

　親（大切な人）を亡くした子どもの悲嘆に対するケアは見過ごされがちである．それには，子ども側と大人側それぞれの要因が考えられる．子ども側の要因として，悲しみを訴えないようにみえることがあるが，それは話すことをあきらめている場合もあるかもしれない．また，子どもは自分の心情を上手に表す言葉をもち得ていない．そして，年齢，発達，性格などにより個別性が高いことがある．大人側の要因としては，子どもの言動を死別と結びつけての理解が難しく，また子どもが悲嘆を訴えても，どう対応していいかわからないこと，などが考えられる．

　子どもは，親を亡くしても，これまで同様の生活が続くことを望み，新しい環境に慣れるよう頑張るだろう．それは，一見，何の問題もないように思われるかもしれない．けれども，子どもが怒りや罪悪感をもち，どこかで自分を幸せにすることを禁じているのであれば，それはケアされる必要がある．

事　例

　あらゆる教師に対し反抗的態度を取り続けていた中学 2 年女子．家庭では弟の世話をしているようだが，友人は少なく，学業も芳しくなかった．ある日，教師が対応に手を焼き，彼女をカウンセリングルームに連れて来た．部屋に入るなり「大人は勝手すぎる」と，怒りをぶちまけ，彼女は次のように話し始めた．「いきなりお父さんが死んだって．病院に行くって言われても，わけがわからない！」父親が亡くなったのは 4 年前であったが，彼女の中では時間が止まったままであり，意にそぐわないことがあると父親の死亡時の記憶と結びつき，苛立ち，大人への不信感が溢れてくるようだった．父親との死別体験が未消化のまま，新しい家族，学校に合わそうとしても馴染めず，やり場のない怒りを学校という壁にぶつけ，自身を何度も傷つけているように思われた．

　本項では，このような親（大切な人）を亡くした子どもを理解し，どのように関わればよいか，述べてみたい．

B 喪失に伴う悲しみに対する 4 つの課題

Goldman は子どもが成長するために取り組むべき 4 つの心理的課題をあげ，これらの課題はどの年齢，どのような喪失であっても必要であるとしている[1]．その 4 つの課題とは「理解すること」「悲しむこと」「思い出を作ること」「前に進むこと」である．

① 理解すること 〜子どもの死の理解とその対応

子どもの死の理解は，その発達年齢によって異なる．そして，子どもに死について説明するのは，案外難しい．認知の発達に応じて説明しても，情緒的な要因も入ってくるため「わかっているけど，わかりたくない」といった葛藤も起こりうるだろう．

a. 0 〜 2 歳（Piaget の発達段階：感覚運動期）

乳幼児は死を認識しないが，自分の一番の保護者がいなくなったことや，代わりに世話をしてくれる人が抱える不安を強く感じ取る．

b. 2 〜 7 歳（Piaget の発達段階：前操作期）

この年齢の子どもは，死の最終性を理解できず，一時的なもの，部分的なものととらえるため，「寝ている」「遠くに行ってしまった」「空の上から見ている」などと話すと，その通りに理解し，より多くの不安が引き起こされるかもしれない．そのため，「死んでしまった」という現実的な言葉を使うことが望ましい．また，「どこにいるのか」など，同じことを繰り返し聞いてくることがあるが，その質問に安心させるよう穏やかに答えることが重要である．子どもが質問を繰り返すのは，理解していないのではなく，同じ情報を何度も繰り返すことで確認するという発達段階の行為である．

例：「この間お話ししたこと覚えてる？ お父さんは死んでしまったのよ．だから，もう帰ってこないの」

さらに，この時期特有の自己中心性から，自分の行為が死を招く原因と考え，「いい子じゃなかったから，ママは死んでしまったの？」などと，話すかもしれない．その際には，丁寧にそうではないことを教えてあげる必要がある．

c. 7 〜 12 歳（Piaget の発達段階：具体的操作期）

この年齢の子どもは死について好奇心をもち，死んだ人の身体に何が起こるのか，それはどこにいくのか，どうやって人が死んだとわかるのかなど，詳細を知りたがる（表ⅣA-10-1）．こうした質問は子どもからはしにくいため，質問できる機会をつくることが大切である．また，死の最終性については理解できても，死の普遍性を理解するのは難しいかもしれない．子どもには，すべての生物はいずれ死ぬこと，死ぬのは高齢者や病気の人が多いが，そうした人ばかりではないということを知ることが助けとなる．絵本を用いることも役に立つ（例えば，図ⅣA-10-1[2] に示したような絵本などがお勧めである）．そして，子どもは工作などの創作活動を好むため，亡くなった親との思い出を箱にコラージュで飾ったり，手紙を書いたりすることで，子どもが親を身近に感じることができ，癒しとなるだろう（図ⅣA-10-2）．

表ⅣA-10-1　「死」に関する子どもの疑問

> ＊死んだのは，自分のせい？
> ＊ぼく／私も死ぬの？
> ＊お母さん／お父さんも死ぬの？
> ＊ぼく／私も同じように死ぬ？
> ＊どうして死んだの？
> ＊死んだ人はどこに行くの？
> ＊死んだらどうなるの？

（西田正弘，高橋聡美：死別を体験した子どもによりそう ―沈黙と「あのね」の間で，p.47，梨の木舎，2013より転載）

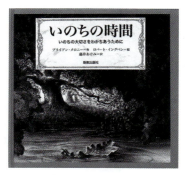

図ⅣA-10-1　『いのちの時間 ―いのちの大切さをわかちあうために』（新教出版社，1998）
生きとし生けるものすべてにいのちがあり，始まりと終わりがあることをシンプルな言葉と写実的な絵で語りかける．

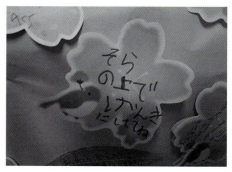

図ⅣA-10-2　父親と母親を亡くした6歳男児が両親にあてたメッセージ

d. 13歳以上（Piagetの発達段階：形式的操作期）

　この年齢になると，死の最終性，普遍性，不可逆性について理解することができる．また，周囲の人の気持ちを察し，死に関する質問はすべきでないと考えるようになる．さらに，思春期になると，家族に自分の気持ちを打ち明けたがらないであろう．家族よりも同年代の仲間との関わりを大切にし，同調性を重視することもあって，死別体験を話さなくなるかもしれない．この年齢の子どもには，大人側が心を開き，亡くなった親やそのことについてどう思っているか，怒りや悲しみ，怖れなど，率直に話し合うことが大切である．そうでないと，喪失の痛みが子どもを反社会的行動や自傷行為，引きこもりなどに向かわせるかもしれない．信頼できる大人と安心して会話をすることが，これからの人生を歩んでいくのに最善の方法であることを理解してもらう必要がある．

② 悲しむこと

　「もう十分悲しんだ（泣いた）でしょ」「いつまで泣いているの」「お母さんのためにも強くなりなさい」などと言葉を投げかけられると，子どもは悲しみを封印し，不安や怒り，怖れ，自責感などネガティブな感情を行動で表すかもしれない．怒りや悲しみと

いった感情は、その感情に気づき、表現し、それを充分に受け止めてもらえると、徐々に解放され、健全なものにその形を変えることができる（表ⅣA-10-2）[1]．

③ 思い出をつくること

親との思い出を形にし、子どもが感情や考えを表現することは、愛する人との絆を強くし、他者と悲しみを共有することにつながる．絵を描いたり、コラージュやメモリーボックスを作るなど、それぞれの子どもが好む方法で取り組むことが望ましい．また、葬儀や追悼に子どもに参加させることで、子どもは体験を分かち合い、儀式が気持ちの整理に役立つことを知ることになる．

④ 死別が避けられないときの関わり

親が終末期で亡くなることが避けられない場合は、お別れの時間が十分保証されることが大切である．亡くなっていく親からのメッセージを受け取り、子どもも思いを伝え、親に何かをしてあげることができるのであれば、その後の人生は悲しみだけで覆われることはないであろう．死別が近いことを子どもだけが知らなかったという状況は、大人への不信感を招く．悲しみを家族で分かち合えることは、子どもの孤独感を軽減することができる．孤独感は大切な人が亡くなった悲しみそのものよりも、子どもの人生を生きづらくさせるかもしれない．

もし、子どもだけが知らなかったという状態になってしまった場合は、親がなぜ亡くなったのか、なぜ話してくれなかったのかを理解し、自分の気持ちを受け止めてもらえる環境を整えたい．時間はかかるかもしれないが、ネガティブな感情は軽減され、人生を前に進める一歩になる．また、同じ体験をした仲間に出会うことは、言葉を超えて支

表ⅣA-10-2　子どもの正常な悲しみの徴候

行　動
不眠／食欲不振／学力の低下（悪い成績）／泣く／夜うなされる（悪夢を見る）／亡くなった人の夢を見る／ため息をつく／無気力／心ここにあらず（ポーッとしている）／執着する／活動過多／社会的ひきこもり／言葉による攻撃／けんか／おとなしすぎる／おねしょ／過度にべたべたさわってくる／過度に抱きついてくる
思考パターン
集中力の欠如／決断をなかなか下せない／自己破壊的な考え／低い自己イメージ／偏見／混乱／不信
感　情
怒り／罪悪感／悲哀／気分のむら／抑うつ感／ヒステリー／安心／無力感／恐れ／孤独感／不安／興奮状態／激しい感情／非現実感
身体的な症状
頭痛／疲労感／息切れ／口の中が渇く／めまい／心拍数の増加／熱または悪寒／身体が重い／敏感肌／病気がちになる／虚脱感／胸が締めつけられる感じ／筋力の低下／のどが締めつけられる感じ／胃痛

（リンダ・ゴールドマン：子どもの喪失と悲しみを癒すガイド —生きること・失うこと．天貝由美子（訳），pp.55-56，創元社，2005 より転載）

Ⅳ　遺族支援の実践：実践編

え合う関係になる．

　米国オレゴン州ポートランドにある Dougy Center は，大切な人を亡くした子どもや家族を支援している団体であるが，そこでは安全な場所で子どもが自由に自分の悲しみを表現し，自分で癒しの過程を見つけていくためのプログラムを提供している．その内容は全世界に広がっており，表ⅣA-10-3 に示す「大切な人を亡くした子どもたちを支える 35 の方法」[3] は，支援のための基本的なエッセンスである．

表ⅣA-10-3　大切な人を亡くした子どもたちを支える 35 の方法

1	話を聞こう
2	ただ聞くだけではなく気持ちや表現を感じとろう
3	正直でいよう．子どもに決してうそをつかないで
4	答えにくい質問にもちゃんと答えよう
5	可能な限り子どもに選択のチャンスをつくってあげよう
6	子どもの生活習慣，表現方法，日課を理解しよう
7	亡くなった人について話す機会を積極的につくろう
8	子どもが安心して悲しめる環境を整えよう
9	どのような気持ちにもなりうるし，なってもいいと知っておこう ショック，悲しみ，気持ちの麻痺，怒り，安堵…
10	正しいグリーフ過程（悲しみを癒す過程）というのはない
11	悲しみ方は人それぞれちがうことを理解し尊重しよう
12	クレヨン，ペン，鉛筆，絵の具，チョークなどを取り出そう
13	走ろう！飛び跳ねよう！遊ぼう！ （エネルギーや感情を発散する方法を見つけよう）
14	子どものために健全な悲しみ方のよいお手本になろう
15	子どもを抱きしめるときは，抱きしめてよいか確認してから
16	気長に取り組もう
17	子どもの機嫌が悪くても同じように支えよう
18	年齢より子どもっぽく振舞う子どもがいることを知っておこう
19	年齢よりおとなっぽく振舞う子どもがいることを知っておこう
20	健康に注意し，規則正しく食事をし，水を充分飲むように促そう
21	就寝時がつらい場合は支えてあげよう
22	子どもの大切な人の死を学校の先生に伝えておこう
23	必要以上に心配しすぎないように
24	子どもに無理に話させないように
25	休みをとろう
26	単なる「遊び」でも，子どもにとっては「悲しみ」の表現
27	子どもに必要な助けを積極的に探そう
28	深い悲しみが体に及ぼす影響に目を向けよう
29	悲しんでいる仲間がいることを子どもに伝えよう
30	年齢によって悲しみの表現が違うことを理解しよう
31	誕生日や記念日など，特別な日が子どもに与える影響を理解しよう
32	限度やルールを定め，子どもたちに守らせよう
33	家族が一緒に過ごす時間をもとう
34	子どもが必要とするときにはそばにいてあげよう
35	あなた自身を大切にするために，自分自身のグリーフワークを忘れずに

（ダギーセンター：大切な人を亡くした子どもたちを支える 35 の方法．栄田千春，岩本喜久子，中島幸子（訳），p.4-5，梨の木舎，2005 より転載）

C おわりに

　自分を愛し，守ってくれる親を人生の早期に亡くすという経験は，子どもにとってつらく悲しいことに違いない．けれども，適切な関わりと安心できる養育環境があれば，亡くなった親を内的な支えとして，前に進むことができるだろう．親を亡くすことは，子どもにとって逆境体験ではあるが，不幸な人生であるというわけではない．子どもには大人以上の多くの出会いと時間があり，自らの人生を拓いていくことができる．そして，やがて悲しみは乗り越えるものではなく，形を変えて，生涯ともにあり続けるということに気づくであろう．これまでに出会った子どもたちを思い，多くの愛を受け取ってほしいと願い，祈る．

〔井上実穂〕

文　献

1) リンダ・ゴールドマン：子どもの喪失と悲しみを癒すガイド ―生きること・失うこと．天貝由美子（訳），pp.55-56，創元社，2005．
2) B.メロニー：いのちの時間 ―いのちの大切さをわかちあうために．M.イングペン（絵），藤井あけみ（訳），新教出版社，1998．
3) ダギーセンター：大切な人を亡くした子どもたちを支える35の方法．栄田千春，岩本喜久子，中島幸子（訳），梨の木舎，2005．
4) ドナ・シャーマン：親と死別した子どもたちへ ―ネバー・ザ・セイム　悲嘆と向き合い新しい自分になる．西尾温文（訳），松下弓月（監訳），島薗進（監修），佼成出版社，2020．
5) NPO法人子どもグリーフサポートステーション（編著）：子どものグリーフを支えるワークブック ―場づくりに向けて．高橋聡美（監修），梨の木舎，2013．
6) ジョン・ジェームス，ラッセル・フリードマン，レスリー・ランドン：子どもの悲しみによりそう ―喪失体験の適切なサポート法．水澤都加佐，黒岩久美子（訳），大月書店，2014．
7) 大曲睦恵：子どものグリーフの理解とサポート ―親が重篤な（慢性の）病気，または親を亡くした子どもたちの言動変化に関する研究．明石書店，2017．

Column

アルコール依存症とグリーフ

　アルコール依存症と喪失に対する反応であるグリーフは互いに関係がありそうでなさそうな感じをもたれる方は少なくないのではないかと考えるが，その両者に意外な共通点があることについて論じたい.

アルコール依存症との関わり

　人類はアルコールという薬物と何千年も関わってきたそうである. アルコールとは，脳の働きを変化させる薬物であるエチルアルコールを含む"飲料"である. エチルアルコールは脳にある GABA 受容体という脳を働かなくするスイッチに結合し，脳の働きを低下させ，ストレスを和らげてくれる薬である. この薬のおかげで気持ちが楽になる. 眠れるようになる. 理性を司る大脳皮質の働きが低下することで，普段抑え込んでいる欲求・欲望が解放されて，心が発散されてスカッとする. 快楽物質のドーパミンも放出され，気持ち良い状態になる. 気持ちの良さを追い求めすぎることの抑制が効かなくなると飲酒行動が止まらなくなる. やってはいけないような行動も抑制できず，問題行動が引き起こされる. 脳機能が落ちているので，自分の行っていることの記憶も曖昧だったり，抜け落ちたりする.

　酔った状態で起こした行動が問題かどうかは自分の周りの社会が決めるので，それぞれの社会にアルコールとの付き合い方のルールがある. どの社会でもアルコールとの付き合い方はいつも意識しなければならない. 全く付き合わないと決まっている社会もあれば，飲酒時のことはある程度許容される社会や，飲酒に対して強く節度を求められる社会もある.

グリーフとの関わり

　人類は，大切な存在との別れ・喪失を，おそらく有史以前，ホモ・サピエンスが世に現れる以前から経験し，苦しんできた. グリーフとは喪失に対する反応である. 喪失とは変化のこと. 鴨長明の随筆『方丈記』（1200 年頃）の冒頭に「ゆく河の流れは絶えずして，しかも，もとの水にあらず」とある. 鴨長明は世の中が常に変化しているということを 800 年以上も前に記しているが，これに倣えば，人生は変化・喪失の連続である. 今を生きている人間の感覚として，自分の一生に相当する何十年かの物差しで測り，その目盛り 1 つ分くらいは変わらないでいてくれるほうが安心していられる. しかし，世の中は変化していく. 大切な人，かけがえのない人との死別

の経験は，世界から色がなくなり白黒に見える感じがするほど，とんでもない変化である．それは不条理そのもの．不条理に対して神仏を信ずる者は神仏を恨み，運命論を信ずるものは運命を呪い，その怒りはしばしばその原因に向かう．そして，自分自身を許せなくなる．

不条理は，東日本大震災などの自然災害や，世界各地で勃発する戦争はもちろん，日常の生活で起こる死別・喪失でも感じる．喪失への反応としてのグリーフに多くの人が苦しんでいる．

■ アルコールという薬物による自己治療

その苦しみをそのまま被ってしまったら，自分が潰れてしまうかもしれない．そこでアルコールである．アルコールは，脳に直接「そんなに苦しまなくていいよ」と囁いてくれるので，グリーフを抱えて苦しんでいる人がアルコールによって，その苦しみをやり過ごそうとすることは理解できる．人々が一時的に苦しさをやり過ごすためにアルコールという薬物を使うことは，一種の自己治療である．しかし，自己治療の手段としての飲酒行動は，依存性，不適切な問題行動，さまざまな臓器障害などがあり，副作用が強すぎる不適切な治療法といわざるを得ない．

■ 依存症の木

アルコール依存症を「依存症の木」の実に喩えると，その木には他にも覚醒剤依存，大麻依存，麻薬依存，処方薬依存，シンナー依存などの物質依存や，ギャンブル依存，買い物依存，ゲーム依存，ネット依存，セックス依存，性嗜癖，窃盗嗜癖などの行動嗜癖などの実が成っている．木の幹は人間関係依存という病理の部分である．その人間関係の病理を生み出すのが根っこにあるアダルトチルドレン（adult children：AC），逆境体験やトラウマ体験などである．AC とはアルコール依存症の親に育てられた子ども，虐待などつらい逆境を体験してきた子どもが，受けるべき愛情を受けられず，暴力などを受けながら，生き延びるために親の顔色をいつも見ながら，さまざまなことに振り回されながら生きてきて，社会に出てから生きづらさを感じている人のことである．人との愛着形成に障害をもつことはしばしば起こりうる．この愛着障害は依存症の病理の一つであり，木の幹になっている．筆者は，グリーフ，特にトラウマを伴うようなグリーフがこの根っこの一つになりうると考える．

■ 人生のストーリーを書く主導権

人は人生のストーリーを自分で書きながら生きている．自分の人生は自分しか生き

Column

　られない．どんなに苦しいことがあっても，どんなに悲しいことがあっても，誰も人生を代わってあげることはできない．自分のストーリーは自分で書くしかない．しかし，皆が自分の望みどおりのストーリーを書くことができるかといえばそうではない．大切な人，かけがえのない人との死別というようなストーリーは自分では書くはずがない．災害や戦争でさまざまなものを喪ったようなストーリーも同様である．グリーフを抱えた人は，自分の力でストーリーを書く主導権を奪われ，そこで立ち止まってしまっている．

　アルコール依存症もそもそもの病理を抱えていることに加えて，アルコールという依存性薬物に嵌ってしまったがために，コントロールする力を奪われ，飲酒をコントロールできなくなっている病気である．それはまるで自分の人生をアルコールに乗っ取られたような状態で，人生の主導権を奪われた状態にある．断酒して，自分のストーリーを書きたいと思っても主導権を奪われ書けなくなっている．

▍アルコール依存症治療とグリーフケアの共通点

　関わり方の視点で見ると，アルコール依存症とグリーフケアに共通していることがある．共通することとは，セルフヘルプグループである．セルフヘルプグループは，日本語では自助グループ，相互支援組織，当事者グループなどともいわれ，同じ問題を抱える本人や家族の集まりである．そのあり方は，いわゆる医療のモデルとは異なる．問題に対して原因があり，専門家がその原因を調査し，研究して，問題を解決するというのではなく，グループで自分のことを語り，共有するだけという場である．その場には評価も査定もなく，その場にいる人の誰もが支える人，支えられる人であり，一人ひとりが自分の専門家である．自分のことなら何を語っても誰からも何も言われないことが保証されているので，安心して自分を語ることができる．自分を語り，他の人の語りを聞くことで，問題を抱えているのが自分だけじゃないことを実感し，自分を見つめ直し，自分の存在を肯定できるようになる場である．

　なぜ，アルコール依存症とグリーフケアにセルフヘルプグループが共通しているのかというと，アルコールもグリーフも自分のストーリーを自分で描けなくなって，いわば人生を何者かに乗っ取られたような状況であるからである．それは自分の存在が非常に揺らいでいる状態であり，自分を許せない状態にあるといえる．アルコール依存症の人は，罪悪感を常に抱えている．飲んじゃダメだとわかっていながら，このまま飲み続けたら命も危ないとわかっていながら飲まずにいられない自分を，情けないと思い，なんとも言えない罪悪感を抱えている．グリーフもあの時ああしなかったら死なずに済んだ，あの時あれをしていれば生きているはず，今あの人がいないのは自

分のせいだという後悔，自責，罪悪感から逃れられない．いずれも自分が生きていて良い存在とは思えない．自分の存在を否定してしまう状況である．アルコール依存症の人も，グリーフを抱える人も自分の存在を肯定できる場が必要なのである．セルフヘルプグループは自分を肯定して良い場である．

セルフヘルプグループという方法論

セルフヘルプグループは，1930 年代にアメリカで始まった AA（アルコホーリクス・アノニマス®：Alcoholics Anonymous®）というアルコール依存症の回復に向けた活動から始まっているといわれており，世界中に広まっている AA の活動によって，さらに日本では，全日本断酒連盟がセルフヘルプグループを取り入れた活動を行って，多くの回復者が自分の人生を取り戻している．グリーフケアでも「分かち合いの会」などの活動で，多くの遺族がグリーフとともに人生を歩み続けている．

医者や心理士やケースワーカーなど相談を受ける立場の，いわゆる専門家が，「あなたは悪くない」「存在して良い人間だ」と言ったところで，何も変わらない．自分を許せない人に「自分を許して良い」と伝えても，簡単に許せるものではない．医療者，支援者は，実は無力なのである．しかし，セルフヘルプグループには力がある．セルフヘルプグループは，そもそも力をもつ人間が，支援する人，される人の立場を超えて集まっているのであり，そこには力が集まっている．そこに参加することで人はその力を受け取ることができる．自分の人生のストーリーを再び書き始める力をもらって，自分の足で歩き始めることができる．

依存症治療にも，グリーフケアにもセルフヘルプグループという方法論が力を発揮する．

アルコール依存症とグリーフケアの向かうところ ～まとめとして

グリーフがアルコールへの依存を生み，アルコール依存が新たなグリーフを生むという関係性がある一方，アルコール依存症治療とグリーフケアには，セルフヘルプグループという方法論で共通点がある．その共通点の先には，自分の人生のストーリーを描く主導権を取り戻し，その後の人生を自分らしく生きていくという目標があり，それらに悩み・苦しみ，関わる人にとっての希望がある．

〔滑川明男〕

Column

認知症と悲嘆

▌排除された悲嘆者：見えないものを感じることの大切さ

　Aさん夫妻は，二人暮らし．妻（80歳代後半）がアルツハイマー型認知症（Alzheimer's disease：AD）となり，夫（90歳代）が自宅で介護をしていた．しかし，夫が体調を崩し，夫婦で入院．夫は眠るように亡くなった．子どもたちは「母には父の死はわからないのではないか．それならば伝えなくてもいいのではないか」と考えていた．しかし，「何かあっても私たちスタッフで支えます」とスタッフたちの思いを話し，妻に伝えることにした．

　病室に案内し，ご主人が亡くなったことを伝えると，妻は「主人が亡くなったの……嘘でしょう．なんで私をおいて死んでしまったの……」と，夫の遺体に触れ，涙を流した．しばらくすると「死んでいないわよね」と言い，スタッフがあらためて説明をすると「なんで死んだの……」と涙を流した．

　妻が入院している病棟に戻った後，夫のことを言葉にすることはなかった．泣くことも，暗い表情を見せることも，BPSD（認知症の行動心理症状：behavioral and psychological symptoms of dementia）を発症することもなかった．スタッフが客観的に観察した状態は，いつもと変わりなく過ごしているようにみえた．

　妻はADにより，記憶障害・見当識障害などの認知機能低下がみられ，生活全般に介助を要する状態である．入院後，夫と面会をしても忘れている．だから，夫が亡くなったことも忘れ，妻は「悲嘆を感じていない」ととらえてよいのだろうか．

　本人が重大な喪失と受け止め，精神的苦痛を抱えているにもかかわらず，その深刻さが周囲に理解されない，あるいは喪失を経験していること自体が認識されない喪失体験は「公認されない悲嘆者」と呼ばれている．その中の一つの類型に「排除された悲嘆者」があげられている[1]．

　認知症の人が生きていく上で障害や困難になるものは，見えやすいものと見えにくいものがある．認知障害や日常生活動作やBPSDといった客観的にエビデンスで評価しやすいものと，本人の心情や心理的欲求といった主観的で評価しにくいものである[2]．「なんで私をおいて死んでしまったの……」と涙したあの姿をみた瞬間，私の中にも認知症の人の思いを軽視している自分を感じた．私の中にも「忘れてしまう……」という思いがあったことに，あらためて気づかされた．見えることだけに注目し，当事者である本人のうちにある思い，感じているのに言葉として表現できないつらさ

など，見えないものを感じることに関心を示していなかった自分に気づいたのである．Aさん夫妻がこれまでともに歩んできた暮らし，二人で紡いできた人生・歴史がある．妻は認知機能障害により，夫と死別した思いを語らないのではなく，語ることができないのかもしれない．悲しい，寂しいという思いを表情にも表すことができないのかもしれない．言葉として発しないから，態度や表情で表さないからではなく，だからこそ，認知症の人の周りにいる人たちは，『見えないものを感じる』，このことを大切にしてほしいと思っている．そのことが「排除された悲嘆者」のサポートやケアにつながる．そのためにも，スタッフ個人の価値観だけでなく，関わるすべての人たちで認知症の人の内面を想像し，ケアすることを意識する必要性があると考えている．

認知症による喪失と悲嘆

　認知症とは，「記憶，見当識，実行機能，注意など，いくつかの認知機能の低下が確認されており，そのために，毎日の生活活動に援助を要する状態」（DSM-5）と定義されている[3]．徐々に日常生活，社会生活を営む能力が低下し，死に至る病である．ADは，近時記憶障害から始まり，自分の家族の顔も忘れてしまう．自分の生きてきた歴史を喪失する．レビー小体型認知症は，子どもや小動物などの幻視が見え，今，自分が生きている世界が不確かになる．そのような喪失感や不安に襲われる．認知症の進行とともに，認知症の認知機能障害に直面し，「自分が壊れていく」と落ち込み自信をなくす人も少なくない．

　それと同時に，社会も認知症に対し，「何もわからなくなってしまう病」「他者に迷惑をかける病」という誤解や偏見がまだ存在している．あまりに偏った認知症観に，認知症の人々は自尊心を傷つけられ，自己肯定感を喪失していくのである．さらに認知機能障害が進行し，中等度になると，生活上の不自由や失敗を経験することが増えてくる．その中で最も大きな不自由は，言葉をタイミングよく使えなくなることである．話そうとして内容を忘れてしまう．他者との会話のスピードにもついていけなくなる．一気に孤立感・孤独感を抱き，寂しさが強まる．社会的なつながりも喪失していく[4]．認知症の人は，日常の些細な失敗を批判され「そうじゃないでしょ」「しっかりしてよ」と指摘され続けることが多い．認知症の人の喪失と，その悲嘆にも目を向けてほしいと考えている．

「あいまいな喪失」：日々のケアがグリーフケア

　認知症の人の身近な存在である家族介護者などは，「優しかった母が，私のことを娘とわからなくなってしまった」「偉大であった父が，おむつになってしまった」な

Column

ど, 認知症の進行に伴いさまざまな葛藤を体験する. 身体的にはそこに存在するのに, 心理的に不在であると認知されることにより「あいまいな喪失」を経験する[5]. 私たちはときに, 「あの家族, 受け入れが悪いわよね」という言葉で, 家族を評価する場合がないだろうか. 自分の親が認知症により, 自分が思い描いていた姿を喪失したとき, 簡単に受け入れることができるだろうか. そう簡単ではないことを, 私自身も自分の母親の認知症から体験している. その思いを, ケアスタッフたちにわかってほしいと思っている. 「お母様, いつも私たちに"ありがとう"って言ってくれるのですよ. 本当に嬉しいです」などの話を聞くと, 心の中でほっとする自分がいる. 身だしなみを整え, 母が笑顔でいると, いつもの母がそこに存在するようで自分も笑顔になる. その人らしさを喪失する中, 声を掛け, 人として対応してくれることが, 家族にとっても心の安寧を保つケアにつながると感じている. 認知症の家族などのグリーフケアは, 亡くなってからがスタートではない. いつゴールが来るかわからない中, 走り続ける家族などにとって, ゴールにたどりついたときは, 「これでよかった」「自分は十分にやった」と思える瞬間でなくてはならない. 後悔がない死別体験はないと感じている. 後悔を感じたとき, 「いや, ○○もできた. △△もできた」と思えるプレゼントを, ケアを実践している中でいくつ手渡してしているかが大切であると考えている. つまり, 日々のケアがグリーフケアなのである.

自分自身の価値観を知る:自分の価値観がケアに反映される

私は看護師であるが, 看護師は患者の「できなくなった点」「問題点」に注目する観察眼が非常に高いと思っている. しかし, 認知症だけでなく, 加齢に伴い日常生活に影響が出てくるのは自分自身も同じである. 私は認知症の人々と接する中で, できない点・問題点だけに注目するのではなく, できる点, 残されている能力を数えようと考えるようになった. あれもできない・これもできないではなく, あれもできる・これもできると考えたほうが生活を豊かにする. 幸せの範囲が広くなると感じたからだ.

認知症の人と真摯に向き合えば, どんなに進行した人であっても, その言葉の端々に, 悲しみ, 苦しみ, 不安を読み取ることができる[6]. そして, その人が生きてきた文化・歴史を知り, 関心を寄せることで, 見えないことが見えてくる, 意味不明と感じていた行動も紐解け, 行動の意味がわかったという体験を私はしている.

認知症ケアにおいては, 自分自身の価値観がケアに影響を与える. 認知症の人の内面を見ようとするとき, 見えないものを見ようとするとき, 自分の見方・考え方が反映されるからである. 私は, 認知症ケアは写し鏡のようだと感じている. 自分自身の

認知症観を知り，ケアの主体は認知症の人であることを忘れないでいたい．

〔桑田美代子〕

文　献

1) 坂口幸弘：超高齢社会における死別とグリーフケア．老年看護学．25: 16-20, 2021.
2) 大塚智丈：第4章ピアサポートの力に目覚める ―専門職と当事者との協働のなかで．高橋幸男，上田諭，水野裕，ほか（著），認知症の人のこころを読み解く―ケアに生かす精神病理，pp.103-134，日本評論社，2023.
3) 齋藤正彦：アルツハイマー病になった母がみた世界 ―ことすべて叶うこととは思わねど．pp.217-218，岩波書店，2022.
4) 高橋幸男：第1章　認知症の人のこころの世界 ―"からくり"から認知症ケアへ．高橋幸男，上田諭，水野裕，ほか（著），認知症の人のこころを読み解く―ケアに生かす精神病理，pp.7-36，日本評論社，2023.
5) 坂口幸弘：悲嘆学入門 ―死別の悲しみを学ぶ．pp.2-6，昭和堂，2010.
6) 齋藤正彦：第5章患者のストーリーを紡ぐ．高橋幸男，上田諭，水野裕，ほか（著），認知症の人のこころを読み解く―ケアに生かす精神病理，pp.135-165，日本評論社，2023.
7) 桑田美代子：第8章認知症の家族のケア D. 悲嘆のケア．平原佐斗司，桑田美代子（編），認知症の緩和ケア，pp.232-235，南山堂，2019.

Column

精神障害者の死別・悲嘆

はじめに

「精神障害者と死別・悲嘆」というテーマから筆者がまず連想するのは，近親者の死に際し，精神障害者を葬儀に参列させるべきか否か，ということである．精神科医として仕事をしていると，患者の親族からその可否を問われることはしばしばある．近親者との死別は，多くの人にとって大きなストレスであるので，精神障害者にとってはその影響はより大きいのではないかとの懸念がある一方で，人間の基本的な営みである死別に際しての哀悼を経験する権利を奪うべきではないのではないか，という考え方もあろう（現実として，精神科病院に長期に入院している患者は，肉親が亡くなったこと自体を知らされない場合もあり，その傾向はコロナ禍を通していっそう強まったように感じられる）．そこには，死別体験や悲嘆が，精神障害者と精神障害に罹患していない人（以下，便宜的に非精神障害者と記す）との間で違いがあるか，さらにいえば，両者に生じる心理的プロセスに違いがあるかということが問われていると思われる．

非精神障害者の心理的プロセスにはさまざまな見方，仮説があると思われるが，ここでは Stroebe らの二重過程モデルを参照し，死別体験そのものに取り組む喪失指向と，生活を立て直し，新たなアイデンティティを獲得する回復指向が入り混じったプロセスを想定したい[1]．これと同等のプロセスが発動しているか，またはそれとは異なった心理的な動きが生じるのかを，統合失調症，うつ病，躁病について考えてみたい．

統合失調症

筆者は死別に臨んだ統合失調症患者が，激しい感情的な反応を示したり，精神的に不安定になったりする事例をあまり経験していない．特に慢性期の患者では，家族が死去し，葬儀に参列したのち感想を聞いたとしても，淡々とした報告がなされることが多い．もちろん，定型的な悲嘆反応を示す患者もいるだろうが，少なくとも統合失調症に特有の悲嘆のプロセスがあるとは知られていない．

むしろ，時折経験するのは，患者が親しい人との死別に際して，平生より的確に状況を認識し，現実に即してふるまうことである．彼らは，死別を経験したのち，自らが置かれた状況を洞察し，今後の生活に向けて現実的に行動する．それまでの受動的な生活態度を一変させ，生活の再建に取り組むことさえある．ある女性患者は，10

代で発症したのち，3回の入院を経験しながら治療を受けていたが，高校を中退したのち，ほとんど就労することもなく，自宅に引きこもりがちに過ごしていた．母親が彼女を献身的にケアし，外来通院にも必ず同行していて，母親への依存が強いようにみえたが，彼女が30代に入った頃，母親ががんに罹患し，数ヵ月で死去してしまった．患者の生活の支えが失われたかに思われたが，彼女は精神状態の悪化をきたすこともなく，母親の代わりに家事を行うようになり，父の援助を得ながら外来通院も欠かさず継続した．Lewis は，統合失調症患者が失ったものを嘆く際に，失ったものを正しく知覚し，それが状況を現実的に評価していかに未来へ進んでいくかを方向づける有用な洞察（usable insight）を得ることがあるとしており[2]，死別が契機となって有用な洞察が得られることも十分に考えられる．二重過程モデルに則していえば，喪失志向があまり働かず，回復志向が前面に立つ場合があるといえるかもしれない．

　その一方で，死別体験が精神病症状を修飾して現れる場合もある．長期に入院している患者が，亡くなった家族が「今，迎えに来ている」と主張したり，「亡くなった家族の声が聴こえる」と訴えたりすることはまれではない．しかし，そのような精神病症状も，特に慢性期の統合失調症においては，患者を脅かすものではないことが多いように思われる．家族の死という受け入れ難い事実を，悲嘆の過程を通して自らのうちに受け入れる代わりに，あたかも精神病症状として自分の中に保持し，それが患者の支えになっていくかのようにみえることもある．

　無論，統合失調症患者にとっての死別が，適応的に働く場合ばかりではない．核家族化が進み，8050問題がクローズアップされる現代の日本では，慢性の統合失調症患者が特定の家族に庇護され，社会との関わりが極めて薄い中でようやくバランスを崩さず生活している場合もまれではない．そのように庇護してきた家族が死去した場合，患者はしばしば通院も途切れて治療も受けられなくなり，生活も維持できなくなってしまう危険がある．患者は精神状態が悪化する中，誰にも援助を求めることができず，患者自らが死の危険にさらされることさえある．救命救急センターをもつ総合病院に勤務していると，家族の死亡により一人暮らしになった統合失調症患者が，衰弱して搬送されてくる場面に遭遇することもある．精神保健福祉法で長らく保護者制度が維持されてきたように，わが国では歴史的に患者を保護する役割の多くを家族に委ねる制度を構築してきたが，家族機能が脆弱になっている現在，それを公的な支援によって補填することが喫緊の課題であるように思われる．

うつ病

　悲嘆を示す患者の症状が，うつ病の症状と近似していることはよく知られており，

Column

両者の異同はさまざまに論じられてきた．顕著な例としては，DSM-Ⅳの大うつ病の診断基準には，E項目として「症状は死別反応ではうまく説明できない」との記述があったことに対する議論をあげることができる．Horwitzらは，DSM-Ⅳにおける大うつ病の診断基準では，症状の数，強さ，持続期間など外的な基準のみを用いているので，正常な悲哀とうつ病とを十分に区別できないことを批判し，死別に関するE項目もやはり持続期間と生活における支障をあげるだけになっているので不十分だとした[3]．しかし，DSM-5においてはE項目自体が削除され，よりうつ病を広くとるようになってしまっている．こうした議論は，うつ病と死別反応は症状の面では区別できないことが前提とされているように思われる．しかし，Freudは古典的な論文「悲哀とメランコリー」において，両者は症状の面ではほぼ一致しているが，うつ病においては罪責感や自己評価の低下などの自我感情の低下がある点で区別されるとしている[4]．これは，死別後の抑うつを，時間経過で改善するよう観察するか，治療的に介入するかを判断する点で重要な視点かもしれない．

すでにうつ病に罹患している患者が死別を体験した際，症状がどうなるかについては，あまり知見がないように思われる．筆者の臨床経験からいえば，当然のことながら近親者との死別がうつ病再発の契機となることもある一方，死別の経験が自らの人生を見直す契機になる場合もある．この点では，統合失調症と同様，有用な洞察が得られうる，といえるかもしれない．

躁病

死別が抑うつの一因となる一方で，「葬式躁病」の概念もわが国ではよく知られている．大きな精神的ストレッサーである死別が抑うつを招くことは了解しやすいのに対し，躁状態が生じるのは逆説的に感じられるが，近親者の死後，通夜，葬儀を慌ただしく過ごしていく中で躁状態が生じることは，多くの精神科医が経験しているのではないだろうか．

この現象を記述した古典的な研究として，Blankenburgによる，躁病の生活史的要因の研究があげられる．彼は躁病と診断された115例の病歴を調査し，17例に病相の開始に外的生活状況が関与していることを見いだし，さらにそのうち7例に家族の死，さらに5例が母親の死が関与していたことを明らかにした．そこでは，近親者の死という負荷（Belastung）は，同時にその人から解放される脱負荷（Entlassung）を意味しうることを指摘し，躁の興奮が支配的な母親からの解放の表現であると考えられる症例をあげている[5]．Blankenburgの症例には，死別時に躁が再発した症例も含まれており，双極性障害患者が死別に際して，再発を経験することがあるといえる

だろう．また，平山は，季節行事や出生，婚約，選挙，葬式などのいわゆる冠婚葬祭を契機として躁病が発生することを指摘し，そうした行事の祭りとしての側面を重視して，躁病と祭りとの間には共通した現象並びに構造が隠されているのではないか，と述べている [6]．Blankenburg も死別後の躁病を，葬儀ののちに行われる会食の際に，非精神障害者の間にも逆説的に高揚した気分が生じることと関連づけている．そうした見方からすれば，死別後の躁状態は，喪失に対する反動形成と考えることが可能で，躁病相自体が二重過程モデルにおける回復志向の事象であるといえるかもしれない．

〔岡島美朗〕

文　献

1) Stroebe M, Schut H：死別体験へのコーピング（対処）の二重過程モデルから見た意味の再構成．ロバート・A・ニーマイアー（編），富田拓郎・菊池安希子（監訳），喪失と悲嘆の心理療法．pp.68-82，金剛出版，2007.
2) Lewis L: Mourning, insight and reduction of suicide risk in schizophrenia. Bull Menninger Clin, 68: 231-244, 2004.
3) アラン・V・ホーウィッツ，ジェローム・C・ウェイクフィールド：それは「うつ」ではない ―どんな悲しみも「うつ」にされてしまう理由．伊藤和子（訳），阪急コミュニケーションズ，2011.
4) ジークムント・フロイト：悲哀とメランコリー．井村恒郎，小此木啓吾（訳），フロイト著作集 6，pp.137-149，人文書院，1970.
5) Blankenburg W: Lebensgeschichtliche Faktoren bei manischen Psychosen. Nervenarzt, 35: 536-539, 1964.
6) 平山正実：祭りと躁病．木村敏（編），躁うつ病の精神病理 4，pp.95-125, 1981.

Ⅳ　遺族支援の実践：さまざまな立場から

B　さまざまな立場から

1 精神科医・緩和ケア医の立場から

本項では精神科や緩和ケアチームにおける日常診療での遺族ケアについて述べる.

A ┃ 精神科診療における遺族ケア

① 死別を機に遺族が精神科に受診する場合

a. 死別のストレスと精神疾患

　死別は人生における最大のストレスイベントであり，うつ病や，不安障害などのストレス関連疾患の発症の契機として死別が存在することは少なくない．配偶者を亡くした遺族の精神疾患に関するシスマティックレビューでは，配偶者を亡くした遺族の36ヵ月以内の大うつ病罹患率は17.5%，1年以内では21.9%で，心的外傷後ストレス症（posttraumatic stress disorder：PTSD）やパニック障害，全般性不安障害の罹患率も上昇することが示唆されている[1]．また，配偶者に限らず，約2割の遺族がうつ病を呈するとされている[2]．わが国に遺族の専門外来は少なく，遺族が精神的不調で医療機関を受診する場合，一般の精神科外来にアクセスすることも多いと考えられる.

b. 一般精神科診療における遺族ケア

　自戒の念も含めて述べると，例えば死別を契機としたうつ病について，精神科医は一般的な心理療法や薬物療法には尽力するが,悲嘆のプロセスについては十分に考慮せず,うつ病の寛解とともに悲嘆も解決したと考えていないだろうか．筆者は，死別後に亜昏迷に至る重症うつ病を呈した患者が，寛解後にあらためて悲しみや思慕といった悲嘆反応を表出し，故人との人生を語りなおす中で徐々に回復したという経験がある．死別を機に出現した精神疾患では治療過程で悲嘆のプロセスが進むためのケアも組み込まれるべきである.

　死別を機に精神疾患を呈した患者については，故人との関係性，死別の状況，死別後の心身の症状，家族機能やソーシャルサポートを把握する．死別後に独居となったり，故人が行っていた仕事や家事を一手に引き受けたりといった生活環境や社会機能の変化は大きなストレス因子となるため，必要に応じて相談支援部門とも連携しサポートを検討する．重症うつ病で思考抑制が強い場合や,希死念慮や強度の不安を呈する場合では，死別について言語化できなかったり，問診自体が侵襲的となったりするため，同伴者か

1　精神科医・緩和ケア医の立場から

らも情報を収集する．患者のパーソナリティや発達特性を検討する際，故人との愛着関係，例えば被虐待歴や，怒り・憎悪と愛情が交錯する未解決の葛藤の存在がパーソナリティ形成や現在の悲嘆反応に与える影響も考慮する．複雑な愛着関係がある場合，身体化症状など一見死別と関連しない症状が死別に対する防衛である可能性があり，まずは出現した症状を丁寧に扱いながら患者が言語化できるタイミング待つほうがよい．

こういった情報をもとに，患者の症状について通常の悲嘆として了解可能なものと，それ以上の反応について吟味し診断を検討する．DSM-5 以降，それまで死別後 2 ヵ月以上とされていた大うつ病の条件が削除され，死別後の期間によらず診断基準に沿って行うこととなっている[3]．死別後のうつ病でも，通常のうつ病と同様に，心理療法とともに抗うつ薬による薬物療法や，重症の場合は電気痙攣療法や抗精神病薬の併用も考慮する．患者は，死別の悲しみはどうしようもないものと考え，自分から言語化しない場合もあるため，悲しみを表出してよいことを保証し，悲嘆に関する心理教育を行う（表ⅣB-1-1）．

Worden は，悲嘆に関して遺族が能動的に取り組むべき「四つの課題」として「喪失の現実を受け入れること」「悲嘆の痛みを消化すること」「故人のいない世界に適応すること」「故人を思い出す方法を見出し，残りの人生の旅路に踏み出すこと」をあげており[6]，これらを考慮して故人との物語の語りなおしを促進し，悲しみに対峙しながら適応に向かうよう支援する．

また，古くから「葬式躁病」といわれるように，死別後に多弁，過活動，易怒性，攻撃性などの躁症状を呈する場合もあり，多彩な症状が起こりうることに注意する．

② 精神疾患で通院中の患者が死別を経験する場合

デンマークのコホート研究では，重度の精神疾患（統合失調症，統合失調感情障害，大うつ病，双極性障害）をもつ患者において，パートナーの死後 3 ヵ月以内に精神疾患の悪化リスクが高まること，特に 18 歳から 49 歳の若い患者でリスクが高いことが示唆

表ⅣB-1-1　精神科一般診療における悲嘆の心理教育

症状	・情動：衝撃，無感覚，悲しみ，思慕，自責感，孤独感など ・認知：故人を思い続ける，反芻思考，自尊心の低下，無力感など ・行動：引きこもり，過活動，探索行動，回避行動など ※アルコール乱用・依存に注意 ・身体症状：不眠，食欲低下，倦怠感，心血管系疾患のリスク
経過	・悲嘆症状は強まったり弱まったりしながら，繰り返し出現する ・半年から 1 年は悲嘆反応は持続することが多い ・悲しみながら喪の作業に取り組む「喪失志向」と，新たな生活に現実的に向き合う「回復志向」を揺らぎながら適応に向かう[4] ・命日などには記念日反応（anniversary reaction）が起こりうる
着地点	・故人を忘れたり，悲しまなくなったりする必要はない ・心の中に故人との「継続する絆」をもち続け，その存在を内包し，故人のいない世界に適応していく[5]

IV　遺族支援の実践：さまざまな立場から

されている[7]．多死社会においては精神疾患の患者が経過中に死別を経験することも多く，精神疾患の悪化リスクを考慮して対応する必要がある．

a. 統合失調症患者の死別と悲嘆

岡島は，統合失調症患者が死別を経験した場合，神経症性の否認や悲嘆の抑圧が生じることもあるが，喪失にまつわる精神病症状が特徴的としている[8]．筆者も統合失調症の患者において，故人が患者に呼びかける幻聴や，「まだ生きている」との妄想，故人と同名他者に対する替え玉妄想などを経験した．統合失調症の患者は，死別直後は感情鈍麻や平板化により，死別を実感しにくく淡々としているが，葬式やさまざまな手続きなど，死別に直面化せざるを得ない場面で一気に精神病症状が前景に出ることも珍しくない．精神病症状が強い時期には早急な直面化は侵襲的となるため，背景にある悲嘆を理解し，薬物療法とともに，場合によっては一時的な入院も含めた保護的環境を提供する．

高齢の親が統合失調症患者の療養全般をサポートしていた場合，親の死後，患者の精神症状が悪化し，生活そのものが立ち行かなくなる場合がある．このような患者には，親の生前から精神科リハビリテーションや訪問看護，就労支援といった自立支援や療養支援を導入し，親の死後も患者を孤立させず，地域社会で支えていくことが求められる．

B ‖ 緩和ケアチーム診療における遺族ケア

① 死別後を見据えた生前の家族ケア

死を目前とした患者の家族は，ケアギバーとして心理的支援や身体的ケアの提供，療養の意思決定への参加のほか，死後の手続きや生活の準備など，さまざまな役割を担う．一方，家族は迫りくる死別への悲しみや不安を感じながらもつらさを抱えこみ，リフレッシュすることに罪悪感をもちやすいため，医療者が家族自身の体調や気分の調子を尋ね，休息や気分転換を促すことが重要である．ケアのために仕事を辞めることは死別後の反応に悪影響を及ぼすことが指摘されており[9]，ソーシャルワーカーと連携して療養支援の調整を行うなど，**就労の継続をサポートする必要がある**．

② 家族の予期悲嘆とその対応

死別前から喪失を予期し，「この人の死後どうすればよいのか」と悲しみや不安などを呈することを**予期悲嘆**という．予期悲嘆は死別の準備となる側面もあるが，必ずしも死の受容に帰結して死後の悲嘆を軽減するわけではない．終末期がん患者のケアギバーに関するシステマティックレビューでは，死別前の悲嘆のスコアが高い場合や，死に対する準備が不良な場合，死後の適応が不良になるとされている[10]．

予期悲嘆を呈する家族には，死が迫っている悲しみ，死後の不安などを支持的に傾聴し，これらは自然な感情であること，一人で抱え込まず，医療者や周囲の信頼できる人

に言語化して適切な援助を求めてよいことを伝える．家族は患者の前で不安を吐露することに抵抗を感じるため，プライバシーが守られ，安心して言語化できる場を提供する．家族の尽力をねぎらい，これまでの経過について振り返りながら，家族の存在が患者の支えであることを伝え，残された時間を心残りなく過ごすための方法をともに検討する．

　家族の中には，死別が迫ってもまだ予後が長いように振る舞う「否認」や，病状の進行などやり場のない怒りを，医療者にぶつける「置き換え」といった防衛機制がみられることもある．これらは死別の受容が困難なサインであり，気にかけていることや話したいときに話してもよいことを伝え，他の家族も巻き込んだ安楽な環境の提供を通して，その家族を孤立させないよう暖かく見守ることが重要である．

③ 終末期の患者へのケアと家族の悲嘆

　患者が快適で症状がコントロールされていたか，患者や家族の希望が達成されていたか，死別前の関係が良好で十分なお別れの時間がもてたか，といったいわゆる「望ましい死（good death）」が死別後の遺族の反応に大きく影響するとされる[11, 12]．「モルヒネのせいで死を早めてしまった」「十分に点滴をしなかったのがいけなかった」などの誤解から死別後に後悔や怒りを呈する場合もあるため，終末期の処置についての適切な説明が重要である．特にせん妄は「死ぬ前に急におかしくなってしまった」と，死後に家族が苦しむ要因となりうるため，せん妄出現時には身体的要因による意識障害が本態であり，死の直前に多くみられることなどパンフレットを用いて説明しておくとよい．

④ 家族の後悔を残さないために

　不十分な死の受容や，予測より早い死は家族の悲嘆を強めるため，家族の準備状態を確認した上で，死が迫っていることや死亡前の変化について伝える．会わせたい人の希望を尋ね，患者と落ち着いて過ごせる環境を提供する．死にゆく患者への接し方に戸惑ったまま死別し，何もできなかったと後悔する場合もあるため，普段どおり声をかけたり，手を握ったりすることが患者のケアとなることを伝える．複数の家族が息をひそめてじっと患者を見つめている場合があるが，皆で会話したり，患者の好きなテレビや音楽を流したりして家族の気配や温かい雰囲気がケアにつながることを提案しておく．身体拭きや足浴，口腔ケアなど清潔ケアへの参加も，家族の無力感や後悔を軽減する可能性がある．

　患者の死後，家族の希望に応じてエンゼルケアに参加してもらうことも死別後に向けたケアとなる．生前に患者が医療者に語った家族への感謝や思いを伝え，療養の思い出を共有し，家族の尽力が患者の安楽につながったとねぎらうことで，家族の無力感を軽減する可能性がある．筆者らの緩和ケアチームでは，悲嘆のリスクが高い遺族に対して，相談先を記載した遺族ケアのリーフレットを手渡している．

〔倉田明子〕

IV 遺族支援の実践：さまざまな立場から

文 献

1) Onrust SA, Cuijpers P: Mood and anxiety disorders in widowhood: a systematic review. Aging Ment Health, 10: 327-334, 2006.

2) Stroebe M, Schut H, Stroebe W: Health outcomes of bereavement. Lancet, 370: 1960-1973, 2007.

3) American Psychiatrie Association（編）：DSM-5 精神疾患の診断・統計マニュアル．日本精神神経学会（日本語版用語監修），髙橋三郎，大野裕（監訳），pp.160-167，医学書院，2014.

4) Stroebe M, Schut H: The dual process model of coping with bereavement: rationale and description. Death Stud, 23: 197-224, 1999.

5) 瀬藤乃理子：悲嘆の概念と理論．日本サイコオンコロジー学会，日本がんサポーティブケア学会（編）：遺族ケアガイドライン 2022 年版．pp.12-19，金原出版，2022.

6) J. W. ウォーデン：悲嘆カウンセリング 改訂版 ―グリーフケアの標準ハンドブック．山本力（監訳），pp.40-55，誠信書房，2022.

7) Tay DL, Thygesen LC, Kozlov E, et al.: Serious Mental Illness Exacerbation Post-Bereavement: A Population-Based Study of Partners and Adult Children. Clin Epidemiol, 14: 1065-1077, 2022.

8) 岡島美朗：統合失調症患者は，死別をどのように体験するか？．精神医学，64: 1631-1636, 2022.

9) Roulston A, Campbell A, Cairnduff V, et al.: Bereavement outcomes: A quantitative survey identifying risk factors in informal carers bereaved through cancer. Palliat Med, 31: 162-170, 2017.

10) Treml J, Schmidt V, Nagl M, et al.: Pre-loss grief and preparedness for death among caregivers of terminally ill cancer patients: A systematic review. Soc Sci Med, 284: 114240, 2021.

11) Carr D：A "good death" for whom? Quality of spouse's death and psychological distress among older widowed persons. J Health Soc Behav, 44: 215-232, 2003.

12) 坂口幸弘，宮下光令，森田達也，ほか：ホスピス・緩和ケア病棟で近親者を亡くした遺族の複雑性悲嘆，抑うつ，希死念慮．Palliat Care Research, 8: 203-210, 2013.

B さまざまな立場から

2 心療内科医の立場から

　愛する人との死別は，人生で最もストレスの多い出来事の一つとして位置づけられており[1]，残された遺族は，不安，怒り，絶望感，罪悪感など，さまざまな否定的な感情を経験している．しかしながら，死別の影響は精神的健康にとどまらず，遺族の身体的健康にも影響を及ぼすことがわかってきた．日本人は死別後最初の1年間，死別していない人に比べて25〜30％高い健康状態の低下を示し，10〜20％は死別後1年以上抗うつ薬を使用している[2]．実際，身体症状を訴えて，かかりつけの医療機関を受診している遺族は少なくなく，遺族ケアにあたっては，死別が関与する身体的反応が存在する可能性にも留意し，対応する必要があるといえるだろう[3]．本項では，死別の身体面に与える影響に関して得られている知見の一部を紹介する．

A 死別がもたらすリスク

　まず，多くの研究が，死別と身体的・精神的健康問題を発症するリスクの増加の関連性を示している[4,5]．配偶者との死別[6〜8]，幼少期での兄弟との死別や子どもとの死別により[9,10]，死亡リスクは上昇する．死別が遺族の身体的健康に与える影響は，特に心血管系・脳血管系イベント，感染症などと関連づけられて報告されていることが多い[1,11]．心理的ストレスは，視床下部−下垂体−副腎軸と自律神経系の長期にわたる活性化と調節異常，うつ病や不眠などの精神的健康[12〜15]，ライフスタイル，炎症，心代謝系，止血活性の有害な変化に関与しているが，これらは，高血圧，心筋症，虚血性心疾患，心房細動など心血管系イベント発症の一因ともなる[16]．死別は，日常の行動，ライフスタイル，精神的健康，処方薬の不遵守などの健康管理，および炎症，血中脂質，血圧，心拍数などのストレス関連バイオマーカーに有害な変化を引き起こすことから，遺族の予後を悪化させる可能性がある[16〜20]．

　配偶者と死別した65歳以上の遺族を対象とした研究では，男性の場合，死別前の段階から死別の0〜3ヵ月前での虚血性心疾患での入院が，死別の15〜18ヵ月前と比較して，2倍に増加することがわかった[21]．このように，死別が遺族の健康に与える影響は，死別前からすでに始まっているといえる．子どもの死亡も心不全のリスク増加と関連しており，この関連性は父親よりも母親のほうが強く，また50歳未満の親のほうが年長の親よりも強かった[20]．また，親との死別は虚血性心疾患のリスクを41％上昇させ，特に死別後3ヵ

IV　遺族支援の実践：さまざまな立場から

月では最もリスクが高かった[22]．

　親との死別は，脳卒中のリスクを30%増加させることも報告されている[22]．ストレスやストレスの多いライフイベントが脳卒中のリスクを増加させることを示す先行研究は複数あり[23~25]，これは神経内分泌，血栓促進，免疫学的機序によるものと考えられている[26]．愛する人の死は最もストレスの多いライフイベントの一つであり，対処の仕方の違いにかかわらず，ほとんどの遺族に影響を及ぼす[4]．大規模マッチドコホート研究では，パートナーの死別が脳内出血と虚血性脳卒中の両方に影響を与え，特にパートナーの死後は虚血性脳卒中のリスクが高いことがわかった[27]．

　死別は悪性腫瘍のリスクを上げることも知られている．死別を経験した遺族の女性は，HPV感染のリスクが62%，子宮頸がんのリスクが4~9%上昇していた[28]．また，幼少期の死別経験は，HPV関連のがん，胃がん，肺がん，直腸がん，すい臓がんのリスクを上昇させることが示された[29]．ストレス関連障害をもつ個人における喫煙またはアルコール関連のがん（すい臓がんや肺がんなど）の発生率と死亡率上昇のリスクは，薬物乱用の存在，主にアルコール関連の罹患率によって部分的に媒介されているため[30]，死別反応による遺族のアルコール依存や薬物乱用には注意してフォローする必要がある．

　晩年に経験する死別と多くの健康への悪影響との関連性も研究されている[31]．米国の高齢者の全国代表サンプルを対象とした縦断的分析では，死別経験後1年以内に抑うつ症状が短期的に増加し，その後，死別後5年間にわたり，身体障害，慢性疾患の罹患率，入院率，死亡リスクの増加など，長期的な身体的健康状態の悪化が続くことが示された[32]．さらに，直近で死別を経験した高齢者の炎症の生物学的マーカー（炎症性サイトカインであるIL-6など）に注目した別の研究では，悲嘆症状が強いと，急性ストレスにさらされた後に炎症が促進されることがわかった[33]．さらに，中年期以降における死別後の炎症について検討した最近の研究では，死別から3ヵ月後の炎症反応は，長期にわたるうつ病リスクの増大を予測することが明らかになった[34]．

B　死別と認知機能

　近年，死別と認知機能の低下の研究も始められている[31]．米国での6,000人以上の既婚高齢者を対象とした研究では，年齢，人種や民族，性別，教育，うつ症状，その他の健康状態や行動，配偶者の生前の健康状態など調整した上で，配偶者と死別した人の認知機能の低下が，死別していない人に比べて有意に大きいことが示された[35]．2018年に報告された812,047人の参加者を含む15の研究のメタアナリシスでは，配偶者と死別した男女は，死別を経験していない人々と比較して，3年から15年の追跡期間中に認知症を発症するリスクが20%高かった[36]．認知障害のない高齢者を対象とした2020年のコホート研究では，年齢，性別，社会経済的地位，うつ症状を考慮して，3年間のデータ収集中に，配偶者と死別したことがβアミロイド関連の認知機能低下の加速と関連していることが示された[37]．この影響には男女差もある．死別経験後の高齢女性では短期記憶，意味記憶，計算能力に，

208

死別経験後の高齢男性ではワーキングメモリと注意力に負の影響がみられた[38]．同様に，配偶者，親族，親しい友人の死を経験したオーストラリアの高齢者を対象とした縦断的研究では，死別は認知機能の緩やかな低下と関連しており，ワーキングメモリと情報処理速度に影響があることが明らかにされ，この影響は男性でより顕著であった[39]．なお，認知機能の低下は，認知活動への関与の低下と社会性の低下の両方を伴っていた[39]．

C 死別によるその他の影響

抑うつ症状と身体的健康の関連についての報告もある．配偶者と死別した遺族は配偶者の死から1年以内に，死別後に増加した抑うつ症状から回復したが，対照的に日常生活の活動度低下や慢性疾患罹患率などの身体的健康問題は時間の経過とともに悪化し，うつ症状の増悪はその後の数年間の身体的健康の低下と関連していた[32,40]．配偶者の死亡後のうつ病の症状に性差は観察されなかったが，男性は女性に比べてより顕著な健康状態の悪化を経験しており，死別関連のうつ病と将来の健康状態の悪化との関係は，女性に比べて男性のほうが強かった[32,40]．また，重度の悲嘆反応も健康状態を悪化させ，うつ病や不安，医療サービスの利用を増加させることもわかっている[1]．

健康や医療依存に対する死別の悪影響は，アルコール依存症や不眠から，過食や拒食，定期的な運動や社会生活の中止に至るまで，有害なライフスタイルの変化によって媒介される[2,41]．2020年に発表された日本の遺族165人を対象とした研究では，回答者の90%が前月の仕事の生産性が軽度から大幅に低下したと報告した[2]．死別後の悲しみが深まると，身体的問題が増えるだけでなく，生産性の低下，休職期間などのダウンタイムの増加，医療や社会的サービスへの依存の増加などが起こることが示されている[2]．

愛する人の自死により遺族となった人々は，自死，うつ病，薬物乱用，複雑な悲しみ，罪悪感を抱くリスクが高く[42〜45]，心血管疾患，慢性閉塞性肺疾患，高血圧，糖尿病，疼痛増悪，全身健康状態の悪化が，他の種類の死別を経験した人々と比較して，より頻繁に報告されている[46〜48]．しかし，大多数の研究では，自死による死別と，それ以外の死別の後の身体的および心身の健康状態に有意な差は見いだされなかった[42]．

愛する人との死別後，遺族は自分自身の健康管理がおろそかになることもある．実際，心血管系リスクの高い遺族に対する，脂質降下薬，降圧薬，抗血小板薬などの処方が，死別直後の期間には減少することも報告されている[49]．遺族ケアにあたっては，過度のアルコール摂取，喫煙状況，不健康な食事，不十分な睡眠，不適切な身体活動などのライフスタイルに注意しつつ，上記のような特定の身体的健康状態を考慮し，死別後の短期間に存在する可能性が高い身体症状やその訴えにも耳を傾けることが重要である．また，死別に関連したうつ症状は，その後の身体的健康の低下の前兆である可能性が高い．配偶者との死別後，うつ症状を経験する高齢者は，社会的孤立に一層の注意が必要であるが，同時に，その後の慢性疾患や認知機能の低下，心・脳血管系疾患などによる死亡率のリスクが高い状態であるともいえる．したがって，死別した高齢者のうつ病症状のモニタリングも，

Ⅳ　遺族支援の実践：さまざまな立場から

将来の健康低下のリスクのある人を特定するのに役立つ可能性がある．

〔宮本せら紀，吉内一浩〕

文　献

1) Thimm JC, Kristoffersen AE, Ringberg U: The prevalence of severe grief reactions after bereavement and their associations with mental health, physical health, and health service utilization: a population-based study. Eur J Psychotraumatol, 11: 1844440, 2020.

2) Becker CB, Taniyama Y, Kondo-Arita M, et al.: How Grief, Funerals, and Poverty Affect Bereaved Health, Productivity, and Medical Dependence in Japan. Omega（Westport）, 85: 669-689, 2022.

3) 大武陽一，蓮尾秀明，阪本亮，ほか：身体症状を呈する遺族．日本サイコオンコロジー学会，日本がんサポーティブケア学会（編）：遺族ケアガイドライン 2022 年版．pp.64-65，金原出版，2022.

4) Stroebe M, Schut H, Stroebe W: Health outcomes of bereavement. Lancet, 370: 1960-1973, 2007.

5) Stroebe M, Stroebe W, Schut H, et al.: Grief is not a disease but bereavement merits medical awareness. Lancet, 389: 347-349, 2017.

6) Moon JR, Kondo N, Glymour MM, et al.: Widowhood and mortality: a meta-analysis. PLoS One, 6: e23465, 2011.

7) Shor E, Roelfs DJ, Curreli M, et al.: Widowhood and mortality: a meta-analysis and meta-regression. Demography, 49: 575-606, 2012.

8) Ytterstad E, Brenn T: Mortality after the death of a spouse in Norway. Epidemiology, 26: 289-294, 2015.

9) Rostila M, Saarela J, Kawachi I: "The psychological skeleton in the closet": mortality after a sibling's suicide. Soc Psychiatry Psychiatr Epidemiol, 49: 919-927, 2014.

10) Yu Y, Liew Z, Cnattingius S, et al.: Association of Mortality With the Death of a Sibling in Childhood. JAMA Pediatr, 171: 538-545, 2017.

11) Carey IM, Shah SM, DeWilde S, et al.: Increased risk of acute cardiovascular events after partner bereavement: a matched cohort study. JAMA Intern Med, 174: 598-605, 2014.

12) Laugsand LE, Strand LB, Platou C, et al.: Insomnia and the risk of incident heart failure: a population study. Eur Heart J, 35: 1382-1393, 2014.

13) Natt Och Dag Y, Mehlig K, Rosengren A, et al.: Negative emotional states and negative life events: Consequences for cardiovascular health in a general population. J Psychosom Res, 129: 109888, 2020.

14) Song H, Fang F, Arnberg FK, et al.: Stress related disorders and risk of cardiovascular disease: population based, sibling controlled cohort study. BMJ, 365: l1255, 2019.

15) Gustad LT, Laugsand LE, Janszky I, et al.: Symptoms of anxiety and depression and risk of heart failure: the HUNT Study. Eur J Heart Fail, 16: 861-870, 2014.

16) Kivimäki M, Steptoe A: Effects of stress on the development and progression of cardiovascular disease. Nat Rev Cardiol, 15: 215-229, 2018.

17) Shah SM, Carey IM, Harris T, et al.: Impact of partner bereavement on quality of cardiovascular disease management. Circulation, 128: 2745-2753, 2013.

18) Buckley T, Mihailidou AS, Bartrop R, et al.: Haemodynamic changes during early bereavement: potential contribution to increased cardiovascular risk. Heart Lung Circ, 20: 91-98, 2011.

19) Buckley T, Stannard A, Bartrop R, et al.: Effect of early bereavement on heart rate and heart rate variability. Am J Cardiol, 110: 1378-1383, 2012.

20) Wei D, Li J, Janszky I, et al.: Death of a child and the risk of heart failure: a population-based cohort study from Denmark and Sweden. Eur J Heart Fail, 24: 181-189, 2022.

21) Einiö E, Moustgaard H, Martikainen P, et al.: Does the risk of hospitalisation for ischaemic heart disease rise already before widowhood?. J Epidemiol Community Health, 71: 599-605, 2017.

22) Chen H, Li J, Wei D, et al.: Death of a Parent and the Risk of Ischemic Heart Disease and Stroke in Denmark and Sweden. JAMA Netw Open, 5: e2218178, 2022.

23) Truelsen T, Nielsen N, Boysen G, et al.: Self-reported stress and risk of stroke: the Copenhagen City Heart Study. Stroke, 34: 856-862, 2003.

24) Harmsen P, Rosengren A, Tsipogianni A, et al.: Risk factors for stroke in middle-aged men in Göteborg, Sweden. Stroke, 21: 223-229, 1990.

2　心療内科医の立場から

25）Prasad M, Khanna P, Katyal VK, et al.: Acute Psychological Stress is a Trigger for Stroke: A Case-Crossover Study. J Stroke Cerebrovasc Dis, 29: 104799, 2020.

26）Kotlęga D, Gołąb-Janowska M, Masztalewicz M, et al.: The emotional stress and risk of ischemic stroke. Neurol Neurochir Pol, 50: 265-270, 2016.

27）Fenger-Grøn M, Møller IP, Pedersen HS, et al.: Death of a Partner and Risks of Ischemic Stroke and Intracerebral Hemorrhage: A Nationwide Danish Matched Cohort Study. J Am Heart Assoc, 9: e018763, 2020.

28）Lu D, Sundström K, Sparén P, et al.: Bereavement Is Associated with an Increased Risk of HPV Infection and Cervical Cancer: An Epidemiological Study in Sweden. Cancer Res, 76: 643-651, 2016.

29）Kennedy B, Valdimarsdóttir U, Sundström K, et al.: Loss of a parent and the risk of cancer in early life: a nationwide cohort study. Cancer Causes Control, 25: 499-506, 2014.

30）Tian F, Fang F, Shen Q, et al.: Stress-related disorders and subsequent cancer risk and mortality: a population-based and sibling-controlled cohort study in Sweden. Eur J Epidemiol, 37: 947-958, 2022.

31）Boerner K, Stokes J, Jansen T: Widowhood and bereavement in late life. Curr Opin Psychol, 55: 101748, 2024.

32）Domingue BW, Duncan L, Harrati A, et al.: Short-Term Mental Health Sequelae of Bereavement Predict Long-Term Physical Health Decline in Older Adults: U.S. Health and Retirement Study Analysis. J Gerontol B Psychol Sci Soc Sci, 76: 1231-1240, 2021.

33）Brown RL, LeRoy AS, Chen MA, et al.: Grief Symptoms Promote Inflammation During Acute Stress Among Bereaved Spouses. Psychol Sci, 33: 859-873, 2022.

34）Wu EL, LeRoy AS, Heijnen CJ, et al.: Inflammation and future depressive symptoms among recently bereaved spouses. Psychoneuroendocrinology, 128: 105206, 2021.

35）Shin SH, Kim G, Park S: Widowhood Status as a Risk Factor for Cognitive Decline among Older Adults. Am J Geriatr Psychiatry, 26: 778-787, 2018.

36）Sommerlad A, Ruegger J, Singh-Manoux A, et al.: Marriage and risk of dementia: systematic review and meta-analysis of observational studies. J Neurol Neurosurg Psychiatry, 89: 231-238, 2018.

37）Biddle KD, Jacobs HIL, d'Oleire Uquillas F, et al.: Associations of Widowhood and β-Amyloid With Cognitive Decline in Cognitively Unimpaired Older Adults. JAMA Netw Open, 3: e200121, 2020.

38）Zhao Y, Inder B, Kim JS: Spousal bereavement and the cognitive health of older adults in the US: New insights on channels, single items, and subjective evidence. Econ Hum Biol, 43: 101055, 2021.

39）Atalay K, Staneva A: The effect of bereavement on cognitive functioning among elderly people: Evidence from Australia. Econ Hum Biol, 39: 100932, 2020.

40）Hughes ME, Waite LJ: Marital biography and health at mid-life. J Health Soc Behav, 50: 344-358, 2009.

41）Monk TH, Begley AE, Billy BD, et al.: Sleep and circadian rhythms in spousally bereaved seniors. Chronobiol Int, 25: 83-98, 2008.

42）Spillane A, Larkin C, Corcoran P, et al.: Physical and psychosomatic health outcomes in people bereaved by suicide compared to people bereaved by other modes of death: a systematic review. BMC Public Health, 17: 939, 2017.

43）Jordan JR: Is suicide bereavement different? A reassessment of the literature. Suicide Life Threat Behav, 31: 91-102, 2001.

44）Brent D, Melhem N, Donohoe MB, et al.: The incidence and course of depression in bereaved youth 21 months after the loss of a parent to suicide, accident, or sudden natural death. Am J Psychiatry, 166: 786-794, 2009.

45）Currier JM, Holland JM, Neimeyer RA: Sense-making, grief, and the experience of violent loss: toward a mediational model. Death Stud, 30: 403-428, 2006.

46）Bolton JM, Au W, Leslie WD, et al.: Parents bereaved by offspring suicide: a population-based longitudinal case-control study. JAMA Psychiatry, 70: 158-167, 2013.

47）de Groot MH, de Keijser J, Neeleman J: Grief shortly after suicide and natural death: a comparative study among spouses and first-degree relatives. Suicide Life Threat Behav, 36: 418-431, 2006.

48）Miyabayashi S, Yasuda J: Effects of loss from suicide, accidents, acute illness and chronic illness on bereaved spouses and parents in Japan: their general health, depressive mood, and grief reaction. Psychiatry Clin Neurosci, 61: 502-508, 2007.

49）Carey IM, Shah SM, DeWilde S, et al.: Increased risk of acute cardiovascular events after partner bereavement: a matched cohort study. JAMA Intern Med, 174: 598-605, 2014.

211

Ⅳ　遺族支援の実践：さまざまな立場から

B　さまざまな立場から

3　がん看護師の立場から

A　がん看護領域でのグリーフケアの実態

がん診療拠点病院や一般病院では，さまざまな形で必要な人にサービスと情報を届けるアウトリーチ型のグリーフケアはほとんど行われていない．がん相談支援センターや遺族外来・家族ケア外来・グリーフケア外来など，遺族が利用可能な体制はあるものの，実際の利用経験率は高くない[1]．

一方，緩和ケア病棟やホスピスを対象とした調査では，回答のあった94％の施設で何らかの遺族ケアを行っており，最も多く行われていたのはご遺族への手紙送付，追悼会の開催だった[2]．あくまでも参加は遺族の自由意志であるため，医療者が気がかりに思っている遺族は参加されないことも多く，気がかりな遺族へのアクセスが難しいという課題があるが，遺族へのケアが理念として掲げられているホスピス・緩和ケア病棟において大切な取り組みになっている．

訪問看護領域では，がん患者に特化した報告ではないが，80％の訪問看護事業所もしくは訪問看護師が遺族訪問を行っており，グリーフケア＝遺族訪問と認識されている可能性が示唆されている[3]．

B　グリーフケアにつながる死別前の看護ケア

① 生前の看護ケア

大切な人を失った家族は，生前の患者さんの姿や過去の治療選択の良否，医療者の言葉・態度に苦しむことがある．特に，がんの治癒や共存への望みが閉ざされ，残された時間に限りがあることがわかってからのエピソードは，その後の家族の悲嘆に影響を与える．「できることはないと言われた」「つらさを訴えていたのにすぐに対応してもらえなかった」などの体験は，家族の怒りや悲しみを強くする．一方，「見舞いに行くと，家族がいないときの様子を教えてくれた」「医師の説明をわかりやすい言葉で伝え直してくれた」「少なくなった髪の毛を整えて，髭剃りして，歯をきれいにしてもらえたときは，さっぱりして嬉しそうだった」など大切にケアされた体験は，家族の悲しみを和

らげる．グリーフケアという表現は，患者が亡くなった後の家族への支援という印象が強いかもしれないが，患者が存命されている時期に行う日々の患者・家族ケアは，温かい思い出として残された家族の支えになる．私たちが何気なく行う生前のケアや伝える言葉が，がん看護に携わる看護師誰もが実践できるグリーフケアの一端になることは間違いない．

② 別れまでの家族の心の準備をサポートする

「予想以上に早い経過で戸惑った」「こんなに急激に悪くなるなら，〜しておけばよかった」「衰弱する姿を見ていることしかできず，何もしてあげられなかった」．患者が亡くなった後，家族からこのような言葉や思いを吐露されることがある．私たち看護師の関わり方によっては，このような言葉や思いは和らげられたのかもしれない，と思う瞬間である．予測していなかった時期に患者を失ってしまうと，家族のうつ病や複雑性悲嘆の原因となることが研究で明らかにされている[4]．看護師から家族に，死が近づいている時期に現れる体の変化を伝え，家族の不安や疑問に真摯に丁寧に対応することは，そのときが近いことへの理解や心の準備につながる．

がん患者では，死亡前2〜3ヵ月まではある程度問題なく日常生活を送ることができるが，1〜2ヵ月前になると急激にADLが低下する．また，この頃から，倦怠感や食欲低下，眠気など「全体的な調子の悪さ」が強まってくることが多い[4]．急激なADLの低下が明らかな時期に入ると，全体的な調子の悪さも出現し始めるため，「〜したい」と思っていることがある患者では，思い描く形でそれを達成することが難しくなる．筆者（訪問看護師）は，利用者への訪問時は動いている姿を観察するとともに，本人・家族に「1週間前と比べて，体の動き具合に違いはなさそうですか？」「動くのに手助けがあったほうが楽になってきたなぁと感じることはありますか？」「日中，ベッドで横になっている時間が増えたなぁと思いますか？」などの質問を投げかけ，ADLをアセスメントしている．ADL低下の兆しは急激な低下が近いことを意味する．低下の兆しをキャッチしたときは，「今はまだ動くことができていますが，1週間後は今よりも動くのに手助けが必要になってくるかもしれません．○○さんと同じ病気の方々は，みな同じように動けなくなる経過をたどられるので，ある意味，これは自然な流れを見ていることになります．だんだんとベッドに横になっているほうが楽になってきますし，怠さや食べる量の低下なども出てくると思います．お出かけとかご友人の来客とか，何か計画されていることはありませんか？内容によっては先に延ばさないほうがよいかもしれません」，このような表現で，これからのことを一緒に考えられるよう心がけている．先を見据えてかける言葉が機械的な説明になっていないか，そのときの家族の気持ちを取り残して一方的になっていないか，十分配慮することを決して忘れてはならない．

死亡前1週間くらいになると，ほとんどの患者（90％以上）で活動の低下，意識レベルの低下（終日ベッド上でうとうと），嚥下困難がみられるようになる．チアノーゼや呼吸の変化，死前喘鳴，下顎呼吸の出現は，別れのときまであと1〜2日という段階に入っていることを意味する[4]．この時期は緩和すべき苦痛症状への対応と基本的な看護

Ⅳ　遺族支援の実践：さまざまな立場から

ケアの充足をはかりつつ，残された時間の見通しを家族に伝えていくとよい．いよいよそのときが近づいていることを告げられると，別れが近いことがわかってはいながらも家族の緊張が高まることがある．「何かできることはないか」と感じる家族には，家族でも簡単にでき，患者に快となるケアを伝え，疲労が溜まっている家族には，見守るだけで患者は安心できることを伝える．固唾をのんで静かに過ごさなければならないと感じている家族には，「皆さんの声や，いつもの会話，生活音がご本人には心地よく感じられるはずなので，いつもどおりに過ごしてくださいね」と伝えると，安心されるだろう．患者が息を引き取るときに家族はそばにいなければならないのか……？と思っている家族には，「そばにいなければならないということはないですよ．ご本人も皆様の生活や休息を大事にすることを願っているはずです」「（在宅の場合）ご家族が何か別のことをしていて，次に様子を見に来たら呼吸が止まっていることもあるかもしれません．そのときは慌てずに看護師に連絡をくださいね」などと伝えると，家族が過度に構えずにそのときまでを過ごせるかもしれない．がん患者の亡くなる前の体の変化を，家族が受け止められる言葉で段階的に伝え，戸惑わないよう安心できる言葉をかけることは，お別れに向けた家族の心の準備につながる大切な看護ケアであり，グリーフケアである．

C　死別後のグリーフケア

筆者が訪問したケースを通し，訪問看護師が行う死別後のグリーフケアを考えてみたい．

事例：下顎がんで妻Bさんを亡くされたご主人

Bさんの自宅療養期間は4ヵ月．ご主人と息子さんとの3人暮らし．娘さんが電車で2時間のところに住んでいた．訪問看護は状態観察，シャワー浴，口腔内と交通する自壊創のケアを行うため週2回の頻度．ご主人の介護疲れが蓄積し，民間が運営するホスピス住宅に入居することになったが，入居当日，ご自宅でご逝去された．ご逝去後6ヵ月経った頃，ご自宅に伺った．

訪問当時お邪魔していた和室に入ると，新しい仏花が飾られたお仏壇があった．椿の柄があしらわれたタペストリーや置き物は当時のまま．遺影のBさんは，痩せ細り，作り笑顔がやっとだったBさんではなく，個性的なデザインの紫のワンピースを着てにっこり笑っていた．

「遺影をどれにするかは，娘に伝えていたようで．それは知らなかった．変わった服が好きな人でね．紫の服が好きだったから，この写真を選んだんでしょうね．娘にはいろいろ伝えていたみたいでね．自分が亡くなったら父さんをよろしくって．そう言い遺していたんです．娘はね，仏壇の花が枯れる頃，花を持って様子を見に来てくれます．彼女（Bさん）はね，花が好きだったんです．特に椿．この部屋には彼女が集めた椿柄の小物がたくさんあってね．好きなものに囲まれた部屋のままにしてあげ

ようと思ってね」

　仏壇からよく見える位置にオレンジの花をつけた君子蘭が3鉢置かれていた.「育てるのは難しいと聞いたことがありますが, きれいに咲いていますね」と言うと,「これは彼女が育てていた花. 僕は何も手入れしていないのに花がちゃんと咲いたんですよ. びっくりでしょ. それが見えるようにしてあげたいと思って, ここに置いているんです」と微笑まれた.

　「向こうの部屋に行きましょうか」と言われ, 数回しか足を踏み入れたことがないリビングに案内された.

　「がんが神経を伝っていった影響で, 最後のほうは目も見えなくなって, 耳も聞こえなくなったでしょ. テレビ見てもわからないし, つらかったと思います.（自壊創から）空気が抜けるから, 何しゃべっているかもわからなくて. ノートにもいろいろ書き残していてね. 読んでみると, こんな気持ちだったんだなって. 1周忌まではそのままにしておこうと思って, 筆談メモとかノート, 洋服なんかも片づけていないんです」

　Bさんが座っていた座布団はそのまま絨毯に置かれており, ローテーブルの上には筆談に使っていたメモ帳とペンが置かれたままだった.

　「手続きやら何やらで2ヵ月は大変ですよ. 悲しむ暇なんてない. 今になって寂しいと思うことがありますね（沈黙）. それにしても見つかったときはステージ4. どうしてもっと早く見つけられなかったのか. 何か症状はなかったのか. 触ると痛いとか腫れてくるとか. そうだったらもっと早く病院に行くよう僕から言えた. 何かできることもあったんじゃないかって思うんです. 放射線治療が終わったときに, 医者から『もうこれ以上治らない. できることもない』って言われましてね. 患者本人目の前によくまぁこんなにはっきり言うんだなって思いましたよ. よくわからないまま在宅の先生と看護師さんを紹介されて（沈黙）. でもね, 看護師さんがうちでやってくれていたことは自分にはできないことでしたよ. よくやってもらって. ありがとう. 本人に代わってお礼を言います」

　外見的にはご主人の様子にお変わりはなく, 自宅の中も荒れた様子はなかった. Bさん亡き後もご主人が日々の生活をきちんと営まれていることは伝わってきたが, 社会とのつながりが途絶えていないか, 閉じこもりがちになっていないかは見えてこなかった. 少し話が途切れたところで,「外出する機会はあまりないですか?」「気分を変えるために何かしていることはあるんですか?」と尋ねてみた.

　「3ヵ月経った頃くらいからゴルフを再開しましてね. 月2回, 仕事時代の仲間とラウンドするんです. ゴルフ場までは電車で行くんですよ. 皆の生活の様子を聞いていると気晴らしになる. いい趣味もっているなぁとかね. あとね, 僕は生まれが秋田で, 年1回秋田の友人を訪ねていたんですけどね. コロナになって, それから彼女の病気もわかって. ずいぶん行けていないので, また再開したいなって思っているんです.（帰り際）今日はありがとう. お話しできてよかった」

IV 遺族支援の実践：さまざまな立場から

　訪問看護師は，患者が亡くなった後も，家族の受け入れさえあれば，自宅訪問できる強みがある．気がかりな家族のフォローを継続することで，悲嘆が複雑化・遷延化する家族を適切なリソースにつなげる立場にもなりうる．筆者は，すでに定年し，Bさんの介護が日常になっていたご主人が，Bさんがいない日常生活や，ほかのことへの興味や関心を取り戻していけるのか，Bさんが亡くなる前から気になっていた．死別後6ヵ月以上経過しても，遺族に極度の心理的苦痛や身体症状が続く場合には，重い抑うつ症状やトラウマ反応などが，正常な悲嘆のプロセスを妨げている場合もあるため[5]，訪問の時期はBさんが亡くなった後6ヵ月頃とした．お線香を上げに行かせてもらいたいという理由で久しぶりにご主人に電話を掛けたときは「もうずいぶん経ちますし．十分良くしてもらいましたから，別にお線香なんていいですよ」という言葉があり，看護師の訪問が負担になることを懸念していた．しかし実際に看護師が訪れてみると，物静かなご主人が，こちらから何も話しかけずとも訥々とゆっくり語ってくださる時間となった．話を伺う中で，ご主人はBさんへの思慕や思い出と過ごしながら，Bさんがいない生活に適応され，娘さんの支えもある中でご自分の時間を過ごし始めていることが見えてきた．初めて知るBさんの思いや姿もたくさんあり，グリーフケアのための訪問という感覚は薄れ，ご主人の語りから得ることのほうが多い訪問となった．

　本来，死別の悲しみは自然な反応であり，多くの遺族は自分自身で悲しみから回復する力や，悲しみを通して成長する力をもっている．訪問看護師が行う遺族訪問の支援の基盤は，家族の語りに丁寧に耳を傾けること，そして，訪問看護師が見てきた家族のつらさや介護者としての役割を労い，肯定し，思いやりのあるコミュニケーションをすることであり，必ずしも特別な支援は必要ない場合が多い．患者が亡くなった後であっても，家族が看護師の訪問を承諾される場合，訪問の機会がグリーフケアにつながる．一つのケースの実践を振り返り，新たな患者・家族への生前からのケアを見直すきっかけにもなるだろう．

D まとめ

　日本では遺族が受けられる公的なサービスはなく，遺族に悲嘆のプロセスや支援場所を載せたパンフレットを渡すなどの情報支援も定着して行われている状況ではない．お悔やみカードや追悼会，遺族訪問など，何かしらの支援が行われていたとしても，それは公的な保険が適用されるものではなく，提供側の理念や判断，ボランタリーな活動で成り立っており，継続の難しさは常に課題である．身近なところで実践できるグリーフケアは，今目の前にいる患者・家族が求めていることや苦しみをキャッチし，安心させることができる看護ケアや対応力を発揮することである．一人の看護師として大きなことはできなくても，誠実さと優しさを込めた日々の関わりを積み重ねることの大切さを伝えたい．

〔海津未希子〕

文　献

1）渡邉美和：がんで近親者を亡くした遺族の遺族ケア利用の実態．がん看護，28: 387-389, 2023.
2）坂口幸弘：わが国のホスピス・緩和ケア病棟における遺族ケアサービスの実施状況と今後の課題 ―2002 年調査と 2012 年調査の比較―．Palliative Care Research, 11: 137-145, 2016.
3）水上幸子，横井和美，糸島陽子：在宅看取りを終えた家族の悲嘆への訪問看護師の支援に関する文献検討．人間看護学研究，19: 59-64, 2021.
4）森田達也，白土明美：死亡直前と看取りのエビデンス，第 2 版，p.5, 8-13, 38，医学書院，2023.
5）日本サイコオンコロジー学会，日本がんサポーティブケア学会（編）：遺族ケアガイドライン 2022 年版．p.17，金原出版，2022.

Ⅳ　遺族支援の実践：さまざまな立場から

B　さまざまな立場から

4　精神科看護師の立場から

A　精神科看護の現場と死別

　精神科看護は，看護の対象である人が望む生活をその人らしく生き生きと送れることを目的としている．人々の心の健康の維持・向上，心の危機に陥っている人や心の危機からの回復のためのリハビリテーションに関わっている．精神疾患を患った人の支援においては，精神障害にも対応した地域包括ケアシステムの考え方[1]から，精神科病院での治療や看護だけではなく，精神科訪問看護も積極的に活用され，当事者の生活に近い場所で暮らしが継続できるように支援が行われている．

　精神疾患は，統合失調症，うつ病や双極性障害に代表されるように，精神症状の安定を維持して生活することが難しい場合もあり，長期的に疾患と付き合うことが求められ，看護師も当事者と信頼関係を構築しながら支援する場合がある．精神疾患を発症したときに健康であった当事者の両親が，時間の経過とともに病気を患い，亡くなっていくことは，成長発達段階の危機として起きることであるし，死別を契機に精神疾患を発症することもある．精神科看護の場ではそのようなとき，心の危機に陥っていることを把握し，危機からの回復を支援することが行われている．

B　精神疾患を患った人や家族の死別の影響

　死別は，精神障害の発症や悪化を引き起こす主なストレス要因の一つであるが，精神疾患を患った人にとっての死別は，精神症状の悪化やそれに伴うセルフケア活動への影響が大きくなり，再発や再入院の契機になる．日常の生活支援が親によって長期間行われていた場合には，その支援が途絶え，本人の日常生活の維持が困難になり，遺された親や親族が困り果て，精神科病院，地域の相談窓口である保健所に相談する場合がある．家族にとっては，精神障害者への偏見などが影響し，援助を受けることに抵抗があったり，援助を求めるまでに時間がかかり，病気を抱えた本人の症状悪化への対応が遅れたり家族自身が疲弊したりしてしまう場合もある．

　精神疾患を抱えた人の自殺率は，一般住民に比べ高いことが知られており[2]，当事者が自殺で亡くなることの影響が親やきょうだいに及ぶ可能性が高い．当事者が亡くなること

により，自殺で大切な人を失った遺族（自死遺族）には，自殺で家族を失った悲しみ，自責や後悔など複雑な感情が起きやすい．精神科通院中や入院中に起きた場合には，精神科治療やケアが適切なものであったのか疑念を生じさせる場合もあり，その感情は複雑なものになりうる．

　精神疾患を抱えた人の家族歴には自殺が含まれていることもあり，当事者自身が自死遺族である場合も多い．自死遺族への支援は，民間団体を中心に行われていたものが，2006年の自殺対策基本法制定以降，公的機関でも実施されるようになり，支援の場は広がっている．しかし精神疾患を抱えた人は，自分自身の病状の悪化や入院の影響もあり，自死遺族としての支援を受けていることは限られている．また精神科看護師も，支援の対象であるという認識をもっていることは限られている現状がある．遺族には記念日反応や命日反応が起きうるために，そのようなタイミングと当事者の精神症状の悪化などが関連していないかアセスメントすることは必要な視点である．

C ┃ 精神科看護の基本的な視点と死別の支援

　精神科看護では，精神症状のアセスメントとセルフケア（食事摂取，内服薬の管理，活動と休息のバランスを取ることなど）への影響を考えケアを行っている．本人がもつ力を失わせないよう，できることは見守り，できないことはケアの程度を調整しながら，セルフケアの自立を目指している．入院中にセルフケアの自立を目指すと長期入院につながりやすいこともあり，現在では，訪問看護の利用も行いつつ，地域で看護師の支援を受けながらセルフケアが維持できるように支援している．また当事者の強みを活かせるというストレングスの視点を活かし，本人が望むような生活を送れるようにケアをしていく特徴がある．

　当事者が家族と死別する場合には，精神症状の悪化に限らず，家族関係の再構築が必要になる場合も大きく，家族への支援も重要な視点になる．

事　例

　統合失調症を20代で発症したAさん．基本的に自宅で両親，特に母親の支援を受けて生活を続けていた．内服の中断や，内服を継続していても病状が悪化する場合があり，入院と退院を繰り返しながら生活していた．できるだけ自宅で介護したいという母親の意向もあり，家族の疲労感が窺えることもあったが，3ヵ月程度の入院で自宅に戻っていることが多かった．

　精神科通院治療は継続し，本人が来院できない場合には母親が来院していた．Aさんが40代，両親が70代になった頃，母親に悪性腫瘍が見つかり治療が困難な状況で逝去．父親は，何とか自宅でAさんの生活を見ていたが，日常的な家事などは妻が行っていたこともあり，徐々に生活への影響が大きくなっていた．

IV　遺族支援の実践：さまざまな立場から

来院日に通院しないことが続き主治医が心配して，看護師が家庭を訪問すると，生活が破綻した状態で，本人も父親も衰弱した様子がみられた．

Aさんは，精神症状の影響で日常生活が自立しては困難なため，入院を行い，精神科治療とケアを実施することになった．Aさんは母親の死別前後から内服できない状態が継続しており，点滴管理などの治療で薬物療法と日常生活の支援を看護師が行い，徐々に精神症状は安定していった．Aさんから母親の死について語られることはなく，精神症状悪化の影響が大きかったために，治療の支援と日常生活の支援を優先し，看護を実施した．

入院1ヵ月後から，精神的な混乱は落ち着き，「お母さんがいなくなって，これから先のことが心配．お父さんもいつか先に逝ってしまう」と看護師に話すようになった．看護師は本人の悲嘆感情に寄り添いながら，悲しい気持ちは当然のことであることをフィードバックし，これからの生活を一緒に考えていくことを伝えた．父親は，遠方に住んでいた娘から一時的な支援を受け，日常的な生活は落ち着いてきた．

父親も「妻が息子の面倒をほとんどみていて任せっきりだった」「これからどうしたらいいのか」と妻が亡くなったことでの悲しみと息子の介護という将来の不安を打ち明けた．父親は，Aさんを散歩に連れ出すことは日々行っていた．看護師は，それを本人も喜んでいたことを伝え，父親ができていた支援をフィードバックする関わりを実施した．

主治医，看護師，精神保健福祉士などのチームでケースカンファレンスの検討を行い，訪問看護の利用を提案した．面談後，父親は支援を受けることに難色を示していたが，父親の年齢やAさんの将来の支援を継続的に説明した．その後も看護師は，父親の不安を受け止め，訪問看護ステーションを利用して生活を立て直す方向性で支援している．

Aさんは，「お母さんがいないのは悲しい」「父親と家で暮らしたい，好きな映画を見て，ときどき散歩に行きたい」と話しており，看護師は母親のいない生活の寂しさを受け止め，少しずつ時間をかけて生活を調整しながら，Aさんが望む生活が送れるような支援を一緒に考えていくことを伝えた．訪問看護ステーションでは，外部からの支援を受けたことがないAさんと父親との信頼関係を構築できるように，丁寧に不安や気持ちを受け止めながら新しい生活への適応支援を実施している．

病気を抱えた人を介護していた中心人物と死別する場合には，家族機能の変化に伴って生活支援が滞り精神症状の悪化がみられる場合がある．また精神疾患を抱えた方は，生活や支援者の環境が変わることに適応することが難しい場合があり，精神科看護師は，傾聴や共感などの対人関係構築技術を用いながら，患者との信頼関係を構築し，環境変化の影響が精神症状に及ぼす影響を最小限にできるように関わっていく．また，定期的に訪問看護が行われている場合には，本人の病状悪化への対応やセルフケア支援が行えるが，病状悪化の程度が強くなる場合には，入院して本人も家族も休息できることが，長期的には当事者と家族を支援することにつながることもある．

D ‖ 精神科看護師が直面する患者の自殺

　自殺の危険因子に精神疾患の罹患が含まれており，精神科看護師は精神疾患患者の自殺や自殺未遂に直面する機会が，他分野の看護師に比べて多い．また，精神科医療に関わる他職種に比べると患者の生活に近い部分で関わる時間が長いために，患者の自殺の影響を受けやすいと筆者は考えている．病院内で自殺が起きた場合には，第一発見者の看護師に限らず，担当の看護師，直前に勤務して患者の不調に気づいていた看護師などに，自責の念や後悔などの反応が起こりうる．自殺対策の視点から考えれば，自殺の現象は複雑な事象のため一つの原因で起こることはありえないが，それでも患者の身近に存在する看護師は，「もっと話を聞いていれば」「何かサインがあったのでは」と自分を責める場合がある．

　自殺事故後の医療者のケアは，医療安全の観点からも系統的な対策の必要性が求められている[3]．起きた出来事を正しくとらえ，起こりうる心理的反応を理解していくことは，精神科看護師の精神的危機に対応するためには必須な対策といえる．集団を対象とする場合には，グループの力動を適切に扱うことのできる専門性が必要になり，精神看護専門看護師や精神科認定看護師などの活用が重要になる．個別に支援する場合には，自殺に直面した看護師に起こりうる心理的反応を理解した上で，看護師の気持ちに寄り添う対応が何より大切になる．

　精神科医療の現場は，自殺のリスクの高い患者を対象にしており，日々自殺対策の視点で看護を行っているが，自殺対策には事後対応の視点も同じように重視する必要があり，この自殺予防と事後対応の両輪が活用されることが重要である．

〔小山達也〕

文　献

1) 厚生労働省：精神障害にも対応した地域包括ケアシステム構築支援情報ポータル．〈https://www.mhlw-houkatsucare-ikou.jp/〉〔2025 年 2 月閲覧〕
2) 川上憲人：わが国における自殺の現状と課題，保険医療科学，52: 254-260, 2003.
3) 河西千秋，津山雄亮，成田賢治：自殺事故後の医療者のケア，グリーフ & ビリーブメント研究，4: 25-30, 2023.

IV　遺族支援の実践：さまざまな立場から

B　さまざまな立場から

5 心理士の立場から ― 悲嘆・遷延性悲嘆症に対する多層的介入の実践報告 ―

A はじめに

　昨今，わが国は未曽有の多死社会を迎えており，今後益々大切な人を亡くして悲嘆の苦しみを抱える遺族が増加することが予想される．

　そもそも悲嘆は，大切な人を亡くした誰しもに起こりうる正常な反応である．しかし，J-HOPE4 研究によれば，ICD-11（International Statistical Classification of Diseases 11th Revision）や DSM-5-TR（Diagnostic and Statistical Manual of Mental Disorders, 5th Edition, Text Revision）において精神障害に位置づけられた遷延性悲嘆症（prolonged grief disorder：PGD）に至る人の割合は 10%，PGD に準ずる閾値下レベルの PGD に至る人の割合は 38% と報告されている [1] ことから，悲嘆が病的水準，あるいは病的水準に準じる状態である人は，死別経験者の約半数にも及ぶことが推察される．加えて，PGD の特徴として，自殺念慮が増大すること [2,3] や，高い割合で併存疾患を合併すること，具体的にはうつ病 55.3%，心的外傷後ストレス症（posttraumatic stress disorder：PTSD）48.3% が併存すること [4] が報告されている．つまり，死別経験者の 10 人に 1 人は専門的治療を要する状態であると考えられることから，PGD が疑われた場合には，併存する疾患の有無も含めて悲嘆の病態水準を評価して，適切な介入につなげていくことが重要な課題である．また，閾値下レベル，すなわち機能障害は認められないものの悲嘆の苦痛を抱える人は死別経験者 38% にも及ぶ [1] ことから，**公的機関や医療機関関係者はもちろん，社会全体として遺族の悲嘆への対応，ケアが周知される必要がある**．しかし，精神医学や臨床心理学の領域においてすら，悲嘆反応や併存疾患の評価手法は普及しておらず，悲嘆に焦点化した治療，心理療法に精通した医師や臨床心理士，公認心理師はまだ少ない．そのため，わが国においては，エビデンスに基づいた遺族ケアの提供はいまだ限局的であり，社会全体での遺族への適切な対応についての認知度は十分なものとは言い難い状況にある．

　そこで本項では，筆者が心理士として関わっている医療機関における遺族への治療，ケアの実践，施設連携，および社会資源などの利用を含めた遺族への多層的介入の実践例について紹介する．

B ‖ 悲嘆・遷延性悲嘆症の多層的介入の実践

① 遺族ケア介入レベルおよび対応者

　遺族の悲嘆，PGD の症状，併存疾患の有無に応じた多層的な介入を提供できうるような仕組みを作ることが重要であると考えている．図IVB-5-1 は筆者がこれからの社会において必要であると考える，悲嘆の苦痛を抱える遺族への介入レベルと対応者についてまとめたものである．

　第1段階としては，家族，友人，社会全般において誰もが知っておくべき遺族への対応についての知識，情報が普及し，社会基盤として根づくことが重要であると考える．

　第2段階としては，遺族が遺族会や自助グループ（ピアサポート）などに参加することにより，通常の悲嘆反応について理解し，援助の求め方や悲嘆への対処方法を知ることができるようになるとよいと考える．

　第3段階としては，遺族が体調不良などにより内科などの一般医療機関を受診した際に，通常の悲嘆反応へのケアが適切になされることにより，悲嘆の遷延化，複雑化を防ぎ得るケースが増えるのではないかと考えられる．また，この段階で，一定程度のアセスメントがなされて適切な治療，ケアにつながることが望ましいと考える．

　第4段階では，遺族が精神的な不調を抱えて精神科などの医療機関を受診した際に，的確なアセスメントを行い，病態水準に応じた治療を行う，あるいはより専門的な治療につなぐ役割を担うことが求められるものと考える．

　第5段階では，中等度から重度の PGD，および PTSD などの併存疾患が認められる場合に，遷延性悲嘆症治療（prolonged grief disorder therapy：PGDT），そのケアを学んだ精神科医，心療内科医，臨床心理士，公認心理師などにより，的確なアセスメントがなされた上で，PGD および併存疾患に特化した治療が行われることが望ましいと考える．

図IVB-5-1　遺族ケア介入レベルおよび対応者

② 医療機関・施設連携の実際

　がん専門病院（以下，a施設）では2021年に，精神科クリニック（以下，b施設）では2020年に，それぞれ遺族ケア外来を設立しており，精神科医による薬物療法と臨床心理士・公認心理師による遺族カウンセリング，簡易的な認知行動療法を行っている．PGDが重篤である場合やPTSDなどが併存する場合には，PGDに焦点化したPGDTの実施を前提として大学附置認知行動療法研究所（以下，c施設）に紹介している．3施設の連携により，悲嘆の病態水準や併存疾患の有無に応じて適切な介入を行うことが可能となっている．また，悲嘆状態からの回復過程においては必要に応じて社会的遺族サポート資源などに関する情報提供を行い，できる限り多層的な介入となるように心掛けている．

　3施設を中心とした医療機関・施設の連携を以下の図ⅣB-5-2に表した．

③ 悲嘆・遷延性悲嘆症に対して行う主な心理療法

　筆者が日常行っている悲嘆，遷延性悲嘆症に対する心理療法を，表ⅣB-5-1にまとめた．

　前述のa施設，b施設においては，主として悲嘆カウンセリングと簡易的な認知行動療法を行っている．c施設では，原則としてPGDTを実施している．

　3施設の特徴を以下に表す．

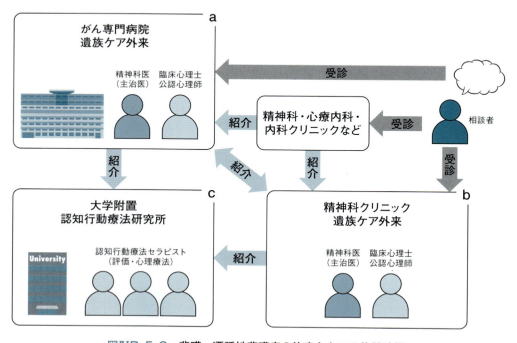

図ⅣB-5-2　悲嘆・遷延性悲嘆症の治療とケアの施設連携

5　心理士の立場から ―悲嘆・遷延性悲嘆症に対する多層的介入の実践報告―

表ⅣB-5-1　悲嘆・遷延性悲嘆症に対する主な心理療法

	強　度	主な対象	主な実施者
悲嘆カウンセリング（対面）	低から中	急性悲嘆または通常の悲嘆	医師・心理士／師・看護師・保健師など
遷延性悲嘆症に対する集団認知行動療法	中	通常の悲嘆から閾値下レベルの遷延性悲嘆症	心理士／師・看護師・保健師・精神保健福祉士など
遷延性悲嘆症に対する個人認知行動療法	強	遷延性悲嘆症	医師・心理士／師など

　a 施設のがん専門病院腫瘍精神科遺族ケア外来では，がんにより大切な人を失くした方を対象としている．精神科医師 1 名，公認心理師・臨床心理士 1 名の 2 名体制となっている．初回はまず 50 分程度心理士がインテーク面接を行い，その後に医師が 20 分程度診察を行う．その後，医師と心理士が 10 分程度カンファレンスを行い，患者と医師，心理士の 3 者，もしくは患者と医師の 2 者で話し合って治療方針を決めている．

　b 施設の精神科クリニック遺族ケア外来では，死別の原因を問わず大切な人を失くした方であればどなたでも対象としている．精神科医師 1 名，公認心理師・臨床心理士 1 名の 2 名体制となっている．初回はまず 30 分程度医師が診察を行い，遺族カウンセリング適応と判断された場合にカウンセリング予約を取る流れになっている．以降は，基本的に，50 分間心理士によるカウンセリングを行ってから，医師の診察を受ける流れになっている．治療方針については，患者の意向と心理士の見解を考慮した上で医師が決めている．

　c 施設の大学附置認知行動療法研究所（遷延性悲嘆症治療〈J-PGDT〉研究チーム）では，原則として，a 施設や b 施設などの他医療機関から PGDT を行うことを前提として紹介された PGD の方を対象としている．体制としては，精神科医師 1 名，公認心理師・臨床心理士 6 名（うち PGDT 担当者 3 名）となっている．

④ 症状評価（アセスメント）の重要性

　基本的には，まず的確な症状評価（アセスメント）が重要である．通常のカウンセリングと同様に初回はインテーク面接を行う．症状評価（アセスメント）の手法としては，インテーク面接での聞き取り，自記式質問紙や構造化面接を用いた症状評価を行う．適切で効果的な多層的な介入を行うための前提として多面的な症状評価（アセスメント）が必須である．

　インテーク面接では，DSM-5-TR の診断基準に基づいて，死別からの経過期間，症状について聞き取りを行うとともに，遺族のもつ脆弱性や悲嘆の遷延化要因を把握することに努めている．

　これまで主に用いてきた自記式質問紙としては，19 項目からなる日本版複雑性悲嘆質問票（Inventory of Complicated Grief：ICG）[5,6] により PGD の重症度と中核症状の把握を行っている．なお，今後は，DSM-5-TR に準拠した遷延性悲嘆障害評価尺度（PG-

225

IV 遺族支援の実践：さまざまな立場から

13-Revised)[7] がスタンダードになっていくものと思われる.

C 今後の課題と展望

以上を踏まえて，悲嘆・遷延性悲嘆症に対する多層的介入の今後の展望と課題について以下の3点をあげる.

① 症状評価（アセスメント）力の強化

的確な症状評価（アセスメント）により適切な治療，ケアにつなげることが重要である．アセスメントの手法，症状評価のポイントについての教育体制を拡充する必要がある.

② 心理教育の普及，拡充

急性悲嘆，通常の悲嘆反応の場合には，悲嘆と悲嘆への対処に関する心理教育だけで悲嘆症状が和らぐ場合も多い．また，心理教育は急性期だけでなく，遷延化した悲嘆に対しても一定の効果が認められる．したがって，適切な時期に複数回心理教育を行うことは悲嘆の苦痛を抱える遺族への重要なケアの一つの手法になりうるものと考える.

現在，筆者は，インターネットを利用した心理教育プログラムの開発を進めており，適切な心理教育の普及，拡充の一助となることを願うものである.

③ PGDT セラピストの養成

近年のメタアナリシスでは PGD の有病率は 9.8% [8] と報告されている．一方で，わが国における大規模調査では，一般住民における PGD の有病率は 2.3% [9] と報告されており，国，対象者，使う評価尺度（診断基準）によっても有病率には差異がみられている．しかし，わが国における PGD の有病率が 2.3% である場合，2023 年の死亡者数が 157万 5,936 人であることを考えれば，PGD のハイリスク者は年間で数万人規模で発生していた可能性が十分考えられる．このような社会の実態に対処していくためには，PGDに特化した治療者を増やすことが急務である.

上記①から③により，悲嘆・遷延性悲嘆症に対する多層的介入体制の構築が実現可能となるものと考えている.

D おわりに

冒頭で述べた通り，わが国における遺族ケアは多層的，体系的な発展に向けた端緒についたばかりである．今まさに遺族ケアに携わっている一人ひとりの医療者，対人援助者が日々行う臨床実践の積み重ねの中で，それを多層的，体系的体制に構築していく動きが必要な時期が来ていると考えている.　　　　　　　　　　　　　　　　　　〔大岡友子〕

文　献

1) 日本ホスピス・緩和ケア研究振興財団：遺族によるホスピス・緩和ケアの質の評価に関する研究4（J-HOPE 4）．〈https://www.hospat.org/practice_substance4-top.html〉［2025年2月閲覧］

2) Ott CH: The Impact of complicated grief on mental and physical health at various points in the bereavement process. Death Stud, 27: 249-272, 2003.

3) Boelen PA, van den Bout J: Complicated grief and uncomplicated grief are distinguishable constructs. Psychiatry Res, 157: 311-314, 2008.

4) Simon NM, Shear KM, Thompson EH, et al.:The prevalence and correlates of psychiatric comorbidity in individuals with complicated grief. Compr Psychiatry, 48: 395-399, 2007.

5) Prigerson HG, Maciejewski PK, Reynolds CF 3rd, et al.: Inventory of Complicated Grief: a scale to measure maladaptive symptoms of loss. Psychiatry Res, 59: 65-79, 1995.

6) 中島聡美，伊藤正哉，石丸径一郎，ほか：遷延性悲嘆障害の実態と危険因子に関する研究 ─罪責感の与える影響およびソーシャルサポートの役割を中心に─．明治安田こころの健康財団研究助成論文集，45: 119-126, 2010.

7) Prigerson HG, Boelen PA, Xu J, et al.: Validation of the new DSM-5-TR criteria for prolonged grief disorder and the PG-13-Revised（PG-13-R）scale. World Psychiatry, 20: 96-106, 2021.

8) Lundorff M, Holmgren H, Zachariae R, et al.: Prevalence of prolonged grief disorder in adult bereavement: A systematic review and meta-analysis. J Affect Disord, 212: 138-149, 2017.

9) Fujisawa D, Miyashita M, Nakajima S, et al.: Prevalence and determinants of complicated grief in general population. J Affect Disord, 127: 352-358, 2010.

IV 遺族支援の実践：さまざまな立場から

B さまざまな立場から

6 助産師の立場から

　周産期という新しい命の誕生を迎えることが期待される場で，流産・死産・新生児死亡は起こる．その経緯は**表IVB-6-1**に示すようにさまざまであるが，妊娠がわかったとき，大抵の両親はわが子の死を想定はしていない．想像していた未来との落差は大きく，突然の出来事に両親は非常に混乱する．一方，助産師も，生命の誕生を支援する場で起こる死に戸惑い，自身も悲しみや不安を感じながら，支援の模索を続けている．

　本項では，現在助産師が実施している支援を紹介するとともに，これからの助産師の支援の課題について述べる．

A 親として子どもに会い，触れ合う時間を支える

　流産・死産で亡くなった子どもは戸籍に名前も残らない．「人」として生まれる前の周産期の子どもの死は，大切にされず，両親は亡くなった子どもに会わせてもらうこともできない時代があったという．しかし，2000年代に入る前より，当事者が自身の体験を声に出し，支援団体が設立されるようになった．その活動が広がりを見せる中で，2000年以降イギリスやオーストラリア，またアメリカなどの欧米では，支援のガイドライン・指針が各種作られるようになった[1〜4]．それらのガイドラインなどには，**表IVB-6-2**に示すように，子どもを亡くした女性とそのパートナーに対して，親であることを支え，親としての役割を遂行できるように支援することが含まれる．

表IVB-6-1　周産期の喪失の経緯

分　類			経緯の説明
流産		初期流産	妊娠12週未満に妊娠が終了する，または終了前に胎芽／胎児が死亡する
	死産	後期流産	妊娠12週以降妊娠22週未満に妊娠が終了する，または終了前に胎児が死亡する
		人工死産	妊娠12週以降妊娠22週未満に両親が妊娠の終了を決断し，胎児が死亡する．終了を決断する理由には，胎児異常，妊娠合併症，希望しない妊娠などさまざまあるが，決断時点で胎児は生きている
		自然死産	妊娠12週以降に胎内（子宮内）で胎児が死亡する
新生児死亡			生後4週未満に子どもが死亡する

228

6 助産師の立場から

表IVB-6-2 推奨されている主要な支援の概要

処置や出産の時期・方法，子どもとの面会や思い出づくりなど，あらゆることの意思決定を両親が中心となって行うことができるように，十分に説明を行い，選択肢を提示する
子どもに会うこと・抱くこと・一緒に過ごすことの希望を確認し，親子の時間をもつことを支える
親であることを認め，親として子どもにしてあげたいことを実施できるように支える
思い出の品を残すことを提案し，その品を集めることをサポートする
退院後に起こりうる身体的・心理的反応を情報提供する
悲しみを増幅しないように，外来や入院病棟の環境調整を行う
退院後も継続的な支援にアクセスできるように体制を整える／情報を提供する

日本においても，助産師たちは子どもを亡くした両親に対する支援の重要性に早くから気が付いていた．しかし，その支援は手探りであり，各々の助産師の裁量次第というところがあった．2002年の「誕生死」[5]に代表されるように，当事者の声が徐々に社会に発信されるようになり，太田[6]により母親たちの支援のニーズが論文として示され，次第に支援が浸透していく中で，2020年にようやく，日本助産学会によるガイドライン[7]に，「CQ303：死産後の母親や父親，家族に亡くなった子どもとの面会，記念品づくり等を勧めるか？」が立てられた．ここにおいて初めて，両親の気持ちに配慮しつつ，子どもに対してできることを提案し，両親と話し合って両親が希望することを実施することが，支援の推奨文として明記された．

親が亡くなったわが子に会うのは当然ではないか，わが子であるのに会うこともなく別れる，すなわち火葬するということがあるのか，と不思議に思う方もいるかもしれない．しかし，両親を含めて，誰にとっても亡くなった子どもは，姿形を見たことがない未知なる存在である．母親の身体の中で亡くなった子どもに会うことは大きなショックとなり，母親の悲嘆を強くするのではないか，会うことで亡くなった子どもに未練が残り，次の妊娠・出産に進めないのではないか，そうした否定的な文脈で子どもに会うことを懸念する声が，以前は強かったのである．その背景には，亡くなった人との絆は断ち切るものという考え方も影響している．また，両親の中にも，胎内（子宮内）で亡くなってしまった子どもの姿を想像できない怖さや，子どもの命を守れなかった申し訳なさなどさまざまな気持ちがあり，亡くなった子どもに会うことへのためらいがある．それゆえ，亡くなった子どもに会うことを家族に反対されたり，夫婦の中で意見が分かれ，本人にも迷いがあると，子どもに会うことを両親に勧めることに，助産師も自信がもてずにいた．

亡くなった子どもと会ったことをどのように意味づけるのかは両親に委ねられることではあるが，筆者にとって忘れられないのは，会うことなく子どもと別れたことで，その子の顔を思い浮かべることができない，親として会うこともせず，何もしてあげられなかったという思いに長年苦しんだ母親の語りである．Bossのあいまいな喪失[8]にも似た現象であるが，会わなかったことでかえって亡くなった子どものことが頭から離れず，長い間執着していた，とその母親は振り返る．そして，出産後子どもに会わないという自分に対

して，あのとき助産師の後押しが欲しかったと述べていた．

　今，筆者がスタッフを務める周産期に子どもを亡くした家族のサポートグループでは，ほとんどの両親が亡くなった子どもと会っている．その中でも，子どもと一緒に過ごした時間に満足できる支援を受けた両親は，その時間の思い出を嬉しそうに笑顔で語る．受けた医療に対する満足度は悲嘆反応の強さと関連があることが示されている[9]が，子どもを亡くしたという悲しい出来事の中で，子どもとともに過ごした心が温かくなるような思い出の時間があることは，子どもを亡くした後の苦しい時間の中で，一縷の光となるような意義があると思われる．

　流産・死産・新生児死亡といった周産期の死別では，意図しなければ子どもとの思い出の時間はほとんどない．火葬までの時間は短く限界はあり，施設の中でできることの制約もある中で，両親が子どもと会い，子どもと触れ合う時間のサポートに，助産師は心を砕いている．

B ┃ 心と身体への支援

　流産・死産は女性の胎内（子宮内）で起こる．亡くなった子どもを胎内にとどめておくことはできず，そのために女性は何らかの処置や出産を経なければならない．「おめでとう」の言葉がない，痛みの先に喜びのない出産は，トラウマ的な体験ともなりうる．また，子どもはすでにいないのに，妊娠の終了と同時に母乳を出そうと反応する身体や，出産後，妊娠前の状態に戻ろうとする身体，そうした自身の身体に複雑な思いを抱く女性もいる．すなわち，女性の場合には，死別の悲しみとともに身体的な苦痛を同時に経験する．悲しみは身体的苦痛を強くし，身体的苦痛は悲しみを増幅する．

　助産師は，こうした女性の身体的苦痛にも目を向けて支援を行う．しかし，身体が経験することへの意味づけは女性により異なる．例えば出産時の痛みについて，麻酔により痛みが取り除かれることで，出産の間わが子を想うことに集中できてよかったという女性もいれば，陣痛を経験し，わが子を産んだという実感に重きをおくために，あえて麻酔を希望しなかったという女性もいる．このように，一人ひとりに固有の価値観や希望があり，医療者が考える身体的苦痛への配慮が，女性のニーズと一致しないこともある．それゆえ，両親の希望に耳を傾けることは，助産師の重要な役割である．子どもを亡くし，混乱している状態にある中で，自分の「希望」を女性が自ら発することは容易なことではない．身体的な苦痛に対して，例えば麻酔や痛み止めという医療的な対処だけでなく，女性のそばにいて，必要時にはそっと身体に手を添えたり，環境整備や声掛けで女性の緊張をほぐしたり，不安に耳を傾ける．そうして関係性を築きながら，女性をエンパワーし，一緒に希望を見いだしていく．こうした支援は，子どもを亡くして，女性として，また母親として，自己の存在を脅かされるように感じている女性に力を与え，その後の喪失悲嘆に影響を及ぼしていることが，筆者らの運営するお話会に集う女性たちの語りから窺える．

　しかし，身体的な変化は出産後しばらく続く．心のケアも含めて，出産後の身体面の苦

痛や不安に対しても，継続してアプローチできる体制を整えることが，現在の支援の課題である．

C 次の妊娠・出産

　子どもを亡くした後，多くの女性が次の妊娠をする．Regan ら[10] による 3 ヵ国の大規模コホート研究では，喪失後 1 年以内に 63％の女性が妊娠をしており，筆者らの行った調査では，次の妊娠までの平均期間は喪失から 9 ヵ月であった．しかし一方で，子どもを亡くした後のつらさは長期にわたり，令和 2（2020）年の厚生労働省による子ども・子育て支援推進調査研究事業では，流産・死産を経験した女性の 30％が，さらに対象を死産の経験者に絞れば 70％の女性が，喪失後 1 年を過ぎてもつらさを抱えていた[11]．筆者らが運営するサポートグループでは，喪失後に次の妊娠，または出産をした女性を対象に限定したお話会を開催することがある．そこでは，次子を妊娠中に経験する再度の喪失への不安や，亡くなった子どもを想う気持ち，亡くなった子どもに対する申し訳ない気持ち，また，出産後に育児をしながら生じる複雑な気持ちなどの揺らぎが語られる．このように，亡くなった子どもに対する思慕の念，次の妊娠により元気な子どもを得たいという希望，この一見相反する思いが深い喪失感の中で同時に存在することは，珍しいことではない．そして，たとえ無事に次子が生まれても，それは子どもを亡くした出来事の解決や終了ではなく，喪失の体験は常に両親とともにある．

　助産師は，このような揺らぎをもちつつ妊娠・出産を迎え，子育てをしている女性たちと出会い，支援する．また，昨今は不妊症・不育症の治療をしながら次の妊娠に挑む夫婦も多く，そうした場でも助産師は支援の機会がある．前回の喪失の体験を踏まえた不安に寄り添う支援，そして亡くなった子どもをどのように位置づけて次の子どもを迎えようとしているのかを知り，その位置づけを尊重する個別性の高い支援を行うことが助産師に求められている．

D 地域での支援

　公認されない悲嘆といわれる流産・死産・新生児死亡では，両親はその体験を公に語りにくい．子どもを産み育てる友人や同僚たちとの交流はつらく，それまでなじみのあった社会と疎遠になることは珍しいことではない．また，亡くなった子どもの同じ親であるのに夫婦で悲嘆反応が違うことに驚き，ときにはパートナーに対して怒りの感情が強く現れる．子どもを亡くした両親の苦悩がじわじわと大きくなるのは，実は子どもを亡くした後，産科の受診が終了となった後である．

　これまでは流産や死産・新生児死亡で子どもを亡くした女性に対しては，子育て中の女性と同様の「産後の女性」として，地域で継続的にフォローする体制がなかった．しかし，

Ⅳ 遺族支援の実践：さまざまな立場から

令和3（2021）年に厚生労働省より，「流産・死産を経験した女性等への心理社会的支援について」の通達[12]が出されたことで，昨今この状況が変わりつつある．通達の発出後，流産・死産後の地域での継続支援として，相談窓口の設置による対応や電話など，なんらかのアクセス方法の模索，ピアサポーターの育成やサポートグループの紹介などに取り組む自治体が増えてきている．そのような中で，地域で開業する助産師や，保健センターに勤務する助産師が，支援の中心的な役割を担おうとする気運が高まっている．子どもを亡くした女性とその家族にとって，どのような支援が有意義なものとなるか，今は地域での支援のあり方を模索している段階であるが，これからの支援の充実が期待されている．

また，医療者も社会も，妊娠・出産の当事者である母親を中心に支援を考える傾向にあるが，子どもの父親である男性の悲嘆反応にも目を向ける必要がある．男性に対する労わりの言葉は少なく，むしろさまざまな場面で妻のサポートを期待され，自身も妻を支えようと，無理をしながら社会生活を送っている[13]．しかし，夫婦はどちらも子どもを亡くした当事者であり，それぞれの喪失悲嘆がある．自ら支援を求める男性は少ないが，男性の悲嘆反応は女性に遅れて顕在化することがある．子どもを亡くした後の日々を，自分だけで妻を支えようと頑張らなくてよいことを男性に伝えたり，男性に対しても関心を寄せ，夫婦それぞれの様子に配慮しながら包括的な支援を提供していくことも，今後の課題である．

助産師は，流産・死産・新生児死亡で子どもを亡くした直後にも両親の支援を行うが，次の妊娠・出産・子育てにおいても支援の機会があり，支援のスパンは長い．同じ助産師が両親に継続的に関われることは支援として理想的であるが，実際にはその時々で，分断した関わりとなることのほうが多い．だからこそ，過去の喪失の体験が現在にどのようにつながっているのか，今経験することが未来へどのようにつながっていくのか，過去と未来をつなぐ今この時，という視点をもちながら，今できる支援をともに考えていく存在でありたい．

〔蛭田明子〕

文　献

1) SANDs（Stillbirth & Neonatal Death charity）.: Pregnancy loss and the death of a baby: Guidelines for professionals 4th edition. 2016.

2) Royal College of Obstetricians & Gynaecologists: Late Intrauterine Fetal Death and Stillbirth（Green-top Guideline No.55）. 2010.〈https://www.rcog.org.uk/media/0fefdrk4/gtg_55.pdf〉［2025 年 2 月閲覧］

3) The American College of Obstetricians and Gynecologists. : Management of Stillbirth: Obstetric Care Consensus No,10. Obstetrics & Gynecology, 135: 747-751, 2020.

4) The Centre of Research Excellence in Stillbirth（Stillbirth CRE）& Perinatal Society of Australia and New Zealand（PSANZ）: Care Around Stillbirth and Neonatal Death. Clinical Practice Guideline, 2024 EDITION.〈https://learn.stillbirthcre.org.au/wp-content/uploads/2024/01/CASaND-Guideline-2024-1.pdf〉［2025 年 2 月閲覧］

5) 流産・死産・新生児死で子をなくした親の会：誕生死 第 1 版. 三省堂，2002.

6) 太田尚子：死産で子どもを亡くした母親たちの視点から見たケア・ニーズ. 日本助産学会誌，20: 16-25, 2006.

7) 日本助産学会：エビデンスに基づく助産ガイドライン ―妊娠期・分娩期・産褥期 2020. pp.173-177.〈https://www.jyosan.jp/uploads/files/journal/JAM_guigeline_2020_revised20200401.pdf〉［2025 年 2 月閲覧］

8) ポーリン・ボス（著），中島聡美，石井千賀子（監訳）：あいまいな喪失とトラウマからの回復 ―家族とコミュニティのレジリエンス. 誠信書房，2015.

9) Burden C, Bradley S, Storey C, et al.: From grief, guilt pain and stigma to hope and pride –a systematic review and meta-analysis of mixed-method research of the psychosocial impact of stillbirth. BMC Pregnancy Childbirth, 16: 9, 2016

10) Regan AK, Gissler M, Magnus MC, et al.: Association between interpregnancy interval and adverse birth outcomes in women with a previous stillbirth: an international cohort study. Lancet, 393: 1527-1535, 2019.

11) キャンサースキャン：令和 2 年度子ども・子育て支援推進調査研究事業 流産や死産等を経験した女性に対する心理社会的支援に関する調査研究 事業報告書. 令和 3 年 3 月. pp.13-14.〈https://cancerscan.jp/wp-content/uploads/2021/06/85ae87fd9a5a3763047714a9e0b5008f.pdf〉［2025 年 2 月閲覧］

12) 厚生労働省：流産や死産を経験した女性等への心理社会的支援等について. 令和 3 年 5 月 31 日子母発 0531 第 3 号.〈https://www.jsog.or.jp/news/pdf/20210602_korousho.pdf〉［2025 年 2 月閲覧］

13) Fernandez-Basanta S, Rodriguez-Perez R, Coronado C, et al.: Knight by force and wounded, protecting without a shield: A meta-ethnography of men's experiences after an involuntary pregnancy loss. Midwifery, 126: 103827, 2023.

IV　遺族支援の実践：さまざまな立場から

B　さまざまな立場から

7　遺族会運営の立場から

A　はじめに

「大切な人との死別は，無理やり身体の一部が引きちぎられたようなもの．だから傷口はぐちゃぐちゃで，簡単にはよくならないの」

「夫が亡くなってから，友人との関係をすべて断ち切ったの．幸せだった時の自分とは違うから」

「友だちも最初は聴いてくれたけど，段々『まだ言っているの』という顔をされるから，もう誰にも話せない」

　これらは，遺族会の中で語られた言葉である．

　本項では，遺族会運営の立場から，遺族支援について述べる．

B　セルフヘルプグループ，サポートグループそして遺族会とは

① セルフヘルプグループ，サポートグループと遺族会について

　セルフヘルプグループとサポートグループは，同じような課題をもつ当事者同士が集う会である．高松は，グループ開催目的を，仲間に会える場所を作る，情報交換をする，問題行動や症状の軽減，問題との付き合い方を考える，社会に対して働きかけると述べている[1]．

　セルフヘルプグループ，サポートグループと呼び方が異なるのは，運営主体の違いである．セルフヘルプグループは運営主体が当事者であり，サポートグループは当事者以外が運営主体となる．本項では，遺族が集うセルフヘルプグループ，サポートグループを総称して遺族会と呼ぶこととする．

② セルフヘルプグループについて

　セルフヘルプグループは，当事者組織であるため，基本的には代表を含めてスタッフ

も当事者である．代表，スタッフと参加者は対等で，お互いが援助し援助される関係となる．グループの中で生まれる参加者同士の相互作用は，セルフヘルプグループの醍醐味である．

グループの活動資金は，参加者の会費や寄付であることが多い．グループによっては，企業や行政機関から助成金を受けて活動しているところもある．会合は，公民館などの公共施設で開催することが一般的である．

③ サポートグループについて

サポートグループは，①行政や病院，葬儀社などの機関や企業が運営母体となり，事業として行っている場合と，②医療者，心理や福祉専門職，宗教者などが代表者になり運営しているところがある．①は，運営資金や活動場所は運営母体から提供され，スタッフも仕事の一環として参加している場合が多い．②は，代表やスタッフの職場から支援を受ける場合もあるが，セルフヘルプグループと同様の運営方法を取るところもある．①は，安定した資金と活動場所を得ることができる一方，熱心に活動していたスタッフが人事異動で離れるなど，運営母体の意向によって影響を受けることがある．

④ 遺族会の種類

遺族会は，死因や死別対象者によって，さまざまなグループに分かれている．

参加対象者を限定していないグループ：愛着関係にある人との死別経験者が対象となるため，恋人や友人，職場の同僚なども参加可能である．

死別対象者を限定しているグループ：子ども，配偶者，きょうだいなど，死別対象者を限定しているため，それ以外の人は参加できない．

死因を限定しているグループ：自死，がん，事件，事故，過労死，流産・死産など，死因によって参加者を限定しているため，必ず同一の死因で亡くなった人と出会える．

上記以外に特定の事件や事故に限定したグループもある．

死因や対象を限定した場合は，参加者同士の共感は得やすく，より具体的な課題に向き合えるという利点がある一方，参加者が限定されるため，それ以外の人は参加できないというデメリットもある．

サポートグループは，病院開催では患者の遺族，葬儀社では顧客，行政機関では市民など，サポート機関に関係する人に参加者が限定されることもある．

⑤ 喪失悲嘆と遺族会の役割

高橋は，遺族のサポート資源について3段階で説明する．①近隣住民・親戚・学校・職場・宗教者などによる「日常の中でのグリーフサポート」，②遺族のつどい，グリーフサポートグループなど特別な場所でのサポートである「非日常のグリーフサポート」，③治療・カウンセリングなどの「専門家の介入」である[2]．遺族会は②である．しかし，家族や親戚，友人などのコミュニティ力が脆弱化している今日では，①の機能が十分果たせていない可能性がある．参加者の中には，毎月の遺族会でしか人と話す機会がない

Ⅳ　遺族支援の実践：さまざまな立場から

といった孤立状態にある人もいる．また，精神科を受診しつつ遺族会に参加する人も少なくない．参加者のほとんどが何らかの内服薬を服用しているといっても過言ではない．遺族会は，日常の中のグリーフサポートと専門家の介入の双方の役割を補完しているといえる．

　Silverman らは，遺族が故人との絆を断ち切ることで新たな愛着を形成していくというプロセスではなく，死者との継続する絆について述べている[3]．遺族が喪失に向き合い，死者との継続した絆を構築するプロセスにおいて，ともに歩み，伴走してくれる役割を遺族会は担っていると考える．

C　遺族会の開催方法について

① 分かち合いについて

　遺族会では，当事者同士で気持ちを分かち合い，情報を分かち合い，課題との向き合い方を分かち合う．

　高松は基本ルールとして「批判しない，説教しない」「言いたくないことは言わない」「プライバシーは守る」の3点を述べている[1]．

　同じ遺族であっても，悲嘆は個別的である．悲しみ方に正解や間違いもない．また，参加したからといって，言いたくないことまで話す必要はない．何を語るか，語らないかは参加遺族に委ねられている．そして語ったことの個人情報は守られる．こういったルールが遺族会の中で安全な空間を作り出す．加えて人と比べない，共感と相違の尊重は重要である．Worden は，「一人ひとりの悲嘆はすべての人たちの悲嘆と似ている．一人ひとりの悲嘆はある人たちの悲嘆と似ている．一人ひとりの悲嘆は誰の悲嘆とも似ていない」と述べている[4]．遺族同士であっても，異なる点もある．遺族会では，無用な比較はしない，お互いに相違も含めて共感し合うことが大切である．

② ファシリテーターの役割

　遺族会の進行は，スタッフがファシリテーター役を務める．ファシリテーターは，グループがルールを守って安全に分かち合いができるように促進する役割を担う．ファシリテーターは，グループを強力にコントロールしたり，評価したりする立場ではない．あくまでも安全で安心な空間を作るための存在である．

D ║ 実践事例

① サポートグループ運営事例

ここで筆者が代表をしているサポートグループについて記述する．本グループは，死別対象や死因を特定せず，遺族同士の分かち合いを主軸におくサポートグループである．

開催場所は，筆者の職場である大学の教室を使用している．参加者は，ホームページを通して情報を得るが，行政機関や病院から紹介される場合もある．遺族からの連絡手段は e-mail を利用しているが，職場に直接電話がかかってくることもある．

集いは，毎月第 2 日曜日 13 時 30 分から 16 時，参加者は 15 名程度で，そのうち初回参加の人は 1 ～ 3 人程度である．全体プログラムは，自己紹介，簡単なワーク，5 人程度の小グループに分かれての分かち合いで終了する．

② 参加遺族の語り

以下は，個人が特定されないように一部改変しつつ，本人の同意を得て記述する．

4 歳の子どもを亡くした母親は「なぜ自分の子が！ と受け止められなかったけれど，遺族会で，多くの人の悲しみを聴いて，それが積もり積もって自分の中で肥やしになっていると感じられるようになった」と語った．

女性は夫の死後，「自分の両親も義理の両親も心配してくれたけれど，『あなたたちは夫婦そろっていていいじゃないの．私は一人になったのよ』と受け入れることができず，孤立感を深めていた．しかしグループで子どもを亡くした人の話を聴いて，初めて義理の両親の気持ちも理解でき，受け入れられるようになった」と話す．

夫と死別した女性は，遺族会で語ることの意味について「参加したからといって，帰りは楽になったというものではないが，何度も遺族会で同じ話をしているうちに，苦かったコーヒーがかき混ぜられてまろやかな味になってきた気がする」と話した．

遺族会は，遺族が喪失とともに生きるための力を得る場となる．

E ║ 遺族会の課題

① 参加行動について

遺族会への参加は，遺族の行動に委ねられている．サポートが必要な人であっても，参加行動に至らなければ，遺族会は関わることはできない．アウトリーチ機能を兼ね備えた資源との連携がときには必要である．

② グループで語ること

遺族会に参加し，他の人の喪失体験を聴くことで感情の揺らぎが増強し，苦痛を訴える人がいる．参加者はグループでの揺らぎも認識しておく必要がある．

また，他人の喪失に関心がない人は，個人カウンセリングを勧めたほうが良い場合もある．

③ 遺族会の運営について

グループを維持していくためには，財源の確保や，スタッフの育成が必要であり，代表を含めたスタッフの努力が欠かせない．スタッフ不足に苦慮するグループは少なくない．

F おわりに

関西では遺族会の代表者の集まりである「関西遺族会ネットワーク」がある．遺族会同士で情報交換し，研修し合う．また共同でホームページ（https://www.izoku-net.com/）を作成し，遺族への情報提供を行う．こういったつながりが他の地域でも広がっていくことを期待するものである．

〔黒川雅代子〕

文　献

1) 高松里：改訂増補 セルフヘルプ・グループとサポート・グループ実施ガイド —始め方・続け方・終わり方. pp.33-34，pp.92-94，金剛出版，2021.
2) 髙橋聡美：大切な人を亡くした人の気持ちがわかる本 —グリーフケア 理解と接し方，p.85，法研，2022.
3) Silverman PR, Klass D: What's the Problem?, In: Dennis K, Silverman PR, Nickman S (eds): Continuing Bonds: New Understandings of Grief, p3, Taylor & Francis, 1996.
4) Worden JW: grief counseling and grief therapy A handbook for the Mental Health Practitioner, 5th ed, Spring Publishing Company, 2018. J・W・ウォーデン（著），山本力（監訳），悲嘆カウンセリング［改訂版］—グリーフケアの標準ハンドブック．pp.40-52，誠信書房，2022.

Column

COVID-19 と悲嘆

> 面会を禁じられたる病棟に静かに響く機器のアラーム
> 同乗のなき救急車でひたすらに息子の名前を呼んでいた人
> > 犬養楓『前線』書肆侃侃房，2021．
> 苦しまず逝きたい夢も叶わずに苦しみながら家で逝く人
> > 犬養楓『救命』書肆侃侃房，2022．

　私が変わったのか．患者・家族が変わったのか．

　2020年からの2023年までのコロナ禍といわれる特殊な時期を経て，診療の現場では何かが大きく変わったと感じながらも何が変わったのか，まだ自分自身も渦中にあり言葉でとらえられていない．今はもう2024年5月．あの数年の記憶もおぼろげになってきた．でも確かに無人の病室があり，そこで何かを考えていたのだ．

　2020年4月の終わりに，非常勤勤務している病院では家族の面会が制限された．また診察のときにはマスク，フェイスシールドを装着し，短時間で診察するようになった．神戸でも一番大きな病院で，新型コロナ患者の受け入れを積極的に行う地域の最後の砦といわれる場所だった．私は自分のクリニックで外来，在宅医療の患者を診察するとともに，週の1/3をこの病院で緩和ケアの専門医として長く勤務していた．

　このときから私にとって今まで大切にしていた，人と人との対話，患者と家族を等しくケアすること，死別の苦しみを軽減するという緩和ケアの根幹を揺るがす事態となった．患者との対話の時間は制限され，家族は病院には入れず，家族と過ごせない患者は孤立を深め苦しみを増した．日々の診療をどう工夫しても，終末期と死を迎える患者に，今までと同じケア，接し方ができなくなり，私の心は乱れた．ホスピス，緩和ケア病棟でも面会制限，禁止を，全国的に決断してしまったことには，特に失望した．

▍2020年からの病院での変わりよう

　2020年当初から，私は面会制限が一律に行われる現場に個人的に抵抗をした．ネットメディアに現状を批判する寄稿文を書き，オンラインの医療イベントで面会制限を批判し，自分のクリニックで診療していた終末期の患者が入院した病院長宛に，家族

Column

の面会の重要性を伝え，病院勤務のときには規則ぎりぎりの診療をした．例えば，わざと聴診器を使い患者に触れる機会を作るとか，診察のときに一瞬マスクを外して顔を見せるとか，わざと耳元で話しかけるといった慎ましいやり方だった．しかし，徐々に全身の状態が悪くなる患者は，やがて会話が難しくなり，言葉を使った対話はできなくなる．そんなときには，以前なら側にいる家族と話すことで，病室での対話を維持するように診療していた．

「どんな人だったのですか？」「どんな仕事をしていた人なんですか？」「どんなことが好きだったのですか？」と声が小さくなってきた患者のことを家族に尋ねることで，その患者との対話を続けてきた．家族との対話を通じて，患者と家族のそれぞれの関係，家族内の関係も知ることができた．誰と誰の情が深くつながっているのか，誰と誰の関係は疎遠なのか，そしてその背景は何なのか．そういう対話をとても大切にしてきた．また私は知りたかった．

面会制限の続く患者は孤立する．今まで知らなかった色々なことが起こることを私は知った．私が勤務している病院に入院した患者は，早ければ入院の次の日には次の療養先を決めるべく患者に問う．「家に帰りますか，別の病院に行きますか」と．しかしぼんやりとした弱った患者の返事には，医療者は無責任に言葉の通りにしてよいとは思えない．こんなときは以前は病室で家族に問いかけ，一緒に考えてきた．しかし，この時期は本人に面会ができないため，状況がわからない家族に電話で，「この先どうしますか」と問うても，「任せます」としか返事ができないのだ．

新型コロナウイルス感染症の流行期には（第○波と言われていた），一般市民は病院に対して明らかに遠慮していた．報道では連日急病の患者を支えるのがやっとで，病院を維持するために医療者が必死の努力，過労気味で仕事をしている様子が伝えられていたからだ．少しでも病院と医療者の負担を軽減するために，模範的な振る舞いを患者も家族もしていた．「コロナとの戦いを続けてくれてありがとう」とときには幼い子どもたちの寄せ書きが病院の壁に飾られた．入院している患者もその家族も療養先の選定に関して，医療者に反論する人はいなくなった．

患者の小さな声は聞かれなくなった

アドバンス・ケア・プランニングは形骸化したなと感じた．本人や家族の意向を聞いたところで，希望は達成されないのだ．というよりも，希望が生まれる声が形にならないのだ．病室には弱った患者の小さな声があり，言葉以前の心があり，小さな声を代弁する家族がいて，また本人の小さな声と家族のさまざまな声を混ぜ合わせて，やっと一つの確かな意志が現実になるのだ．

面会制限下の個室では，患者の小さな声のほとんどは誰にも聞き届けられず，また聞こえたとしても，意味のわからない言葉として消えていく，そんな現場に私は何度も立ち会った．患者の多くは，対話を通じて自分の死を計画する機会のないまま，次の病院へと移っていった．きっとそこでも声のない病室で，やがて孤独な死を迎えるのであろう．2020年秋頃から異口同音に患者，家族，そして医療者までもがこの言葉を口にするようになった．「**コロナだから仕方がない**」と．

2020年の夏までは，私が抵抗していたように，マスクを常時着用すること，病棟まで来ているのに，着替えや荷物だけ看護師に渡して帰されることに，怒っている家族らをときどき見かけた．「どうしてそこにいる父に会えないのか」「おまえらも人の子なら気持ちはわかるだろう」といった怒りの声だった．その声も面会制限が何ヵ月，何年も続く間に，そして流行期が来る度になくなっていった．

2021年春には私の活動している神戸でも，新型コロナウイルス感染症の患者を病院が受け入れられない事態になるだけではなく，診療を受けられない患者も出てきた．医療は本当に崩壊したのだ．私も本業のクリニックに直接保健所から電話がかかって，誰も診察しない患者の診察を依頼されたり，普段診療している患者の家族が感染したり，自分の関わっている老人施設の複数の患者が感染したり（いわゆるクラスター感染），今までの仕事とはまったく違う診療行為が続いた．そして実際に新型コロナウイルスで命を落とす人たちも複数診察した．それまで，自分の足で歩き，自分の口で食べていた人があっという間に死を迎えるのだ．本当に報道や論文の通りだと，医者になって初めて感じた恐怖だった．

▌2021年夏，在宅看取りの新しい傷

2021年の初夏，私が在宅で診察しているある末期がん患者のために，遠方から長い連休の間，最後の日々を過ごすために来ていた娘の家族たちがいた．限られた時間であってもできる限りの看病とそして，最期の時間を過ごすために帰省していたのだ．娘は看護師で，普段自分がしている仕事を通じて，親をケアできることにとても喜びを感じている様子がよくわかった．短い休暇も終わり，娘が自宅に戻ってから，患者も，娘も発熱した．自宅にずっといたはずの患者が感染する機会はなく，医者である自分も含めて接触したすべての人が，感染を伝播した可能性があるのだ．

まず私は自分を疑った．余りにも多くの患者を診療し，また実際に新型コロナウイルス感染症の患者も診察していたからだ．自分が患者に感染させたのかもしれない．自分が患者の死を早めたのかもしれない．これは初めての感覚だった．患者と娘の発熱から数日経っても，自分が発熱しないことから，どうやら自分は関係ないとわかっ

た．当時は，全患者を入院させるのが原則だったが，もうこの患者は助からないと私は直感した．そして保健所にその旨を伝えて，そのまま自宅で発熱から1週間もしない間に最期を看取った．

娘は，発病後別の町で入院し，退院する前に親がこの世からいなくなったことを知った．私は電話してみた．娘は自分を強く，深く責めていた．「自分のために親を死なせてしまいました．自分のために」と．私は今まで幾度となく患者の死に立ち会い，そして家族を支え，慰めてきた．このときは，まさに慰める言葉もまったく思いつかなかった．ただ無言の時間が続く電話を，私から切った「また，いつか連絡します」と．以降2年が経ったがまだ一度も電話していない．

2022年からのこと，顔のない医療者

やがて患者も家族も，そして医療者も恐怖と先の見えない不安のまま2022年を迎えた．そして，家族のいない病室が日常となった．もしかしたら，この静かな病棟こそが本来あるべき姿なのではないかとも思えてくるほど，慣れてきてしまった．小さな声しかない患者の診察は驚くほど短く終わる．そして，フェイスシールドとマスクをして，みんなが同じようなユニフォームで診察やケアにあたる．患者にときどき聞いてみることがあった．「この病院で，世話になったなあと名前を覚えている医療者はいますか？」と．多くの患者はもう医療者の名前は主治医であっても言えなかった．そして，私もやがて，誰が誰だったのか患者の名前を思い出せなくなった．

2023年になり，とうとう新型コロナウイルスが5類感染症になり，患者の登録も隔離も不要となった．マスクは「個人の判断」に委ねられそして1年が経った．もうあの数年に感じた違和感は思い出せず，すでに過去になった．しかし，患者と医療者がお互いの名前を思い出せないままの現場はそのままだ．人と人の心の距離は離れたまま，いや離れてケアするようになった．以前よりも一人ひとりのことを知らないまま，治療，ケアにあたるようになった．私と患者の距離は2019年以前が近すぎたのか，2020年以降遠ざかったのか．私が変わったのか，患者や家族が変わったのか．まだ私にはわからないままだ．

〔新城拓也〕

Column

宗教者との連携

日本の宗教人口と信仰への態度

　文化庁による統計では，2023年度の信者数として神道系8,396万人，仏教系7,076万人，キリスト教系126万人，諸教700万人，計1億6,300万人という不思議な数字が示されている[1]．これは各教団からの報告に基づく数字であり，個人の信仰態度を表していない．

　個人を対象とした調査としては，NHK放送文化研究所が10年ごとにISSP国際比較調査に参画して実施している（最新の調査は2018年実施）．「ふだん信仰している宗教」の回答として神道2.5％，仏教31.4％，キリスト教1.2％，その他0.5％，ない62.3％だった[2]．これとは別に神の存在に関する設問があり，「神の存在を信じない」10.7％で，それ以外は懐疑的ないし肯定的である[2]．このことから，無神論者は約10％であり，信仰がないとする62.3％の大半は懐疑論者といえる．また別の設問では，「神仏を拝む頻度」への回答として，「したことがない」「1年以上していない」「無回答」を合わせて21.1％であり，それ以外の約80％が何かの機会に神仏を拝んでいることがわかる．同じ設問で「1日に1回」「1日に数回」を合わせると16.5％である[2]．別の設問で信仰心の強さを尋ねているが「とてもある」「かなりある」を合わせると6.7％である[2]．ここからは，熱心な信者が10％以下であることが推定できる．

　つまり，日本人の多くを占める「無宗教者」とは，無神論者を含むとしても，その多くが時折神仏に手を合わせる人たちだと想像できる．一方で熱心な信仰者は少数である．

　個人的にこれまで関わったケースからも，信仰に基づいて日常生活を送るステレオタイプ的な信仰者は希有である．このような希有なケースとして，家族との死別をきっかけに，通っていた教会との関係が変化し，通いにくくなったという方がいたので，同系統の別の宗教者との面談を紹介したことがある．キリスト教や新宗教の一部（カルトとは限らない）に，人生の肯定的な側面ばかりに焦点を当てようとし，死や困難に正面から触れようとしない教団ないし宗教者がいる．このような態度に疑問をもたない信者はともかくとして，死別をきっかけに教義との感覚的なズレを感じてしまう信者が出てくることはありうる．そうなると当人は教会内で孤立してしまうのだが，かといって他の教会に出入りすることも容易ではない．このような場合に，もし宗教一般に広い視野とネットワークをもつ専門家（宗教者ないしは宗教学者）の介入があれば，サポートできることがあるだろう．

Column

▌グリーフケアと宗教

　死者に関わる宗教といえば，多くの日本人は仏教を真っ先に思い浮かべるだろう．しかし，インドで生まれた初期の仏教には，死者との関係を継続するような思想は含まれていなかった．死者は輪廻して別の存在に生まれ変わるからである．中国を経て仏教が日本に伝わり，さらに中世になると，死者供養に仏教が積極的に関与するようになり，室町時代には「葬式仏教」の基礎が形成され，江戸幕府がこれを寺請制度として固定化した[3,4]．これにより葬式は仏式が基本となったが，近世後期に神道式の神葬祭が行われるようになり，明治維新後には政府の方針に沿って全国に広がった．日本消費者協会の調査によると，2021年時点で，仏式89.4％，無宗教3.9％，神式3.9％，キリスト教1.4％と[5]，今も仏式が圧倒的多数を占める．

　仏式の葬儀には読経が必須である．東日本大震災後の犠牲者の葬儀という特殊な経験をした曹洞宗僧侶たちは，僧侶による形式の伴う読経にその力があると認識していた[6]．また，日本人を対象とした実験により，読経を聞くこと（経文聴取）によるストレスや不安の低下が確認されている[7,8]．葬儀の実施や規模などが遺族に影響を与えることも日本人を対象とした大規模な量的調査によって明らかになっており，伝統的な葬儀を行った遺族は，「直葬」または短縮葬儀を行った遺族に比べて，医療やカウンセリングのサポートを求めることが少なくなる傾向があり，医薬品やカウンセリングへの支出も同様に減少した[9]．

　ではキリスト教はどうだろうか．カトリック，聖公会，ルーテル教会，日本基督教団の「キリスト教の暦では，11月が死者との関わりを持つ月で（中略）日本の多くの教会ではこの暦に合わせて教会の年中行事としての死者の記念会や墓参を行うことによって盆や彼岸などの伝統的慣習の代替としてきた」[10]．他方，日本ハリストス正教会においては，“月例パニヒダ”という「日本においてのみ存在する『死者の記憶』を神に祈る儀礼」[11]が毎月行われている教会が一定数存在する．

　神道では，神葬祭を支える世界観について，「死してなお亡き魂は家の近くにあり，生前と同じような生活をしていると信じられている．（中略）永く家の守護神として祀られる．（中略）神葬祭には伝統的世界観がとりこまれているといえる」[12]と説明されている．

　もとより神道が日本の伝統的世界観を包摂している一方で，仏教もキリスト教も外来の組織宗教であり，死者との対応においては，独自の教義に基づくばかりでなく，日本の死者に関わる習慣を取り入れている．先に述べたような，比較的教義に従って生活する信者であっても，死別においては教義を受容できなくなることがあることを，

信仰実践を通して経験を重ねた結果なのであろう．つまり，多くの組織宗教は，民間信仰を受容ないし尊重して，死別した遺族に対応しているのである．

民間信仰を基礎におく日本人遺族にとっては，初期の死者は不安的な状態であり，次のような意図を自覚していなくとも，さまざまな儀式や継続的関与を通して安定を図ろうとする．

遺族にとって弔いは，社会的習慣ないし義務的であるだけでなく，不安定な死者を，安定させて生者を見守る存在にするという点で重要である．単純なメリット・デメリットで理解することは難しいが，どちらの状態が遺族にとって好ましいかは言うまでもない．不安定な死者は恐るべき存在とまでは言えなくとも憐憫ないし保護の対象になりやすく，遺族は "守ってあげられなかった" といった後悔の念を持ち続け，遺族の心も安定しにくい．弔いが継続され，死者が安定した（成仏した）と信じられるようになれば，その死者はむしろ生者を守護する存在となり，"目には見えないけれど，あの人がそばにいるようで安心できる" といった感覚で生者に安定をもたらすことになる [13]．

宗教によるグリーフケアは，伝統的には上記のような関わりにより実践されてきたのだが，現代においては葬儀も法事も省略される傾向が高まっており，個別的に宗教に関わる専門家の関与や，医療者との連携が必要になるだろう．Klass による「継続する絆」理論は，このような民間信仰に基礎を置く仏教的慣習にヒントを得ているのである．

宗教の専門家

特定の寺社教会の信者でなくとも，多くの場合は死者を弔う儀式の依頼があれば，対応してくれるはずだ．信仰の違いを超えることが難しいキリスト教や新宗教の場合は非信者の対応に躊躇することがあるが，寺院と神社はこのような対応に慣れていることが多く，志納金を支払えば何らかの儀式を執行してくれる．青森のイタコのような，オガミヤさんなどの民間宗教者もまた，初対面の相談者に対応することに慣れている．

宗教者でありながら，その立場を一端保留して対応するのは，臨床宗教師や臨床仏

教師，パストラルカウンセラー，スピリチュアルケアワーカー，ビハーラ僧などチャプレンである．臨床心理士，公認心理師，スピリチュアルケア師などの資格をもつ宗教者も同様である．まずは傾聴から始まり，多重関係を避けるために，必ずしも儀式が執行されるとは限らないが，感情面の整理には役立つ．

　どのような宗教者であっても，志納金・料金等が高額であったり，複数回の儀式参加を求めてくるならば注意が必要である．中には不届き者がいて，理不尽な要求が提示されることも皆無ではないので，心配な場合には家族や友人に付き添いをお願いすることをお勧めしたい．

〔谷山洋三〕

文　献

1) e-Stat（政府統計の総合窓口）：宗教統計調査 3 系統別単位宗教団体・教師・信者数，〈https://www.e-stat.go.jp/dbview?sid=0003282941〉［2025 年 2 月閲覧］
2) 小林利行：日本人の宗教的意識や行動はどう変わったか〜ISSP 国際比較調査「宗教」・日本の結果から〜．放送研究と調査，69: 52-72, 2019.
3) 渡辺照宏：日本の仏教．pp.119-120，岩波書店，1958.
4) 松尾剛次：葬式仏教の誕生 ―中世の仏教革命．pp.146-148，平凡社，2011.
5) 日本消費者協会：第 12 回「葬儀についてのアンケート調査」報告書．p.12，日本消費者協会．2022.
6) Taniyama Y, Becker C: Religious Care by Zen Buddhist Monks: A Response to Criticism of "Funeral Buddhism". Journal of Religion & Spirituality in Social Work: Social Thought, 33: 49-60, 2014.
7) 谷山洋三，得丸定子，奥井一幾，ほか：経文聴取により悲嘆は緩和されるのか？―心理尺度と生化学指標による実証．仏教看護・ビハーラ，13: 100-116, 2016.
8) 徳増平，杉浦元亮，森田敬史，ほか：経文聴取による不安低減効果の考察 ―不安低下に関する因子の探索―．仏教看護・ビハーラ，18: 18-35, 2024.
9) Becker CB, Taniyama T, Kondo-Arita M, et al.: Unexplored Costs of Bereavement Grief in Japan: Patterns of Increased Use of Medical, Pharmaceutical, and Financial Services. Omega（Westport), 83: 142-156. 2021.
10) 待井扶美子：日本のキリスト教会における死者への対応．宗教と社会，6: 61-74, 2000.
11) 佐﨑愛：「月例パニヒダ」から見る日本ハリストス正教会の受容と現状．東北宗教学，13: 81-108, 2017.
12) 茂木貞純：神葬祭．國學院大學日本文化研究所（編），【縮刷版】神道事典，pp.297-298，弘文堂，1999.
13) 谷山洋三：民間信仰に根ざしたグリーフケアの可能性．グリーフ＆ビリーブメント研究，1: 43-49, 2020.

Column

グリーフケアにおける心理職の倫理を考える

グリーフケアに携わる心理職の役割としては，遺族が死別の悲嘆のプロセスをよりスムーズにたどることができるように心理的介入や心理教育などを提供することがあげられます．その際に大切なことは倫理的でありながら柔軟であることです．すべての職業にはルールがあり，それらには倫理が含まれています．特に対人援助職においては所属する団体の倫理綱領が定められていて，遵守することが求められています．しかし，倫理綱領は正解が書かれたテキストではなく，倫理的に判断ができるように与えられた「道標」です．私は心理士として遺族にグリーフケアを提供するときに，「倫理的な関わりとは？」という問いかけを常に自分自身にしながら行ってきました．倫理的であるということは決め事に厳しく従い間違いを起こさないという態度ではなく，さまざまな背景を考慮して判断するという柔軟性も兼ね備えなければならないと考えます．今までの経験を振り返ると，その場その場で適切と思われるケアを一生懸命考え選んできたように思います．間違いを繰り返しながらもたどり着いた判断や考え方についてはっきりと言葉で表すのは難しいのですが，グリーフカウンセラーとして経験したいくつかのエピソードを紹介したいと思います．

私のグリーフカウンセラーとしての原点は米国ホスピスでの遺族ケアの経験です．インターン・グリーフカウンセラーとしてケアに従事していた2年間で多くのことを学びました．最初の2ヵ月間では数十時間のグリーフカウンセラーとしての教育訓練を受けました．その内容は，ホスピスの組織運営やグリーフケアに至るまでの事務的手続きから始まり，患者と遺族の心理や心理職の倫理綱領などの知識・情報を学んだ後，ほとんどの時間は倫理観の訓練に費やされました．指導担当の講師から色々なケースを提示され，自分だったらどのように対応するのかという問いを何度も突きつけられる講義が続きつらかったことを覚えています．一部を紹介すると以下のような問いがありました．

- カウンセリングのお礼にと一生懸命に手編みをしたセーターをプレゼントされたら？
- そのセーターにあなたの名前が編み込まれていたら？
- 食事に招待されたら？　高級レストランだったら？　家での手作りの食事だったら？
- クライアントが学生で，卒業式にきて欲しいとお願いされたら？　結婚式だったら？
- 自分が所属している教会（信仰の場）にクライアントも所属していることがわかったら？

Column

　どれもすぐに答えられる問いではありませんでしたが，出来事に対する倫理的な視点を講師から学び，訓練が終了する頃には少しずつ自分なりの答えを導き出すことができるようになりました．しかし，遺族とのグリーフカウンセリングが始まってから実際の臨床場面ではもっと頭を悩ますことが起こりました．

　ホスピスで唯一の日本人グリーフカウンセラー・インターンとなった私は，アメリカ軍人だった夫を亡くした日本女性の担当になり，彼女の自宅に出張カウンセリングに行くことになりました．彼女はいわゆる「戦争花嫁」で，アメリカ在住が 40 年以上になる 60 代後半の方でした．日本語で話せるカウンセラーということでとても喜んでもらい，毎回夫を突然に亡くした悲しみを一生懸命に語られました．初めて家に訪れた日，彼女は「何か飲みますか？」と尋ねてくれました．私はホスピスの訓練で教わった通りに「ありがとう．でも，ペットボトルの水を持ってきていますので結構です」と答えました．それ以降，彼女が飲み物について尋ねることはありませんでしたが，ある日，私が到着すると「今日はカレーを作ったので食べてくださいね．日本のカレーよ」と言い，笑顔でカレーを用意してくれました．私はとまどって「食事をいただいてはいけないと言われています」と断ろうとしたのですが，彼女は「そうなの？　でも，日本食は懐かしいでしょ？　主人もカレーが好きだったの．久しぶりに作ったから……」と少し悲しそうな顔をして言いました．その表情を見て，どうしても固辞できずに一緒にカレーを食べました．その後，複雑な思いをもちながらホスピスのスーパーバイザーに報告し何が正解だったのかを尋ねましたが，「考えなさい．実際に起こったことや彼女と自分の心の中で起こったことなど，すべてのことをよく考えて自分なりの答えを出しなさい」と言われました．一生懸命考えても納得のできる答えは見つかりませんでした．

　その後しばらくして，別のケースで似たようなことが起こりました．40 代の妻を亡くした夫のカウンセリングを担当することになりました．彼はアメリカ人で妻は日本人でした．カウンセリングを数回した頃，彼がお花を持ってきて帰り際に「庭に咲いている花です．あなたに……」と差し出しました．倫理的に正しいのはクライアントから食事を含めてプレゼントを受け取らないことと頑なに信じていた私は「ごめんなさい．個人的なプレゼントは受け取れないんです」と断りました．彼が「それでは，ホスピスのオフィスに飾ってください」と言ったので，受け取ってオフィスに飾りました．スーパーバイザーには良い判断だったと言われ，心理士として正しい対応ができたのだと思いました．それ以降，何度かお花をもらいオフィスに飾っていたのですが，その度に「グリーフカウンセラーとして彼の行動をどう考え，どう対応するべきなのか」と考え続けました．それから数ヵ月後のカウンセリング最終日に彼は再び花

を持ってきて，「今日はぜひあなたにもらってもらいたい」と言って私に花を差し出しました．私は迷うことなくうなずいて，それを受け取りました．互いに「ありがとう．さようなら」と言い合い彼とのグリーフカウンセリングは終結しました．スーパーバイザーは「グリーフカウンセラーとして対応できましたね」と言ってくれました．その一輪の花を家に持ち帰り，少しほっとした優しい気持ちで眺めていたのを思い出します．

　米国ホスピスでのインターンシップ終了後，日本に帰国し遺族のサポートグループのファシリテーターとしてグリーフケアを実践することになりました．遺族のサポートグループは他の心理セラピーグループと違い治療目的でのグループではなく，分かち合いによるグループメンバー間の共感と支え合いを目的としているため，参加者同士の交流を奨励しています．今までに関わったホスピス患者遺族のサポートグループや葬儀会社主催の遺族会でも，参加者同士が親しくなり個人的に連絡を取り合ったり集まって食事会や旅行に出かけたりしていました．ある遺族会の参加者たちとの交流で心理士としての立場を考える機会がありました．そのグループでは何人かの参加者がプライベートでも親しく付き合いをしていて，毎回グループ終了後にそのメンバーで食事会をしていました．グループのファシリテーターとして参加者と親しく話せるようになった頃，私もその食事会に誘われました．心理士としてクライアントとソーシャライズすることは倫理的には好ましくないとされていることに加えグループの一部の参加者のみとの交流は避けるべきではないかと考え，やんわりと理由を説明してお断りをすると，その後は誘いを受けることはありませんでした．それから何年か過ぎた頃，またメンバーの一人から交流グループの食事会へ招待されました．なぜか懇願されていると感じるほどのお誘いだったので少し迷いはあったものの参加して，美味しい食事と楽しい会話の時間を過ごしました．その方は，その後もサポートグループに参加を続けていたのですが，ほどなく高齢のため体調を崩して亡くなりました．訃報を届けてくれた彼の家族から，「母を亡くした後，サポートグループは父にとってかけがえのない場所でした」と聞かされたとき，もっていた迷いが消えました．

　紹介したエピソードでは「心理職の立場でグリーフケアをするのであれば，これが正解だ」ということを示すことはできませんでしたが，私にとってはどれもが自分の倫理観に大きな影響を与えた重要な経験でした．あるケースでは正しく思えた判断でも，別の条件が加わることで修正しなければならない判断もあるだろうと思います．遺族へのケアにおいて注視すべき点は何なのかを常に意識し，あらゆる可能性を探り経験を重ねることが心理職としてのグリーフケアに必要なのだと信じて援助を続けていきたいと思います．

〔米虫圭子〕

Ⅳ　遺族支援の実践：特別な配慮

C　特別な配慮

1 救急における配慮

A　はじめに

　医療現場で行われる心理支援の多くは，クライエント（以下，Cl. と略記）が苦難に出会った際に，生と死をめぐる語りを通して，物語を紡ぎながらそこを乗り越えていくのをセラピスト（以下，Th. と略記）が支える．中でも，救急医療の現場では，さっきまで元気に過ごしていた人との突然の別れに遭遇した遺族に出会うことがある．長く生活をともにしてきた家族や大切な人との死別は，残された人の生きる意味，さらには存在価値すらも見失うほどの深い悲しみをもたらす．突然大切な人を失い，遺族となった家族が心の痛みを抱えながらも生きる意味や存在価値を見いだし，これからも生きて行くためはケアが必要不可欠である．そこで事例を通して，救急医療現場において突然大切な人を喪失した人へのケアについて述べる．

　なお，ここで提示する事例はAさんに掲載の許可を得ており，さらに匿名性を守るため事例の本質を損なわない程度に変更を加えている．

B　事　例

① 事例の概要

　Cl.：Aさん（相談時 42 歳，女性，会社員）

　依頼内容：『子どもを突然亡くしてしまい，母親が精神的に不安定になっている．サポートをお願いしたい』（救急部医師より）

　家　族：（面接開始時）

　　夫Bさん（43 歳，会社員），Cl.（42 歳，会社員），長男C君（17 歳，高校生，軽症喘息），長女Dちゃん（15 歳，中学生）

　来談経緯：（X年を面接開始時とする）

　　C君が 2 歳半のときに軽症小児気管支喘息（以下，小児喘息と記す）と診断され，アレルギー外来に定期受診していた．その後，13 歳頃に寛解したため必要時受診になり，時折風邪などを契機に咳嗽が出現する程度になっていた．X年にC君が風邪をひき，咳

嗽は出るものの，本人は『別に受診しなくても大丈夫』と言っていたという．Cl. は受診のタイミングを考えていたものの，この数年小児喘息発作はなかったため，様子を見ていた．Dちゃんが夜間にC君の異変に気づき，救急搬送された．しかし，C君は死亡した．Cl. の混乱はひどく，現実を受け容れることができず，BさんがCl. を支えながら歩くという感じになっている．そこで，救急部より心理職へ遺族ケアの依頼が入り，救急部内の面談室で介入することになった．

② 事例の提示

（Cl. の発言を「」，Th. の発言を＜＞，それ以外の発言を『』で記した）

　Th. が救急部内の面接室へ行くと，Cl. は泣きながら何度も「何で」と繰り返しつぶやいて，家族とともに力なく座っていた．傍らにはCl. を支えるようにBさんが座り，その隣にDちゃんが座って下を向いていた．＜少しお話できればと思って伺ったのですが，よろしいですか＞と伝えると，Cl.，Bさん，Dちゃんともにうなずいた．Cl. は，「何で……何でCは死んでしまったんですか．……私がもっと早くCの異変に気づいて（病院へ）連れて来ていればよかった．私が……」「Cが死んで，私は何のために生きて行けばいいんですか！」と泣きながら何度もTh. へ感情をぶつけるように，C君を亡くした悲しみを語った．BさんはCl. の語りに口を挟むことなく聴いており，DちゃんはCl. の語りを聴いて，深く下を向いて静かに泣いていた．

　しばらくしてCl. とCl. 家族が帰宅することとなったため，＜これまでに感じたことのないようなさまざまな感情が生じる場合がありますが，それは決して特別なことではないです．そして家族であっても，その感情の生じ方はそれぞれ個人で違います．あるがままのご自分の感情を否定せずに大切にしてください．もし苦しいときはどうか一人で抱えず，誰かに話をしてみてください．もちろん，これからも私でよければお話聴かせていただきますので，いつでもご連絡ください＞と伝え，Th. への相談方法も併記したグリーフケアのパンフレットを渡した．Cl. はBさんに支えられているものの，混乱は少し落ち着いていた．BさんはTh. に『お話聴いてくださって，どうもありがとうございました．AもDも僕もまたご連絡させていただくと思いますが，よろしくお願いします』と深々と頭を下げて帰って行った．その後，Cl. が「話を聴いてもらいたい」と再びTh. の元を訪れ，カウンセリングを行った．

　カウンセリング開始後しばらくは，Cl. はC君を失った悲しみや後悔で混乱するなどして，激しい感情の起伏がみられた．また，「夫は私やDに寄り添ってはくれるし，仕事に行かないといけないことは頭ではわかってはいるけど，普通に仕事に行く姿を見ると，夫は悲しくないのかという気持ちが沸き起こることがある」と夫と悲しみの温度差があるように感じ，その苛立ちをTh. に訴えることもあった．C君の一周忌の後のカウンセリングでは，Cl. は久しぶりに感情を爆発させて大泣きをし，罪責感や後悔をTh. に語った．しかし，それを境に語られる感情の口調が穏やかになり，3回忌を終えた頃には日常の小さな出来事に少しずつ笑えるようになっていった．C君の死去後4年経った頃には，Cl. 自身の生活を少しずつ前向きに過ごすようになっていった．その後，

IV　遺族支援の実践：特別な配慮

「Cへの申し訳なさと“あの時……”っていう後悔は今もあるけど，Cの分も生きようと思います」と語り，6年のカウンセリングを経て終結となった．

C ‖ 考　察

① 救急医療における配慮について

　救急医療の現場において，突然家族や大切な人との死別を経験した遺族に対する配慮については，以下の5つの観点を考慮する必要がある．

a. 救急医療という場の特性

　救急医療の現場では，緊急性が高く，迅速な対応が求められる．疾患や怪我などで身体に大きなダメージを負い，突然命を落とす場合もある．その場合，患者に対する迅速な医療的処置だけではなく，突然の死別を経験する遺族は感情的に混乱し，悲しみやショックに直面することから，遺族に対する感情面での配慮も同時に必要である．

b. 医療者間の連携の重要性

　医療者間で連携を取ることは，医療チーム全員が共通の情報をもち，遺族に対して一貫したメッセージを提供できるなど，遺族に対するサポートがスムーズに行われるためには重要なことである．さらに，医療者間の連携が取られることは，医療スタッフにとっても情報の整理を容易にするため，安心して医療的ケアや家族・遺族ケアを提供することができ，混乱やストレスを軽減することができる．

c. トラウマ反応への配慮

　突然の死別は，遺族に深刻なトラウマ反応を引き起こすことがある．そのため，必要に応じて，遺族が感情を表現するスペースを提供したり，専門的な心理的支援を提案するなど，トラウマ反応への配慮が必要である．

d. 途切れのない支援の工夫

　救急医療現場での支援は，その場に限られた一時的なものになることが多い．だからこそ，その後のフォローアップのためのグリーフケアの情報や相談窓口の情報などの記載されているパンフレットやカードを遺族に渡し，途切れのない支援を提供する工夫が必要である．

e. 遺族の背景の尊重とプライバシーの確保

　医療者は個々の遺族の背景を尊重し，その信念に応じた対応を心掛けたり，遺族のプライバシーを尊重し，他の患者やスタッフからの不必要な視線や介入を避けるといった遺族への配慮も大切である．

② 子どもとの死別について

　救急医療の現場では，医療の発展によって死亡率が低くなった疾患，事故や事件，自殺などによって，子どもを突然喪失する事例に出会うことがある．例えば，小児喘息

により死去した子どもの割合は10万人に0.4～0.5人とされており[1]，若年者においては死亡率が低くなったものの，治療の主体が移行する思春期や青年期には高いとされる[2]．本事例でも，治療の主体はC君に移行しており，適切な受診時期の遅れが死につながったと考えられる．ここで山勢[3]が，「愛する者との死別は，人生で最もストレスフルな喪失体験である」と述べているように，C君の死は家族にとって人生において最もストレスフルな出来事である．両親にとっては，発達課題の一つである「**世代継承性（generativity）**」[4]に関わることである．すなわち，C君の突然の死はCl.とBさんにとって，"子を産み，護り育て，次の世代へつなぐ"という在り方が大きく揺らがされる出来事である．また，「精神的に重要なつながりのあった人が突然不幸な形で死亡すること」は，自殺の危険因子としてあげられているほど[5]，子どもとの死別は深刻な人生の危機的状況である．そして，きょうだいを亡くした子どもにとって，その内面では，死別自体からくる強い悲しみのほか，「自分のせいで亡くなったのでは」という罪悪感や，死別を機に関係性が変わった両親への不安などの複雑な感情が生じ，きょうだいの人生にも大きな影響が及ぼされるため，**きょうだいへの支援**も忘れてはならない．

さらに医療者の側も，自分にできたかもしれないことを考えて後悔の念に駆られたり，訳もなく涙が溢れて仕事に集中できなくなるなど，深刻な影響を受けることがある．燃え尽きを予防するために，救急医療で救命に携わった**医療者へのケア**も考慮すべきである．

③ 喪失の苦しみを支えるということ

これからも長くともに人生を過ごすと思っていた家族や大切な人の喪失は，大きな精神的衝撃と喪失感をもたらすものであり，遺された家族にとって生きる意味を喪失するほどの出来事である．多くの場合，精神的衝撃が強すぎるあまり，大切な人との死別の体験を現実のことと認められず否認したり，感情が麻痺した状態になったり，この世の無情さや不条理さへの怒りと苦しみを感じるなど，遺された人自身が生と死の局面に立ち，さまざまな悲嘆感情に襲われる．また，「もっと私が早くCの異変に気づいて（病院へ）連れて来ていればよかった」とCl.が語っているように，遺された家族は自責の念に苦しみ，怒りと抑うつを繰り返す悲嘆過程が体験される場合が多い．そのため，遺された人にとって，どんな感情も隠さずに語り，表出することができ，そこに聴いてくれる人がいる，そういう場があることが大切である．そこで，心理職や周囲の人は，語りえない悲しみを支え，遺された人がもともと備えもっている**回復する力**を信じて，焦らずに支援をすることが求められる．

さらに，遺族ケアを行う際に遺族に対する個別のアセスメントも重要である．大切な人や家族の死，特に子どもの死によって，これまでの安定を保ってきた家族力動が大きく揺り動かされ，遺族が家族関係の課題に直面し，向き合わざるを得なくなることもある．場合によっては，医療者も家族力動に巻き込まれ，混乱を引き起こすこともある．その際，家族力動と現在何が起こっているのかについて状況を適切に見立てること，そして巻き込まれ，混乱を引き起こしている医療者にコンサルテーションを行うことも，

IV　遺族支援の実践：特別な配慮

遺族ケアを行う上で大切な心理職の役割である[6]．そして，ソーシャルワーカーなど多職種と連携しながら，遺族会（家族会）などの社会的資源を利用するための情報提供を行うことも必要である．つまり，救急医療などの急性期において心理職が行う支援は，①感情的サポートや情報提供と説明，心理的な安全の確保などの「**初期のサポートと対応**」，②精神科医などへの専門家への紹介や医療チームとの連携などの「**コンサルテーションと調整**」が主となる．長期的継続的に心理職が行う支援は，①定期的なカウンセリングやサポートグループの案内などの「**継続的サポート**」，②トラウマ治療，家族や社会的支援の調整などの「**長期的なトラウマケア**」があげられる．

　本事例のように，これからさまざまな感情が生じるかもしれないという悲嘆過程で起こりうる情報，もし苦しいときは1人で抱えずに誰かに話をすることや，相談方法も伝えておくことも救急医療における初期の心理支援として必要なことである．すなわち救急医療の現場では，**危機介入的な関わり**が求められる．具体的には，悲嘆の一連の心理過程の初期から遺族ケアを提供し，必要に応じて**複雑性悲嘆**に陥るリスクを低減するために長期的な支援を行うことなどである．

D ‖ おわりに

　死別の苦しみは，人生において避けることができないとはいえ，通常ならば自らよりも長く生きるはずであった子どもと死別してしまうことは，強烈な苦しみとなる．その苦しみの真っ只中にある遺された人にとっての「**喪の作業**」（mourning work）は，これから先も続いていく．そこに心理職をはじめとした医療者がそっと寄り添い，悲しみをありのままに受け入れ，罪責感や怒りなどさまざまな感情を表出できる存在として在り続け，十分に悲しむ時間や話す時間を持つことは，遺された人にとって精神的ケアにつながり，これからも続いていく人生が再び動き始める．すなわち，Cl.-Th. の関係性における語りの力によって，**人生の再構築**が行われる．家族や大切な人，特に子どもとの死別は悲嘆が強く，支援が長く続く場合が多い[7]．救急医療における心理支援は，その後の支援につながる入口であるといえる．

〔吉田三紀〕

文　献

1) 西藤成雄：喘息の統計と喘息死. 西藤小児科こどもの呼吸器・アレルギークリニック. 2024.〈https://www.children.jp/?%E5%96%98%E6%81%AF%E3%81%AE%E7%B5%B1%E8%A8%88%E3%81%A8%E5%96%98%E6%81%AF%E6%AD%BB〉［2025 年 2 月閲覧］

2) 厚生労働省 健康局疾病対策課：第 3 章 気管支喘息. 平成 22 年度リウマチ・アレルギー相談員養成研修会. p.73, 2010.〈https://www.mhlw.go.jp/new-info/kobetu/kenkou/ryumachi/dl/jouhou01-06-0007.pdf〉［2025 年 2 月閲覧］

3) 山勢博彰：救急・重症患者と家族のための心のケア ─看護師による精神的援助の理論と実践. p.56, メディカ出版, 2010.

4) Erikson EH: Childhood and society. W. W. Norton & Company, 1963.（エリク・H・エリクソン：幼児期と社会 1 第 2 版, 仁科弥生（訳）, p.343, みすず書房, 1977.）

5) 中央労働災害防止協会：職場における自殺の予防と対応. 改訂第 5 版. p.21, 中央労働災害防止協会, 2010.〈https://www.mhlw.go.jp/new-info/kobetu/roudou/gyousei/anzen/dl/101004-4.pdf〉［2025 年 2 月閲覧］

6) 吉田三紀：がん（悪性腫瘍）. 吉田三紀（編）, こころと医療をつなぐ ─病いとともに生きることを支えるアプローチ. p.95, あいり出版, 2015.

7) 厚生労働省 令和 3 年度子ども・子育て支援推進調査研究事業「子どもを亡くした家族へのグリーフケアに関する調査研究」：小児医療機関スタッフのための子どもを亡くした家族への支援の手引き, 2022.〈https://cancerscan.jp/wp-content/uploads/2022/03/%E5%B0%8F%E5%85%90%E5%8C%BB%E7%99%82%E6%A9%9F%E9%96%A2%E3%82%B9%E3%82%BF%E3%83%83%E3%83%95%E3%81%AE%E3%81%9F%E3%82%81%E3%81%AE%E6%94%AF%E6%8F%B4%E3%81%AE%E6%89%8B%E5%BC%95%E3%81%8D.pdf〉［2025 年 2 月閲覧］

Ⅳ　遺族支援の実践：特別な配慮

C　特別な配慮

2　自死遺族支援における配慮

A　はじめに

　自殺による死別は周囲に重大な影響を与える．自殺対策基本法では自殺防止に加え遺族支援の充実が重要な目的として明記され，自殺総合対策大綱においても遺された人への支援を充実することが重点課題となっている．わが国の自殺死亡率は世界的にもいまだ高い水準である中で，自殺によって遺された人々（自死遺族）の心理面や生活面の問題への援助の必要性が認識されるようになってきた．以前は狭義の自死遺族として主に親族が支援の対象であったが，最近では友人，恋人，同僚なども対象に含められるようになっており[1]，本項では，自殺によって影響を受ける可能性のあるすべての人を含めて自死遺族と表記する．

　自死遺族の抱える問題は，それぞれの遺族の心理社会的状況，自殺の背景，故人とのこれまでの関係性などによってさまざまであり，遺族の状況やニーズを理解した上で支援を行う必要がある[1]．

B　自殺による死別の影響

　親しい人との死別は人生の中でも最も強いストレス要因の一つであり，遺族は死別に伴い心理面，身体面，社会経済面などさまざまな側面に影響を受ける．

　自死遺族は，死別に伴い自責の念，罪悪感，怒り，否認，混乱や拒絶，不安，抑うつなどの幅広い感情や心理反応を経験する[2]．死別に伴う悲嘆反応は多くの場合は時間の経過とともに軽減するが，複雑性悲嘆では悲嘆反応が強いレベルで長期間持続し，社会的・職業的・その他の領域における障害をきたす．自殺による死別では，自殺以外の死別の場合と比較して遺族の抑うつや不安，複雑性悲嘆，自殺関連行動のリスクや身体疾患の罹患率上昇のリスクなどが高いとの報告も存在する[3,4]．また，自死遺族は収入の減少や相続問題，対人関係の問題，役割の変化など，突然の死別による社会経済的問題や孤立を経験することも多く，諸手続きや法的な問題にも対応しなければならない場合もある．

　このように自殺による死別の場合は悲嘆反応がより強く複雑になることも多く，突然の死別によるさまざまな生活上の混乱が生じうる一方で，自死遺族は支援につながりづらく，

その背景に自殺に対するスティグマや利用可能な支援に関する情報不足，経済的問題などの影響があることが報告されている[5].

C 自死遺族の支援

　自死遺族の支援では，ニーズに沿わない対応や無理に聞き出すことは二次的な傷つきを生む可能性がある[1,6]．そのため，静かでプライバシーが守られた場で十分な時間を取って対応する，判断を交えずに受容と共感をもって傾聴し寄り添う，混乱する遺族の問題を整理しながらニーズを明確にする，などの基本的姿勢で関わることが重要であり，原因の追及や安易な慰め，一方的な考えの押し付け，遺族は皆同じだという姿勢，無理に感情を吐き出させようとする働きかけは避ける必要がある[6].

　自死遺族に対する心理的支援に関して現状では有効性が十分に確立したものはないが，複雑化していない悲嘆については支援グループや心理療法などによる一定の効果が報告されており[7~9]，遺族の気持ちに配慮し支持するような介入の有用性が示唆されている[5]．また，近年はオンライン上の情報提供やメッセージ交換などを用いたピアサポートの効果も検討されている[5]．自死遺族では同じ経験をもつ仲間（ピア）との関わりが必要となる場合もあり，希望した際に遺族同士のつどいの場（自助グループや支援グループ）を利用できるように情報提供を行うことも重要である[1,6]．一方で，複雑性悲嘆を呈する自死遺族への支援については研究がほとんど存在せず，現状では有効な介入は明らかになっていない[9]．自死遺族以外の複雑性悲嘆においては焦点化された認知行動療法である複雑性悲嘆治療（complicated grief treatment：CGT）の有効性が多く報告されており[6,10]，強い希死念慮を呈する自死遺族の複雑性悲嘆に対する認知行動療法の有効性を報告した研究も存在し[9]，自死遺族を対象とした今後のさらなる研究や支援体制の整備が望まれる．自死遺族は，精神的苦痛や複雑性悲嘆によってつらさを抱える状況でも精神保健専門家による支援につながりづらい傾向があるが，大切な人との死別によって悲嘆することは当然であるという認識や複雑性悲嘆の概念が普及していないことが影響していることも多い．死別に伴う悲嘆や気分の落ち込み，不眠が長期化する場合や生活への支障が強い場合，希死念慮がみられる場合，不適切な飲酒など行動面の問題がみられる場合は支援の対象であり，精神保健専門家による支援によって回復できること，具体的な相談方法などの情報を遺族の状況に応じて提供しておくことは重要である．

　また，遺族は実務的な問題に追われることも多く，諸手続きの方法についてわかりやすい方法で示すことや，経済面や法律上の問題などについて専門機関などの具体的な情報提供を行うことも必要である[1,6].

　遺族によっては，これらの情報提供を口頭ではなくリーフレットなどによるさりげない形で希望する場合もある．一部の公的機関が自死遺族支援のためのリーフレットやウェブサイトによる情報提供を行っているほか，自死遺族支援に関わる民間団体が支援に関する情報を発信している[1,6]．また，自死遺族支援のために必要な基本的知識や情報をまとめ

IV　遺族支援の実践：特別な配慮

た指針なども作成されている[1,6].

D 医療者への支援

　わが国においても入院中の自殺が多く生じている[11].　自殺で亡くなった患者に関わった医療者も支援の対象となるが，現状では支援が十分に行われているとは言い難い．2015年のわが国の院内自殺の調査では，関わった医療者に何らかのケアを行っていた病院は6〜7割にとどまり，その多くは上司からの声掛けや傾聴のみで専門的ケアは十分実施されていないことが報告されている[11].　医療者であっても自殺による死別により心身の不調を呈する可能性があり，業務に影響をきたすこともある．当事者となった医療者のケアについて現状で確立した方法はないが，自殺の発生直後にミーティングの機会をもち集団心理教育を行うことや，不調者には個別に専門的な評価と支援を行うことの有用性が報告されている[12].　自殺対策に関する医療者教育や事後対応を行う体制の明確化など，事後対応が必要になった場合に自死遺族に加え当事者となった医療者の支援も行うための体制構築が必要である.

E おわりに

　自死遺族がニーズに応じて身近なところで支援を受けられるよう，遺族を取り巻く周囲が支援を行うための知識の普及や環境整備を推進する必要がある.

〔原島沙季，藤森麻衣子〕

文　献

1) いのち支える自殺対策推進センター：自死遺族等を支えるために ～総合的支援の手引（改訂版）令和 6 年 9 月．〈https://jscp.or.jp/assets/img/%E8%87%AA%E6%AD%BB%E9%81%BA%E6%97%8F%E7%AD%89%E3%82%92%E6%94%AF%E3%81%88%E3%82%8B%E3%81%9F%E3%82%81%E3%81%AB%20%E7%B7%8F%E5%90%88%E7%9A%84%E6%94%AF%E6%8F%B4%E3%81%AE%E6%89%8B%E5%BC%95%E
F%BC%88%E6%94%B9%E8%A8%82%E7%89%88%EF%BC%89_%E8%A6%8B%E9%96%8B%E3%81%8D.pdf〉［2025 年 2 月閲覧］

2) Pitman A, Osborn D, King M, et al.: Effects of suicide bereavement on mental health and suicide risk. Lancet Psychiatry, 1: 86-94, 2014.

3) Spillane A, Larkin C, Corcoran P, et al.: Physical and psychosomatic health outcomes in people bereaved by suicide compared to people bereaved by other modes of death: a systematic review. BMC Public Health, 17: 939, 2017.

4) 川島大輔：自死遺族の支援．グリーフ & ビリーブメント研究，1: 13-19, 2020.

5) 藤森麻衣子，明智龍男：自死遺族支援．日本サイコオンコロジー学会，日本がんサポーティブケア学会（編），遺族ケアガイドライン 2022 年版．pp.69-70, 金原出版，2022.

6) 国立精神・神経医療研究センター精神保健研究所 自殺予防総合対策センター：自死で遺された人を支えるために ～相談担当者のための指針～（2 版）．2016.〈https://www.pref.iwate.jp/_res/projects/default_project/_page_/001/015/906/jishishishin.pdf〉［2025 年 2 月閲覧］

7) Finlayson-Short L, Hetrick S, Krysinska K, et al.: Community Based Support for People at Risk for Suicide and Those Who Care for them – Areas for Improvement. Arch Suicide Res, 24: 125-157, 2020.

8) Linde K, Treml J, Steinig J, et al.: Grief interventions for people bereaved by suicide: A systematic review. PLoS One, 12: e0179496, 2017.

9) Andriessen K, Krysinska K, Hill NTM, et al.: Effectiveness of interventions for people bereaved through suicide: a systematic review of controlled studies of grief, psychosocial and suicide-related outcomes. BMC Psychiatry, 19: 49, 2019.

10) 清水加奈子：複雑性悲嘆 ― 自死遺族の悲嘆を中心に．精神科治療学，38: 915-920, 2023.

11) 院内自殺の予防と事後対応に関する検討会：病院内の入院患者の自殺事故調査．患者安全推進ジャーナル，45: 83-91, 2016.

12) 河西千秋，津山雄亮，成田賢治：自殺事故後の医療者のケア．グリーフ & ビリーブメント研究．4: 25-30, 2023.

IV　遺族支援の実践：特別な配慮

C　特別な配慮

3　事故における配慮

A　事故による死別

　航空機，船舶，鉄道，自動車，自転車などの移動手段は，人間に多大な利便と幸福をもたらした反面，その事故によって多数の死傷者を出していることも事実である[1]．わが国での 2022 年度の事故による死者数は，道路事故 2,550 名，鉄道事故 15 名，海上事故 71 名（行方不明者含む），航空事故 9 名であった[2]．近年の動向として減少傾向にはあるものの，まだ多くの方々が事故で亡くなっており，特に事故死者数全体に占める高齢者の割合は高い水準で推移している．

　事故のような突然の暴力的な死は，極めて激しい悲嘆反応を引き起こし，悲嘆が複雑化する要因の一つであり，心的外傷後ストレス症（posttraumatic stress disorder：PTSD）などの精神疾患を併発しやすいとされている[3]．事故による死別に伴う悲嘆反応として，その死が現実のことではないような感覚を抱き，その非現実感は長期に及ぶことがある[4]．家族が同時に被害に遭い，自分だけが生還した場合や，子どもや孫の死の場合，自分が生きていること自体が悪いことのように感じる，いわゆる生存者罪悪感を抱くこともある[5]．Worden によれば，何らかの形で死に関わった人や，医療関係者が怒りの標的にされることも多く，加害者がいる事故の場合は，司法で裁かれ決着するまで，悲嘆のプロセスを進めていくことは困難になりがちであるという[4]．なお，事故の状況は一様ではなく，家族の何人かを一緒に失った遺族や，加害者のいない自損事故の遺族，加害者が死亡した場合の加害者の遺族など，それぞれに応じた配慮が求められる．

B　事故遺族をとりまく諸問題

① 二次被害

　二次被害とは，「被害に付随してもたらされる追加的苦痛，例えば，友人・親戚・医者・刑事司法制度などによる間違った扱いによって生じる」[1]とされる．警察庁の犯罪被害者等基本計画では，基本的施策の一つとして，二次被害の防止があげられている[6]．リーフレットの配布など国や自治体による対策は講じられてはいるものの，犯罪や事故

260

の被害者遺族が二次被害に苦しむ状況は今も解消していない．被害者支援都民センターは，被害者遺族の87％が二次被害を経験していたと報告している[7]．

二次被害を与えるのは，刑事司法関係者だけではなく，行政関係者，医療関係者，マスコミ関係者，カウンセラー，被害者支援組織のスタッフ，被害者支援活動のボランティア，保険関係者，職場関係者，学校関係者，友人・知人，家族・親族，周囲の人など多岐にわたる[1]．諸沢は，特に看過できないのは遺族の理解者であるべき専門性の高い人の言動であるとし，有資格者ほど被害者や遺族の気持ちをわかっておらず，教科書的知識は弊害になる可能性があるとの厳しい指摘をしている[1]．最近では，SNSを利用した誹謗中傷も社会的な問題になっており，早急な対策が望まれている．

② 加害者処遇

加害者の処遇を決めるわが国の司法システムでは，判決までに長い時間が必要となり，それが遺族の大きな精神的な負担となっている．2019年4月に起きた池袋暴走事故では，刑事裁判の判決まで2年5ヵ月，民事裁判の判決まで4年6ヵ月もの時間を要した．また，遺族にとっては，大切な人の死は，それが犯罪であれ，事故であれ，災害であれ，深刻さは同じであるが，法律的評価とそれを反映する刑罰の重さには天と地ほどの違いがある[1]．現状では，判決までに長期間を要したとしても，事故遺族が納得できるような結果を得ることは難しいと言わざるを得ない．

事故は金銭的補償によって解決できる問題として認識される傾向があり，「事故」という言葉が意味しているように，出来事そのものを軽視する風潮が社会にあると指摘されている[1]．そのため社会の中で，遺族に対する配慮に欠ける態度や言動が数多くみられる．そうした社会的意識を背景にした，加害者側の「誠意のなさ」が遺族を精神的にさらに苦しめることになるのである．

C 事故遺族への支援

① 支援の現状

事故遺族の支援は，水戸被害者支援センターの開設（1995年），危険運転致死傷罪の新設（2001年），犯罪被害者等基本法の公布（2004年）などをきっかけに，少しずつではあるが，救済制度や支援制度が整いつつある．しかしながら，事故遺族を含む犯罪被害者遺族を対象とした藤原の調査[8]では，約8割が「相談もせず，支援も受けなかった」と回答しており，現状の支援が十分とは言い難い．支援する組織や制度が整えられても，認知度はまだ低く，遺族への情報提供に課題があると考えられる．

事故遺族への支援に関して，精神的支援策はいまだ十分ではなく，その充実が望まれているのが現状である[9]．藤原は，事件後に必要な支援は時期によって大きな違いがあり，事件後まもない時期は病院や警察への付き添いの要望が多く，事件から時間が経過

IV 遺族支援の実践：特別な配慮

するにつれて精神的支援の要望が増えてくると指摘している[8].

② 支援の展望

　事故遺族が精神的健康を回復し，日常の生活を送れるようになるまでには長い期間を必要とすることが少なくない．事故遺族への支援は，生活上の支援，捜査・裁判の支援，加害者処遇，経済的な支援などさまざまなものが含まれるが，精神科医や心療内科医，公認心理師などメンタルヘルスの専門家には長期にわたる精神的支援を担ってもらうことが期待される．

　事故直後の超混乱期の遺族に求められる支援の一つとして，確実な情報提供があげられる．2019 年に起きた池袋暴走事故の遺族は，事故後に民間の支援団体から送られてきた"被害者ノート[*1]"に支えられたという．犯罪や事故の被害者らが経験することをまとめ，支援機関が提示されており，「何が起きるか全く分からなくて怖かった未来に『少し明かりが照らされた気持ちになれた』」と述べている[11]．こうしたツールを警察や医療機関に設置して活用することも有効な支援となりうるであろう．

　各種の専門職が，それぞれの立場でその時期にしかできない事故遺族への配慮を考え，その一つひとつを積み重ねていくことが，結果的に望ましい精神的支援につながるであろう．事故遺族への精神的支援を展開していくうえで，事故遺族の体験に理解を深め，つなぐことのできる支援に関する情報を多く把握し，一人ひとり異なる遺族の心情に想像を巡らせる姿勢をもつことが大切である．

〔赤田ちづる〕

---

*1：被害者ノート

　交通事故遺族が発案者となり，2017 年に「被害者ノート（「途切れない支援を被害者と考える会」作成）」，2022 年に「交通事故被害者ノート（国土交通省作成）」が作成された[11]．被害者や遺族らの体験を踏まえて作られており，例えば，警察や役所で同じ説明を繰り返すつらさを減らすために，被害者の個人情報や家族関係，事件当日の情報を書き込むページが設けられている．亡くなった家族の形見が警察に押収された場合の対応など，当事者でしかわからない悩みへの答えも多く含まれ，被害者や遺族からの言葉が並んでいる．警察庁が犯罪被害白書で紹介し，現在では，自治体が地元の支援情報を盛り込んだノートを作る動きも広がっている．

文　献

1) 諸澤英道：被害者学. 成文堂, 2016.
2) 内閣府：令和5年交通安全白書 全文（PDF版）.〈https://www8.cao.go.jp/koutu/taisaku/r05kou_haku/index_zenbun_pdf.html〉[2025年2月閲覧]
3) 上田鼓, 藤田悟郎, 柳田多美, ほか：交通死亡事故遺族の全般的精神健康及び複雑性悲嘆とその関連要因. 心理学研究, 87: 569-578, 2017.
4) Worden JW：Grief Counseling and Grief Therapy. A Handbook for the Mental Health Practitioner. 5th ed. Springer Publishing Company, 2018.（山本力（監訳）：悲嘆カウンセリング［改訂版］―グリーフケアの標準ハンドブック, 誠信書房, 2022.）
5) 坂口幸弘：増補版悲嘆学入門 ―死別の悲しみを学ぶ―, 昭和堂, 2022.
6) 警視庁：犯罪被害者等基本計画.〈https://www.npa.go.jp/hanzaihigai/keikaku/kihon_keikaku.html〉[2025年2月閲覧]
7) 被害者支援都民センター：平成18年度被害者支援調査研究事業 今後の被害者支援を考えるための報告書 ―犯罪被害者遺族へのアンケート調査結果から―.〈http://www.shien.or.jp/report/pdf/shien_result20070719_full.pdf〉[2025年2月閲覧]
8) 藤原幸子：犯罪被害者等の被害後の実態と支援に関する一考察 ―インターネットによる実態調査―. 最新社会福祉学研究. 16: 33-40, 2021.
9) 内閣府：交通安全対策.〈https://www8.cao.go.jp/koutu/index.html〉[2025年2月閲覧]
10) 国土交通省：「交通事故被害者ノート」の配布を開始します 〜支援者とつながる, 交通事故の記録を残す〜〈https://www.mlit.go.jp/report/press/jidosha02_hh_000531.html〉[2025年2月閲覧]
11) 東京新聞：「被害者ノート」に救われた…池袋暴走事故の遺族松永拓也さん「怖かった未来」に差した明かり. 2022年4月18日.〈https://www.tokyo-np.co.jp/article/172365〉[2025年2月閲覧]

IV 遺族支援の実践：特別な配慮

C 特別な配慮

4 災害における配慮

A はじめに

　日本は地震をはじめ，自然災害の多い国である．公共交通事故（航空機・鉄道・バス・船舶などの事故），テロや放火による多数殺傷事件など，人為災害も近年，後を絶たない．こうした災害（自然災害・人為災害）における遺族対応の際のさまざまな配慮について，本項で述べたい．

B 災害における悲嘆の特徴

　災害時における悲嘆の特徴について，まず簡単に述べる．
- ・「被災者」というくくりの中でみられ，「遺族」であることが隠れてしまう
- ・避難所などで，災害救護チームなど不特定多数の人に接することになる
- ・十分な医療が受けられず，病院ではなく遺体安置所での対面となることが多い
- ・トラウマを伴う死別であることが多い
- ・自然災害では家屋の喪失や，家財道具や思い出の品すべてなど，多くの喪失を伴う
- ・人為災害では原因探求，加害者への怒り，補償問題などの要素が加わってくる
- ・マスコミ報道などを通じて，記念日反応（anniversary reaction）がよけいにクローズアップされる

C 災害フェーズごとにおける配慮

　以下に，災害における急性期から復興期に至る災害フェーズごとに述べていく．

① 急性期（1 ヵ月以内）

　災害時に設置される避難所は，プライバシーのない空間であり，いろいろな者が頻繁に出入りする．医療チーム（心のケアチームを含め）など不特定多数の者が遺族に声を掛けるというのは，災害時以外では考えられない特異な状況である．

このような災害急性期では，泣き叫んだり激しく感情表出するような遺族もいれば，まだ現実感がなく淡々と冷静に振る舞っている遺族，死を否認しようとする遺族など，さまざまなケースが考えられる．しかも，遺族対応するのは「診察室」「カウンセリングルーム」のような安全な守られた空間ではない．支援者が何気なく「(被災して) 大変でしたね．ご家族は皆さん，ご無事でしたか？」などと質問し，その流れの中で遺族にとってあまり触れられたくない死別の状況などを根掘り葉掘り聞いてしまう危険性もあるだろう．

人はあまりに大きな心の傷を受けた場合，自身の心を守るために心にふたをすることがある．避難所のようにプライバシーのない空間では遺族は本音を出さないのが普通であろう．遺族が悲嘆をおしこめていたり，回避しているときは，無理に感情表出を促そうとしないほうがよい．下手な声掛けはかえって傷つける可能性があるので，「そっと見守る姿勢」が大切である．さらに，情報提供や生活援助など，現実的・社会的サポートが精神的ケアにもなり，それがグリーフケアにつながるということも留意していただきたい．

② 災害慢性期（1〜6ヵ月）

医療救護が一段落して，「心のケア」の必要性がクローズアップされてくる時期である．「四十九日（約2ヵ月）」を一つの区切りとして，遺族自身も気持ちの整理をつけようとすることがあるかもしれない．直後は感情を抑圧していた遺族の中には，そろそろ「思いのたけを聞いてほしい」と考える人もいるので，その際は，まず「共感をもって傾聴する」ことが第一歩である．遺族が自身の語りを通じて，心におちる所，いわば「ある種の納得を得る」ことが大事となる．「災害時に心の相談室を開いても被災者はやって来ないから，あまり意味がない」と言われることもあるが，人によっては，こうした場で思いのたけを吐露することが有意義なこともあるだろう．急性期より，さらに個人差が大きくなってきているので，遺族自身が自分なりの「癒しへの道」を模索するのをサポートする姿勢が大切である．例えば，同じ境遇の方との出会いを求めて遺族の分かち合いの会に参加したり，自身の体験を積極的に外部に発信することが癒しにつながる方もいるし，悲嘆について学ぶことで自身の状況を客観視したり内省を深めていくことがよい方もいる．また趣味や仕事などに没頭することや，信仰を得ることがよい方など，十人十色である．

③ 災害復興期（6ヵ月後以降）

この時期は生活再建のめどがたってきて，初めて「遺族」として，喪の作業に向き合うこともあるし，それぞれの家族の思いが食い違ってくることも多々ある．故人への深い思慕の情や自責感を繰り返し語る遺族もみられる．災害における街の復興に伴い，遺族の心は置き去りにされていき，「まだ災害のことなど言っているのか」という心ない言葉に傷つくこともあるかもしれない．

一部うつ病，心的外傷後ストレス症（posttraumatic stress disorder：PTSD），複雑

性悲嘆（遷延性悲嘆症〈prolonged grief disorder：PGD〉）など，病的な悲嘆に発展する場合もみられると思うが，身体症状化する悲嘆にも注意が必要である．身体症状には倦怠感，食欲不振，体のさまざまな部位の疼痛，動悸や息苦しさなど，さまざまなものがみられる．悲嘆の感情面を抑圧し，身体症状で表現する遺族には「語ることのできる時期が来るまで待つ」ことが大切である．

　どんなに日本中から（世界からも）注目された大災害であっても，10年以上も経つと報道の機会も減り，多くの人によって忘れられてくる．しかし，遺族の悲しみはそう簡単に癒されるものではない．記念日反応として，遺族の心も逆戻りすることを忘れてはならない．

C 行方不明者家族への対応

　津波や水害で遺体が行方不明のままであったり，人為災害でも遺体の損傷があまりに激しいために遺体と対面できない場合も考えられる．こうした喪失は「**あいまいな喪失**」と呼ばれ，通常の死別悲嘆とは違った配慮が必要となってくる．あいまいな喪失とは Boss により近年提唱されてきた概念で「はっきりしないまま，解決することも，終結することもない喪失」のことである．介入の方法として6つのガイドラインが示されている．

　あいまいな喪失における支援のポイントは以下である[2]．

① 問題を外在化させる．今起こっている家族の反応は，あいまいな喪失によって起こっている正常な反応であることを説明する．そのことで家族の罪悪感や自己肯定感の低下を緩和する．

② 今起こっている状況に対して「あいまいな喪失」と名前を付けてみる．大切な人が行方不明であるという対処不能な状況に名前を付けることで，対処しやすくする．

③ 家族の中での考え方の不一致に対しては，お互いの考え方を尊重し，無理にどちらかに決めようとする必要がないことを伝えてみる．

④ 無理に白黒付けようとせず，あいまいさに向き合うための力を養っていくことが必要になる．

　6つのガイドラインや中長期の支援については紙面の都合で割愛するが，成書を参照されたい[2,3]．

D 人為災害における配慮

　公共交通事故（航空機・鉄道・バス・船舶などの事故），テロや放火などの事件のように，加害者・加害企業がいる事案（加害者とまではいかずとも，責任の一端を担う人・企業がある場合も含む）では，自然災害とはまた違った配慮を要する．

　自然災害とは異なり，被災者（被害者）は同じコミュニティの住人ではなく，全国各地

4　災害における配慮

に散らばっていることもあり，行政機関によるアフターケアが困難となる．放火における熱傷や航空機事故など，遺体の損傷がひどいことも多く，遺体対面に際してのトラウマが大きく，特別な配慮が必要となる．加害者（加害企業）への怒り，憎しみも強くなることが多い．また，原因解明や責任，保障などの法的・経済的な問題が長期にわたることもある．

　怒りや憎しみをあらわにする遺族がいるが，遺族自身がそうした負の感情をもつ自分自身をもてあましている場合もある．支援者がいたずらに，その怒りを助長するような声掛けをすることには慎重になるべきであろう．その怒りや憎しみなどの感情もまるごと受け止めるという姿勢が大切である．また「遺族会」のようなセルフヘルプグループができたとしても，加害者（企業）への思いや，被害感情などは個人差が大きいこともあり，運営に困難が生じることもありうる．

E 災害直後での課題と DMORT（ディモート）[4〜7]

　JR福知山線脱線事故（2005年）は日本で初めて，大々的にトリアージが行われた災害であり，現場でのトリアージにより黒タグ（死亡群・無呼吸群）の患者・約80名は病院搬送されなかった．このことは救急医療の観点からは，周辺病院の混乱を防ぎ，重症度に応じた適切な搬送が行われたと評価されていた．しかし黒タグ犠牲者家族の無念の思いが明らかになり，この事故を教訓に2006年に救急医，心療内科医，法医学者，看護師らにより日本DMORT研究会が立ち上げられ，2017年には「**一般社団法人日本DMORT**」となった（理事長：吉永和正，副理事長：村上典子）．

　DMORTとはDisaster Mortuary Operational Response Teamの略で，米国では1990年代から実際に活動している．それをモデルに，日本では「災害死亡者家族支援チーム」の訳をあて，災害における遺体への対応，遺族へのケア，遺族・遺体に関わるスタッフのメンタルケアなどの問題に取り組むことを目的とした．さまざまな災害訓練への参加や「DMORT養成研修会」の開催（2024年2月までに約910名の医療関係者が受講），災害に応じたマニュアル（「家族（遺族）支援マニュアル（東日本大震災版）」「災害支援者メンタルヘルス・マニュアル」）を作成しており，いずれもDMORTのホームページからダウンロード可能である[1]．2016年の熊本地震で初めて警察と一緒に遺体安置所での活動を行い，以後，熊本や熱海での豪雨災害，大阪のビル放火事件，そして2024年能登半島地震において遺体安置所における遺族支援活動を行っている．DMORTの詳しい活動についてはホームページなど参照いただきたい[8]．

F おわりに

　日本ではこの先も南海トラフ地震などの大規模災害が起こる可能性が高いといわれているが，「災害による遺族」への支援にはまだ課題が山積している．家族を喪うだけでなく，

Ⅳ　遺族支援の実践：特別な配慮

家屋や仕事など，多くの喪失が重なっていることから，通常の悲嘆のプロセスをたどりにくいことや，被災地の支援職もまた疲弊してしまっていることから，十分な支援が行き届かない可能性があることなどである．本項が「災害による遺族」のグリーフケアに少しでも役立てていただけるなら幸いである．なお，本項は日本グリーフ＆ビリーブメント学会ニューズレター第5号（2021年）に寄稿した原稿の一部を改変・加筆したものである．

〔村上典子〕

文　献

1) 日本DMORT（編）：家族（遺族）支援マニュアル（2024年能登半島地震編）〜医療救護班・行政職員・消防や警察などの方へ〜．〈http://dmort.jp〉［2025年2月閲覧］
2) ポーリン・ボス（著），中島聡美，石井千賀子（監訳）：あいまいな喪失とトラウマからの回復 ―家族とコミュニティのレジリエンス．誠信書房，2015.
3) 黒川雅代子，石井千賀子，中島聡美，ほか（編著）：あいまいな喪失と家族のレジリエンス ―災害支援の新しいアプローチ．誠信書房，2019.
4) 村上典子，吉永和正，大庭麻由子，ほか：災害急性期からの遺族支援 ―遺体安置所でのDMORT活動から―．トラウマティック・ストレス，9: 81-85, 2011.
5) 村上典子：災害における喪失・悲嘆への全人的ケア．心身医学，52: 373-380, 2012.
6) 村上典子：災害における心身医学 ―心療内科医としての経験を通じて―．心身医学，57: 1005-1012, 2017.
7) 村上典子：災害で大切な人を亡くした人へのケア．髙橋聡美（編著），グリーフケア ―死別による悲嘆の援助．pp.94-109，メヂカルフレンド社，2012.
8) 日本DMORTホームページ．〈http://dmort.jp〉［2025年2月閲覧］

Column

コミュニティベースの遺族ケア・グリーフケア
~地域包括ケア・地域共生社会の文脈の中での提供体制構築の意義~

　自機関で亡くなった患者の遺族への手紙の送付，遺族会のサポートなどのグリーフケアを提供する医療機関が増えている．しかし，患者の死後において医療機関からの遺族へのアプローチは困難であるなど課題が多く，また，世帯構造の変化，供養儀式の簡略化により，家族・親族間でのグリーフサポートも困難になってきているのが実態だ．

　こうした中，コミュニティベースで見守り，傾聴，アウトリーチなどの形で遺族ケア・グリーフケアを提供する機関が徐々に増えている．現状として，行政，企業，NPOなど，その提供機関は多様であり，対象，提供体制，内容も多岐にわたっていることが明らかになっている[1]．ここでいうコミュニティとは，個人・家庭といった私的な範囲よりは大きく，政府や自治体といった公的な範囲よりは小さく，地理的範囲・公共性ともに中間的なものとして，1) 生活に関する相互扶助（冠婚葬祭，福祉，教育，防災等），2) 伝統文化等の維持（工芸，祭，遺跡等），3) 地域全体の課題に対する意見調整（まちづくり，治安維持等）といった機能を果たしてきたエリアと定義する[2]．

　本項では，コミュニティベースのグリーフケア提供機関へのインタビュー調査（半構造化インタビューおよびフォーカスグループインタビュー，8機関31名を対象に実施）[1]から明らかになった，遺族ケア・グリーフケア提供上の重要な観点，および現状の課題，そしてコミュティベースのグリーフケア提供の意義について紹介する．

▌遺族ケア・グリーフケア提供上の重要な観点[1]

　遺族ケア・グリーフケア提供に際し前提となる重要な観点として，インタビュイーの多くがあげた4つの観点を以下に紹介する．

1) 患者や遺族の「普段の治療やケアへの評価」を高めることがグリーフケアの一翼を担う

　医療機関の入院中や外来で受けた患者への医療やケア，介護施設などで利用者が受けたケアに不満をもった遺族は，その後，遺族会をしても参加しない．また「何より故人が生きているときに良くしてくれたことが今の一番の救いになっている」という話は遺族からよく聞かれる言葉である．

　終末期におけるケアの質に関する遺族の評価が複雑性悲嘆と有意に関連すること

Column

を示す文献は，わが国においても複数存在する[3〜6]．特に入院医療機関や入居型介護施設のスタッフは，本人の死後，遺族へのアプローチが困難な実態からも，「本人やその家族（後の遺族）からの医療・ケアの質への評価を高めることが，将来のグリーフケアの一翼を担うのだという認識をもつこと」，また，「何か新たなグリーフケアに取り組むというよりも，普段の医療やケアの質向上に努めること」が重要ではないかという意見も多くあがった．

2) 情緒的サポートだけに焦点を当てすぎない

死別の影響による心理的回復だけに目を向けるのでなく，遺族が自分自身の力で，生活の再構築ができるように社会的支援をしていくことが重要であること，特に，遺族に必要なのは，情緒的サポートだけではないということに多くのインタビューイーが言及した．

グリーフケアは，提供されるケア内容に基づき，情緒的サポート，道具的サポート，情報的サポート，治療的介入に分類される[7]．情緒的サポート，道具的サポート，情報的サポートが十分であれば，治療的介入は最小限に抑えられるはずだという意見も多くあがった．

また医療者の目が行きがちな「病的状態の予防的介入」の観点だけでなく，死別により二次的に生じたストレスに適応し，新たな生活を歩んでゆくプロセスを支援していくことの重要性が指摘された．

3) 市民への「グリーフ」に関する啓発も併せて行う

まずは家族や友人など身近な人たちとの関わりが大切になることから，一般の方々への啓発の重要性に言及する者が多かった．深い悲しみの中にある人をさらに傷つけないために，一般の人にもグリーフという体験や適切な対応などに関する理解を得ることが必要であること，また故人の生前からの付き合いがある人，遺族とのラポールの関係性ができている人の場合，悲嘆で起こりうる反応と注意点などの知識があれば，必ずしも専門職でなくても，正常な悲嘆過程の情緒的サポートの提供は十分可能であることからも，専門家との連携体制構築と同時並行で市民啓発を行うことを求める意見が多くあがった．

4) アクセシビリティを担保しつつ，多様な選択肢のあるケア提供体制や手段が求められる

遠くまでわざわざ出かけてまでサポートを受けたくない人も多い一方で，生活圏域より少し外れたほうが安心して語りやすい人もいる．気軽に立ち寄り，話ができたほうがいい人もいれば，電話でじっくり話を聴いてほしい人もいる．アクセシビリティは担保しつつ，その提供体制や手段は多様性が求められるという意見が多く

あがった.

遺族ケア・グリーフケア提供に関する現状の課題[1]

遺族ケア・グリーフケア提供にあたっての今後の課題として，5つのカテゴリーが抽出されている（表1）.

紙面の関係上，詳細は割愛するが，これらの課題解決のためには，医療・ケア専門職のみならず，住民，行政，企業などが，多様なレイヤーで関与する必要がある.

コミュニティベースの遺族ケア・グリーフケア提供の意義

コミュニティベースの遺族ケア・グリーフケア提供の意義については，6つにカテゴリー化された（表2）. これらに共通するのは，ケアの継続性・連続性，および持

表1　遺族ケア・グリーフケア提供に関する現状の課題

---

1. 遺族ケア・グリーフケア提供にかかるロジスティクス
   1）病院からの紹介，フォローアップの方法の確立
   2）複雑性悲嘆や抑うつ状態のスクリーニング方法の開発および実装
   3）専門家への紹介のロジスティクスと専門的治療の提供
   4）（必要があるのに）支援を希求しない方へのケアデリバリー方法の確立
2. 遺族ケア・グリーフケアの質の担保
3. グリーフに関する市民啓発の実施
4. 遺族ケア・グリーフケア提供機関の財政，後継者等運営上の課題
5. 「個別支援」「地域・団体・機関へのアプローチ」「施策，政策，社会への反映」の一貫した仕組みづくり

（山岸暁美：コミュニティベースの遺族ケア・グリーフケア提供の実態・課題・展望に関するヒアリング調査. 厚生労働科学研究費補助金がん対策推進総合研究事業：がん患者の家族・遺族に対する効果的な精神心理的支援法の開発研究，令和元年度 総括・分担研究報告書より作成）

表2　コミュニティベースの遺族ケア・グリーフケア提供の意義

---

1. グリーフケアやサポートを受ける場が，通える範囲に複数設置できる
2. 遺族に必要な情報を伝える機関へのアクセシビリティを担保できる
3. 在宅ケア専門職や行政保健師などによる持続可能な専門職アウトリーチ体制構築の可能性がある
4. 生活の延長線上のサポートという観点で検討できる
5. 「ACP」「医療・ケア」「遺族ケア・グリーフケア」に連続性が担保できる
6. 表面化した問題の解決だけではなく，支援の要素を生活に溶け込ませ遺族のウェルビーイングを目指すことができる

（山岸暁美：コミュニティベースの遺族ケア・グリーフケア提供の実態・課題・展望に関するヒアリング調査. 厚生労働科学研究費補助金がん対策推進総合研究事業：がん患者の家族・遺族に対する効果的な精神心理的支援法の開発研究，令和元年度 総括・分担研究報告書より作成）

続可能性に加え，生活に根差すという点だ．生老病死は，生活の営みの中にあり，コミュニティの中にある．遺族ケア・グリーフケアに関しても，地域包括ケアシステム・地域共生社会構築の文脈の中で，その提供について考えていくべきではないだろうか．

　緩和ケア，認知症ケア，看取りケア，グリーフケア……．特に医療者は，「ケア」に名前を付け，その専門性と質を追求している．一方，ケアを受ける側の本人や家族は，オンゴーイングの横軸の人生の時間軸を歩んでいる．各種ケアの専門性が，本人の人生を分断しないよう，本人を軸に各種ケアが地続きで提供されること，可能な限り，コミュニティベースで提供されていくことを願う．

〔山岸暁美〕

文　献

1) 山岸暁美：コミュニティベースの遺族ケア・グリーフケア提供の実態・課題・展望に関するヒアリング調査．厚生労働科学研究費補助金がん対策推進総合研究事業：がん患者の家族・遺族に対する効果的な精神心理的支援法の開発研究，令和元年度 総括・分担研究報告書．

2) 総務省「地域コミュニティの現状と問題（未定稿）」〈https://www.soumu.go.jp/main_sosiki/kenkyu/community/pdf/070207_1_sa.pdf〉（2024 年 7 月アクセス）

3) Miyajima K, Fujisawa D, Yoshimura K,et al.: Association between quality of end-of-life care and possible complicated grief among bereaved family members. J Palliat Med, 17: 1025-1031, 2014.

4) Yamaguchi T, Maeda I, Hatano Y, et al.: Effects of End-of-Life Discussions on the Mental Health of Bereaved Family Members and Quality of Patient Death and Care. J Pain Symptom Manage, 54: 17-26, 2017.

5) Hayashi Y, Sato K, Ogawa M, et al.: Association Among End-Of-Life Discussions, Cancer Patients' Quality of Life at End of Life, and Bereaved Families' Mental Health.Am J Hosp Palliat Care, 39:1071-1081, 2022.

6) Mori M, Yoshida S, Shiozaki M, et al.: "What I Did for My Loved One Is More Important than Whether We Talked About Death": A Nationwide Survey of Bereaved Family Members. J Palliat Med, 21: 335-341, 2018.

7) 坂口幸弘：悲嘆学入門 ─ 死別の悲しみを学ぶ．昭和堂，2010.

Column

彼が生きた意味 ─続・未完の論文

「未完の論文 ─ある社会学者の死」[1] という 5 回の連載記事を書いたのは，私が中日新聞の編集委員だった 2015 年 2 月のことだ．

記事の主人公である名古屋市立大学教授 H さん[2] は，2008 年 2 月，49 歳のときに，多発性骨転移を伴うステージ 4 の前立腺がんが見つかった．治療に励みつつ，仕事を続けてきたが，思いがけない悲劇に見舞われた．うつ病を悪化させた妻が，2012 年 9 月，小学校 6 年の長男の首を絞めて殺害し，自死を図ったのだ．妻は殺人容疑で逮捕され，執行猶予付きの有罪判決[3] を受けた．そして「もう一度，一緒に暮らしたい」と願う H さんの思いは届かず，措置入院先の精神科病院内で首を吊って亡くなった．

H さんは児童虐待などの「家族の病理」を専門とする社会学の研究者で，自身が経験した無理心中事件の論文化に取り組んだ．しかし，残り時間は短かすぎた．妻の自死から 40 日後，彼はパソコンの中に未完の原稿を残して，55 歳の生涯を閉じた．

連載「未完の論文」は，それなりに大きな反響を呼んだが，H さんの思いを十分に伝えきれなかったという後悔を抱えている．スペースの都合で書けなかった部分，力不足で掘り下げが弱かった部分を含め，9 年ぶりに補ってみたい．

▌無理心中の問題に光を当てるために

私は 1990 年代後半に，児童虐待防止の市民団体[4] で数年間，H さんとともに活動した．

この団体では，私の発案で新聞のデータベースを活用して虐待死の現状を明らかにする調査を手掛けており，身体的暴力によるせっかん死と，乳幼児遺棄などのネグレクト，主に幼児が巻き込まれる無理心中などを，調査の対象にしていた[5]．

子どもを虐待死させた親が「親になる資格がない」と激しく非難されるのに対し，

---

[1]：中日新聞社会面 2015 年 2 月 10 〜 14 日付.
[2]：新聞では実名掲載したが，本書の趣旨を考慮し仮名にした.
[3]：2014 年 1 月名古屋地裁. 懲役 3 年，執行猶予 5 年.
[4]：CAPNA（子どもの虐待防止ネットワーク・あいち）1995 年設立，2000 年 NPO 法人.
[5]：1995 〜 2000 年に，計 464 件の虐待死事件をリストアップし，調査書『防げなかった死 ─虐待データブック 2001』（キャプナ出版）などにまとめた. うち無理心中事件は 182 件と，全体の 39.2 ％を占めている.

Column

無理心中を図って子どもを死なせた親は「つらいことがあったのだろう」と，しばしば同情の対象になったりする．同情は子どもの側の人権軽視にもつながり「子どもを後に残して死ねない」といった"道連れ志向"を助長してしまうのではないかと，当時から私は思ってきた．

この頃，Hさんは私のインタビューに答えて「事実を明らかにすること」の大切さを強調している．

「事実にも二通りあると思っています．一つは，どのぐらいの頻度で問題が起きているかを客観的に示すこと．もう一つは，多くの人が共感できる真実，つまり当事者の体験や言葉を伝えていくこと．つらい立場の人を本当に支えられるのは，市民の輪なのです．そのためにもマスコミや研究者の責任は重大です」[6] と．

そんなHさんだからこそ，彼の家庭内で起きた無理心中事件のインサイドを客観的にまとめることができたはずだった．

おそらく，彼の論文は，幼少期に愛情の薄い家庭で育ち，精神的に不安定な面があった妻の問題と，夫である自分に一時的に依存させることで「育て直し」[7] を図ったいきさつ，その反省がつづられる構成になったのではと思う．

長男を出産後，うつ病を発症した妻を支えていくために，Hさんは育児，家事に協力する一方，妻の甘えも受け止める「幼児と母親」のような関係を目指していたらしい．それはHさんが元気なときには有効だったが，彼が末期がんになってからはむしろ，妻の希死念慮を募らせてしまった．

裁判での夫婦それぞれの証言から，事件前の家庭内が垣間見える．

妻が一家心中をもちかけ，Hさんが懸命に止めたこと．妻が主治医から入院を勧められたものの，Hさんの病状では育児が難しく，先送りしてしまったこと．長男を一時的に実家に預ける予定になっていたこと……．中でも悲しい気持ちになったのは，引っ越しをめぐるエピソードだ．妻は「母子家庭になってから，借家のままでは不安」とマンション購入を望み，契約も終えたが，内装業者が家に打ち合わせに来ることになって，「片付けなくちゃ」と焦った妻は，不安定になった．掃除を引き受けたHさんも貧血で動けなくなった．「ごめんね，ごめんね」と妻は取りつかれたように繰り返した．事件の2日前のことだ．こんなふうに患者が追い詰められていくのだとしたら，知識はあっても健康でない夫に支援できることは限られてしまう．事件後，「抱

---

*6：中日新聞連載3「だれが守る小さな命」．1996年8月8日．
*7：精神分析の対象関係論学派のWinnicottが提唱した「ホールディング」（抱っこする力）に基づき，人生の初期段階で人と親密な関係を築くことにハンデを負った人は，心理的にしっかりと抱えられる経験が必要と，Hさんは考えていた．

え込みすぎたこと」を後悔したHさんは，裁判でも妻への処罰を求めず，電動車いすで拘置所へ面会に通って励ました．しかし，長男をあやめた妻に自殺を思いとどまらせることはできなかった．

私たちの調査が先鞭をつけた形で，警察庁は，2004年から虐待死亡事件の統計を取り始め，無理心中も虐待の一種として内数を公表している[8]．直近の2019〜2023年でみると，死亡児童の総数は234人で，うち無理心中の犠牲者が93人と，約4割を占めている．だが，無理心中防止の世論はなかなか高まらない．

▎「自分らしく生き切る」という視点から

亡くなる少し前のHさんに，私は会っている．

たまたま同じ大学の非常勤講師として，ジャーナリズム関係の講座を担当していたからだ．講義を終えて帰ろうとしていたとき，電動車いすで教室に入ってきたHさんに，かなり驚いた．偶然にも，同じ教室の次の講義が彼の「社会問題論1」だったのだ．事件の話は避けて，今年から非常勤講師になったことを説明した．二度目は，大学の廊下でばったり会った．「先週，妻が亡くなりましてね」とHさんから話しかけてきた．淡々とした自然な口調だった．

以前のHさんはプライドが高く，場の雰囲気を考えずに本音でズケズケ言う面もあって，市民団体では浮いた存在になって活動から離れていった．だが，10数年ぶりに会った彼は，穏やかに現状を受け入れていて，気高ささえ感じられた．彼の体験をじっくり聞くつもりで，ランチの約束をしたのだが，それを果たせないうちに，旅立ってしまった．葬儀のとき，多くの同僚や学生たちが涙する姿に，彼の終末期を世に伝えなければと，連載の執筆を思い立った．

教員やゼミの学生，主治医ら関係者の取材を重ねる中で，Hさんの仕事への熱い思いが伝わってきた．

「講義は学生のもの」がモットーで，学生の発表や議論を重視した．毎回，学生たちが提出する感想シートを，パソコンで打ち直してPowerPointの画面に映し出し，論評した．「君は本当に文献を読んで書いているのか」と，ここでもズケズケ流だった．ゼミ生の論文も，正論をつづるだけのものは「ダサい」と切り捨てた．

事件の後，病状が悪化して，休職を余儀なくされたが，リハビリを経て4ヵ月で復職した．がんの勢いはあまりに強く「どれだけ薬でたたいても，すぐに燃え盛って

---

[8]：警察庁犯罪統計「ストーカー事案，配偶者からの暴力事案等，児童虐待事案等への対応状況について」〈https://www.npa.go.jp/publications/statistics/safetylife/dv.html〉［2025年1月閲覧］

くる」*9 と専門医が絶句する状況の中で，電動車いすで地下鉄に乗って通勤し，講義を続けた．

　そんなHさんの姿は，同僚教員や学生たちの畏敬の対象だったし，彼にとって生きる意味を実感できる場だった．職場と大学病院が近接し，手厚い支援を得られたことも，彼の最後の日々を輝かせたように思う．本書の編著者・明智龍男先生も，Hさんのカウンセリングを担った．

　電動車いすユーザーになって感じたことを，彼は「私の障害学」というエッセー風の論文にまとめ，学内の研究誌に投稿している．

　通勤時に，周りの人たちが無言でエレベーターのボタンを押してくれたり，ドアを手で押さえてくれたりすることに，「上から目線」を感じて腹が立ったという．一言「何かお手伝いしますか」「ボタン押しますか」と聞いてくれればいいのに，こちらの選択権・決定権が奪われる感覚を抱いてしまうとして「自分でできるようになることが自立なのではなく，他人に頼むことも含めて自分で意思決定することが自立なのである．逆に言えば，意思決定が奪われると自立ではなくなる」*10 と論述する．

　愛する家族を失っても，歩けなくなっても，自分の人生を自分で決めようとしたHさんらしい信念だ．そうした姿を学生たちに見せ続けることが，彼の最後のこだわりだったのだろう．

　最後の日々を一番近くで支えた大学院生の女性は，幼少期の体験から生きにくさを抱えたタイプで，彼の妻に似ていた．この女性に，Hさんは次の言葉を残している．

　「生きていくということは，大変なことだから，時々悪いこと（依存症や自傷など）もするでしょう．清廉潔白に生きて自殺するより，悪いことをしながらでも生きてることがずっと偉いこと，いちばん偉いことだよ」

〔**安藤明夫**[11]〕

----

*9 ：前立腺がんの勢いを示すPSAは0〜4が標準値だが，Hさんは妻の自死後，9000台まで上がった．専門医たちも「見たことがない数値」だった．

*10：24年改正の障害者差別解消法で法的義務化された「合理的配慮」も「障害者から何らかの助けを求める意思の表明があった場合，過度な負担になり過ぎない範囲で，社会的障壁を取り除くために必要な便宜のこと」と，障害者の意思の尊重が大前提であることをうたっている．

*11：元・中日新聞社編集委員（医療担当），地域共生ネットワーク東海共同代表，著書に『車椅子に乗った人工呼吸器のセラピスト ─押富俊恵の5177日』（中日新聞社，2023）．

巻末付録

巻末付録

表　遷延性悲嘆症の診断基準の比較

項　目		DSM-5-TR	ICD-11
診断名		Prolonged grief disorder（遷延性悲嘆症）	Prolonged grief disorder（遷延性悲嘆症）
カテゴリー		心的外傷およびストレス因関連障害群	ストレスに関連した特定の障害
概　念		通常の悲嘆より長期に持続している悲嘆	急性期の悲嘆の遷延化
診断時期		死別から 12 か月以上経過した時点での過去 1 か月の症状で評価	死別から 6 か月以上の持続
A 基準	親しい人の死の経験	○　少なくとも 12 カ月前に経験	○
症状の期間・頻度・強度		少なくとも 1 カ月間　ほとんど毎日　臨床上意味ある程度	6 カ月以上　その人の所属する社会や文化，宗教的背景において正常とみなされる状態より過剰な反応
B 基準	故人への強い思慕	○	○
	故人へのとらわれ	○	○
C 基準	自己同一性の崩壊	○	○
	死への不信	○	○
	死を想起させるものからの回避	○	－
	死に関連した強い情動的苦痛	○	○
	死後の生活への復帰の困難さ	○	○
	情動の麻痺	○	○
	人生が無意味と感じる	○	○
	強い孤独感	○	－
	罪悪感	－	○
	自己あるいは他者への非難	－	○
	否　認	－	○
	肯定的な感情の体験の困難	－	○
D 基準	臨床的に意味のある苦痛，または社会的，職業的，またはその他の重要な領域の機能の障害	○	○

E 基準	死別反応の持続期間と重症度は遺族が所属している文化や状況に対して期待される社会的，文化的，宗教的な基準に照らして明らかに過剰である	○	○
F 基準	**大うつ病やPTSDのような精神疾患ではよく説明できない，また薬物（薬，アルコール）やその他の医療的状態による身体的な影響に起因するものではない．**	○	－

DSM-5-TR の C 基準では 8 項目中の 3 項目以上が当てはまる場合に C 基準を満たすと判断する．

太字は DSM-5-TR と ICD-11 で異なる部分である．

（DSM-5-TR, ICD-11 より中島聡美作成）

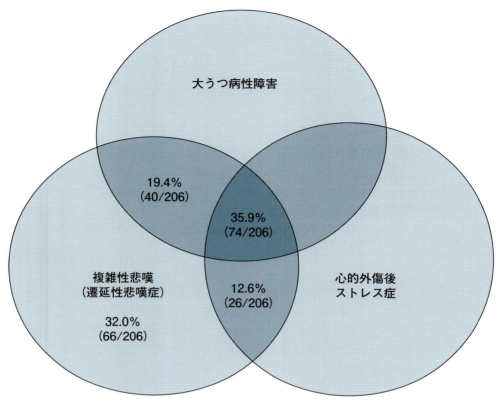

図　複雑性悲嘆（遷延性悲嘆症）と併存疾患

(Simon NM, Shear KM, Thompson EH, et al.: The prevalence and correlates of psychiatric comorbidity in individuals with complicated grief. Compr Psychiatry, 48: 395-359, 2007 より作成，一部改変)

索 引

▶英語索引◀

A

Ainsworth·····25
ambiguous loss·····29
American Psychiatric Association（APA）
·····48
anniversary reaction·····59, 264
attachment theory·····25

B

behavioral and psychological symptoms of
dementia（BPSD）·····194
bereavement·····8, 25
bereavement exclusion·····7
Bereavement Risk Assessment Tool
（BRAT）·····71
Boss·····13, 29, 266
Bowlby·····4, 13, 25
Breitbart·····122
Brief Grief Questionnaire（BGQ）·····75

C

complicated grief（CG）·····5, 27, 52
complicated grief treatment（CGT）·····257
COVID-19·····239

D

de-cathexis hypothesis·····13
disenfranchised grief·····17, 28, 34
DMORT·····267
Doka·····28
DSM·····14, 48
DSM-Ⅲ·····49
DSM-Ⅳ·····7, 49
DSM-Ⅳ-TR·····7, 49
DSM-5·····7, 49, 203
DSM-5-TR·····8, 61
dual process model·····15, 19

E

empathy·····139

F

Facsimile Illness·····62
Freud·····3, 13

G

generativity·····253
good death·····205
grief·····8, 25
grief dream·····14
grief literacy·····31, 36

H

Horowitz·····6

I

ICD·····48
ICD-10·····50
ICD-11·····8, 50, 127
Impact of Event Scale-Revised（IES-R）
·····173
inner object·····14
interpersonal psychotherapy·····113
Inventory of Complicated Grief（ICG）
·····6, 75, 173
IPT·····113

J

Japanese version of the Self-Compassion
Scale（SCS-J）·····117
J-HOPE 研究·····69

K

Klass·····14
Kübler-Ross·····13

L

Lindemann·······················3, 13
linking object·····················14
loss-related avoidance···············139

M

major depressive disorder（MDD）······48, 52
masked grief reaction··················61
meaning-centered grief therapy（MCGT）
·····································122
meaning-centered psychotherapy（MCP）
·····································122
medicalization of grief················38
morbid grief·························3
mourning··························25
mourning work···················26, 254

N

Neff······························117
Neimeyer·························13, 16

O

O'Connor·························6

P

Parkes···························4, 13
Patient Health Questionnaire-9（PHQ-9）
·····································173
persistent complex bereavement disorder
（PCBD）·····················7, 49
Piaget···························185
post-traumatic growth（PTG）··········131
posttraumatic stress disorder（PTSD）
·····················51, 131, 149, 260, 265

Prigerson ... 6

Prigerson·························6
prolonged exposure therapy（PE）·······150
prolonged grief disorder（PGD）
·····················27, 50, 55, 61, 74, 266
prolonged grief disorder 13（PG-13）······127

R

reorganization····················5
resilience·························17

S

shattered assumptions theory··········131
Stroebe·····················13, 15, 19
Structured Clinical Interview for DSM-Ⅳ
（SCID）·························173

T

tasks of mourning··················14
Texas Revised Inventory of Grief（TRIG）
·····································74
trauma···························28
traumatic grief·····················6
TRIG····························74

U

uncomplicated grief·················4

V

vulnerability······················17

W

Worden·························13, 14, 26
World Health Organization（WHO）······8, 48

▶日本語索引◀

あ行

愛着理論 …………………………… 4, 25
あいまいな喪失 ………………… 28, 266
悪性腫瘍 ……………………………… 208
アセスメント・ツール ………………… 74
アルコール依存症 …………………… 190
生きる意味に焦点を当てた精神療法 … 122
遺族会 …………………………… 234, 267
遺族外来 …………………………… 170
遺族ケア …………………………… 223
　　——ガイドライン …………………… 86
遺族への心理的支援 …………………… 172
遺族訪問 …………………………… 212
依存症状 ……………………………… 59
意味再構成理論 ……………………… 32
意味中心のグリーフ療法 …………… 122
意味了解 ……………………………… 32
医療者のスキル ……………………… 165
医療者へのケア ……………………… 253
医療者への支援 ……………………… 258
医療従事者のグリーフ ……………… 154
うつ病 …………………… 199, 202, 265
　　——と薬物療法 …………………… 94
エスシタロプラム …………………… 95
エンゼルケア ………………………… 205
オキシトシン ………………………… 139
オンライングループ心理療法 ……… 118

か行

海外の遺族ケアガイドライン ……… 105
外傷性悲嘆 …………………………… 6
回復志向 ………………………… 15, 19
解離症状 ……………………………… 58
加害者処遇 …………………………… 261
家族ケア ……………………………… 204
悲しみの徴候 ………………………… 187
仮面性悲嘆反応 ……………………… 61
簡易版悲嘆質問紙 …………………… 75
看護ケア ……………………………… 212
冠婚葬祭 ……………………………… 201
患者の自殺 ……………………… 155, 221

鑑別診断 ……………………………… 52
緩和ケア ……………………………… 204
希死念慮 ……………………………… 57
記念日反応 ……………………… 59, 264
救急医療 ……………………………… 250
共感性 ……………………………… 139
きょうだいへの支援 ………………… 253
グリーフ ……………………………… 2
　　——・リテラシー ………………… 31, 36
　　——ケア …………………………… 214
　　——ケア外来 ……………………… 170
　　——ケアと宗教 …………………… 244
　　——ワーク …………………… 16, 165
継続する絆 …………………………… 14
向精神薬 ………………………… 89, 95
行動活性化療法 ……………………… 110
公認されない悲嘆 …… 28, 34, 194, 231
公認心理師 …………………………… 222
国際疾病分類 ………………………… 48
子どものグリーフ …………………… 180
子どもの死 …………………………… 178
子どもの悲嘆 …………… 147, 180, 184
こどもホスピス ……………………… 181

さ行

災害死亡者家族支援チーム ………… 267
災害における悲嘆 …………………… 264
再組織化 ……………………………… 5
サポートグループ ……………… 172, 234
死恐怖 ……………………………… 58
事故による死別 ……………………… 260
自殺 ………………………………… 256
　　——対策基本法 …………………… 256
死産 ………………………………… 228
自死 ………………………………… 209
　　——遺族 …………………………… 256
持続エクスポージャー療法 ………… 150
持続性複雑死別障害 ………………… 7, 49
シタロプラム ………………………… 97
死のアウェアネス運動 ……………… 12
死の状況 ……………………………… 67
死別 ……………………………… 8, 25

索 引

——がもたらすリスク……………………207
——ケアの枠組み…………………………37
——後シンドローム………………………55
——後の対処行動…………………………22
——，事故による………………………260
——躁病……………………………………57
——と認知機能…………………………208
——（反応）の除外…………………7, 49
死亡診断…………………………………164
宗教者……………………………………243
周産期の喪失……………………………228
集団精神療法……………………………172
小児期〜青年期の悲嘆に対する心理療法
………………………………………101
助産師……………………………………228
人為災害…………………………………266
新生児死亡………………………………228
身体症状……………………58, 61, 168
診断基準…………………………………7, 48
——の相違………………………………50
心的外傷後ストレス症…52, 131, 149, 260, 265
心的外傷後成長…………………………131
心理教育…………………………………144
心理職………………………………168, 247
心理療法……………………………99, 224
——，オンライングループ…………118
——，小児期〜青年期の悲嘆に対する
………………………………………101
——，成人の恐怖に対する…………99
脆弱性……………………………………17
精神科看護………………………………218
精神科診療………………………………202
精神疾患の診断・統計マニュアル……48
精神障害……………………………198, 218
成人の悲嘆に対する心理療法…………99
世代継承性………………………………253
セルフ・コンパッション尺度日本語版…117
セルフケア………………………………145
セルフコンパッション…………………117
セルフヘルプグループ……………193, 234
遷延性悲嘆症………27, 50, 55, 61, 74, 149
——の診断基準………………………278
——評価尺度……………………………76
遷延性悲嘆治療…………………………127

前提条件の粉砕理論……………………131
葬式躁病……………………………57, 200
喪失関連回避……………………………139
喪失志向……………………15, 19, 127
躁状態……………………………………57
躁病………………………………………200
側坐核……………………………………139
そっくり病………………………………62

た行

大うつ病性障害……………………48, 52
対象喪失…………………………………12
対人関係療法……………………………113
脱カセクシス仮説………………………13
調査面接…………………………………81
通常ではない悲嘆………………………4
テキサス改訂版悲嘆質問票……………74
統合失調症…………………………198, 204
統合的モーニングワーク仮説…………15
トラウマ……………………………28, 252
トリアージ………………………………267

な行

内的対象…………………………………14
ナラティヴ・アプローチ………………33
二次被害…………………………………260
二重過程モデル……………………15, 19
二人称の死………………………………12
認知機能低下……………………………59
認知行動療法……………………………127
認知症………………………………59, 194
脳科学と悲嘆……………………………138
ノーマライゼーション…………………136
望ましい死………………………………205
ノルトリプチリン………………………95

は行

排除された悲嘆者………………………194
パニック症状……………………………58
非公認の悲嘆……………………………17
悲嘆…………………………………2, 8, 25
——，外傷性……………………………6
——関連障害の診断基準………………49
——とトラウマ………………………149

——における成長モデル……………133	メランコリー………………………3
——の医学化………………………38	喪…………………………………25
——の概念…………………………20	燃え尽き…………………………166
——の実態…………………………21	モーニングワーク…………………12
——の心理教育……………………203	モニタリング……………………144
——の脳科学モデル………………138	喪の課題…………………………14
——の文化的背景…………………38	喪の作業…………………3, 26, 254
非薬物療法…………………………88	

や行

薬物療法…………………………94, 169
有益性発見…………………………32
予期悲嘆…………………69, 174, 204
抑うつ………………………………51
　　　——症状…………………………209
　　　——状態…………………………57

病的な悲嘆……………………………3
ファシリテーター…………………236
不安…………………………………58
　　　——障害………………………202
復元力………………………………17
複雑性悲嘆…………5, 6, 27, 52, 266, 280
　　　——質問票……………………6, 75
　　　——治療………………………257
　　　——と薬物療法…………………94
ブプロピオン………………………97
不眠…………………………………56
米国精神医学会…………………7, 48
訪問看護………………………212, 219
ポジティブ心理学…………………17

ら行

リ・メンバリング…………………159
リアリティワーク…………………16
レジリエンス………………………17
リスクアセスメント………………66
　　　——ツール……………………69
流産………………………………228
連結対象…………………………14

ま行

ミーニング・センタード・サイコセラピー
………………………………………122

編者略歴

明智龍男 （あけちたつお）

名古屋市立大学大学院医学研究科精神・認知・行動医学分野 教授
名古屋市立大学病院こころの医療センター長，緩和ケアセンター長
1991 年 広島大学医学部卒．国立がんセンター中央病院および東病院精神科・精神腫瘍学研究部等を経て 2011 年
より現職．専門はコンサルテーション・リエゾン精神医学，精神腫瘍学．主な著書に『がんとこころのケア』（著者，
NHK 出版），『死にゆく患者（ひと）とどう話すか』（監修，医学書院），『「こころ」や「精神」を医学する精神医学
とは何か？』（編集，中外医学社），『死を前にしたひとのこころを読み解く 緩和ケア÷精神医学』（共著，医学書院）
など．

浅井真理子 （あさいまりこ）

帝京大学薬学部薬学教育推進センター 教授
公認心理師，薬剤師，臨床心理士，博士（心理学）．国立がんセンター中央病院精神科，帝京平成大学大学院，日本
医科大学などの勤務を経て現職．専門はサイコオンコロジー，悲嘆，医療コミュニケーションなど．主な著書に『精
神腫瘍学』（家族・遺族，分担執筆，医学書院），『がん医療におけるこころのケアガイドラインシリーズ 3 遺族ケア
ガイドライン 2022 年版』（分担執筆，金原出版）など．

坂口幸弘 （さかぐちゆきひろ）

関西学院大学人間福祉学部人間科学科 教授
悲嘆と死別の研究センター センター長
2001 年 大阪大学大学院人間科学研究科博士後期課程修了，博士（人間科学）．日本学術振興会特別研究員などを経て，
現職．専門は臨床死生学，悲嘆学．主な著書に「もう会えない人を思う夜に」（ディスカヴァー・トゥエンティワン），
「自分のためのグリーフケア」（創元社），「増補版 悲嘆学入門－死別の悲しみを学ぶ」（昭和堂）など．

瀬藤乃理子 （せとうのりこ）

兵庫県こころのケアセンター研究部 研究主幹
2013 年 神戸大学大学院医学系研究科保健学専攻修了．公認心理師．保健学博士．甲南女子大学看護リハビリテーショ
ン学部 准教授，福島県立医科大学災害こころの医学講座 准教授を経て現職．主な著書に『グリーフケアとグリーフ
カウンセリング』（共著．日本評論社），『パンデミック，災害，そして人生におけるあいまいな喪失』（共訳．誠信書
房），「あいまいな喪失と家族のレジリエンス」（共著．誠信書房）など．

松岡弘道 （まつおかひろみち）

国立がん研究センター中央病院精神腫瘍科 科長
2002 年 奈良県立医科大学医学部卒．関西医科大学心療内科，近畿大学医学部腫瘍内科（医学博士），緩和ケアセン
ター，豪州 UTS 客員教授などを経て，2020 年より現職．2024 年より国立がん研究センター中央病院支持・緩和
医療開発部門長，J-SUPPORT 代表を兼任．
主な著書に「緩和ケアにおける悩ましい感情のひも解き方 Difficult Patient」（著者，メジカルビュー），「がん患者
の呼吸困難・痛み・精神症状を診るロジック―」（編集，メジカルビュー），「遺族ケアガイドライン 2022 年版」（遺
族ケア小委員会委員長，金原出版）など．

死別と悲嘆の精神医学

2025 年 4 月 20 日　1 版 1 刷　　　　　　　　　　　　　　　　©2025

編　者
明智龍男　　浅井真理子　　坂口幸弘
瀬藤乃理子　松岡弘道

発行者
　　株式会社　南山堂　代表者　鈴木幹太
　　〒113-0034　東京都文京区湯島 4-1-11
　　TEL 代表 03-5689-7850　www.nanzando.com
ISBN 978-4-525-38261-2

[JCOPY] <出版者著作権管理機構　委託出版物>
複製を行う場合はそのつど事前に(一社)出版者著作権管理機構(電話03-5244-5088, FAX 03-5244-5089, e-mail: info@jcopy.or.jp)の許諾を得るようお願いいたします.

本書の内容を無断で複製することは，著作権法上での例外を除き禁じられています．また，代行業者等の第三者に依頼してスキャニング，デジタルデータ化を行うことは認められておりません．